呼吸与危重症临床护理案例精粹

HUXI YU WEIZHONGZHENG

LINCHUANG HULI ANLI JINGCUI

主　编　张　燕　　张俊红　　李春燕
　　　　谷红俊　　宋艳琴
副主编　李丽娜　　刘婷婷　　范泽云
　　　　李　谦　　张　晗　　张晓琳

河南科学技术出版社
· 郑州 ·

内容提要

本书选取了 40 个病情复杂，治疗、护理难度大的呼吸与危重症临床案例，从护理思维构建入手，根据国内外最新临床疾病救治指南和护理新理念，重点阐述了临床护理思维在呼吸与危重症患者个案护理中的应用，内容涵盖甲型流感病毒感染致急性呼吸衰竭、重症肺炎伴系统性红斑狼疮合并肺孢子菌肺炎、老年慢性阻塞性肺疾病加重期合并气胸、高龄慢性阻塞性肺疾病行机械通气治疗、肺孢子菌感染行机械通气及ECMO 治疗等一些疑难、少见疾病的护理。每个病例均有案例简介、教学目标、提出问题和解析等内容，同时将护理新知识、新技术贯穿其中，凸显护理实践的特性和价值，体现整体护理的理念及多学科知识的融合。本书是呼吸与危重症相关科室护理人员工作学习用书，也可供护理院校学生参考使用。

图书在版编目（CIP）数据

呼吸与危重症临床护理案例精粹/张燕等主编. —郑州：河南科学技术出版社，2024.6

ISBN 978-7-5725-1397-8

Ⅰ.①呼… Ⅱ.①张… Ⅲ.①呼吸系统疾病-险症-护理-病案 Ⅳ.①R473.5

中国国家版本馆 CIP 数据核字（2024）第 020725 号

出版发行：河南科学技术出版社
　　　　　北京名医世纪文化传媒有限公司
　　　　　地址：北京市丰台区万丰路 316 号万开基地 B 座 115 室　邮编：100161
　　　　　电话：010-63863186　　010-63863168
策划编辑：张利峰
责任编辑：张利峰　杨永岐
责任校对：龚利霞
封面设计：龙　岩
版式设计：崔刚工作室
责任印制：程晋荣
印　　刷：河南省环发印务有限公司
经　　销：全国新华书店、医学书店、网店
开　　本：850 mm×1168 mm　1/32　　**印张**：11.5　**字数**：278 千字
版　　次：2024 年 6 月第 1 版　　2024 年 6 月第 1 次印刷
定　　价：65.00 元

如发现印、装质量问题，影响阅读，请与出版社联系并调换

编者名单

主　编　张　燕　张俊红　李春燕　谷红俊　宋艳琴

副主编　李丽娜　刘婷婷　范泽云　李　谦　张　晗
　　　　　张晓琳

编　者（以姓氏笔画为序）

丁　琳	于丽丽	马晓靖	王　欢	王　杰
王　斐	王　蒙	王亚君	王诗瑶	王晓倩
王媛媛	王睿岚	尤娜娜	邓　玲	田丽霞
史艳红	付月红	白　颖	匡　红	吕　艳
乔雨珊	刘　莉	刘文祥	刘庆娟	刘红香
刘婷婷	齐　帜	汤看看	孙　沛	孙美红
苏天娇	李　荣	李　游	李　谦	李丽娜
李春燕	李盼盼	杨　谷	杨　慧	杨俏俏
杨晓红	肖书翻	肖红弟	肖红菊	吴　娜
吴亚娟	谷红俊	汪建永	沈　波	宋文兵
宋艳琴	张　绒	张　娟	张　晗	张双燕
张刘慧	张更臣	张春霞	张俊红	张艳燕
张晓琳	张梦影	张鹏霞	陈　瑜	陈文文
陈巧凤	陈立英	陈肖肖	陈鹏卉	范泽云
周　婷	周小双	孟　萌	孟晓云	赵恬静
赵倩倩	赵智芳	荆　花	洪　剑	袁熹娜
郭　立	郭少华	郭晓辉	郭宏晶	陶如英
崔冬华	康小朋	董跃明	韩　洋	韩凤玲
韩运峰	韩楠楠	惠亚楠	程代玉	程雯秀
谢金凤	雷　甜	樊　茹	臧芹芹	

前　言

随着呼吸与危重症疾病治疗领域的不断更新，对呼吸专业的护理人员也提出了更高的要求。为了更好地促进护理学科建设发展，不断提升护理能力，护理人员在临床护理、案例整合等方面做出了积极的探索和努力。为促进呼吸与危重症专科护士更好地掌握专科疑难病例护理的技巧和策略，我们编写了《呼吸与危重症临床护理案例精粹》一书。本书以案例形式导入，结合案例资料提出问题，通过临床情境的设置，将患者存在的问题及护理逐项列出来，层层递进，环环相扣，旨在培养读者的评判性思维，提高其分析及解决问题的能力；同时坚持理论与实践相结合，设定真实的临床情境，注重在临床护理中加强知识的巩固及临床处置能力。本书具有以下特点：①充分探索疾病的个性特征、共性规律；②选取具有专科特色、病情复杂、难度大等临床代表性的典型病例；③结构清晰明确，案例剖析详细，总结了临床护理的实践经验。为方便大家掌握与应用，在编写形式上进行了大胆的创新，每一种典型案例的分析，均采用了"问答"的形式，阅读起来一目了然，使护理人员在繁忙的工作之余，用较短的时间就能够迅速地理解和把握重要知识点。

本书在编写中从临床实际工作出发，收集、整理各科室呼吸与危重症疑难病例40例，针对临床重点进行详细剖析，总结临床一线护理人员多年的实践经验，并根据国内外最新临床疾病救治指南、护理新理念、经验总结等,清晰明了地将患者入院、病情变化、出院转归等进行了详细准确的介绍,具有实用价值和指导意义。在编写过程中,尽管我们做了积极的努力,但编者的学识和能力有限,对书中存在的不足之处,恳请各位专家和同行予以批评指正。

编　者

2023 年 5 月

目 录

第一章 绪论 ……………………………………………… (1)

第一节 临床护理思维 …………………………………… (1)

第二节 临床护理思维在呼吸与危重症患者个案护理中

的应用 ……………………………………… (3)

第二章 呼吸与危重症临床护理案例 ………………… (7)

案例1 1例重症甲型流感病毒感染致急性呼吸窘迫综

合征患者的护理 ……………………………… (7)

案例2 1例细菌性肺炎患者的护理 ………………… (15)

案例3 1例重症肺炎伴系统性红斑狼疮合并肺孢子菌

肺炎患者的护理 ……………………………… (21)

案例4 1例支气管扩张合并感染及肺动脉高压患者肺

移植术后的护理 ……………………………… (26)

案例5 1例支气管扩张伴大咯血患者的护理 ……… (40)

案例6 1例肺结核合并毁损肺患者的护理 ………… (45)

案例7 1例肺结核合并慢性心力衰竭患者的护理 … (53)

案例8 1例支气管哮喘患者的护理 ………………… (63)

案例9 1例慢性支气管炎辅助通气患者的护理 …… (77)

案例10 1例变应性支气管肺曲霉病行机械通气治疗

患者的护理 ………………………………… (83)

案例11 1例老年慢性阻塞性肺疾病加重期合并气胸

患者的护理 ………………………………… (91)

案例12 1例老年慢性阻塞性肺疾病合并多重耐药菌

感染的护理 ······························· (98)

案例13　1例90岁高龄慢性阻塞性肺疾病行机械通气
　　　　治疗患者的护理 ················· (106)

案例14　1例肺动脉高压伴慢性肺源性心脏病合并心
　　　　力衰竭患者的护理 ··············· (113)

案例15　1例急性肺血栓栓塞患者的护理 ······ (119)

案例16　1例肺腺癌伴全身转移患者的护理 ···· (124)

案例17　1例肺黏液腺癌患者的护理 ·········· (133)

案例18　1例肺复合型癌患者的护理 ·········· (146)

案例19　1例肺癌晚期经皮肺穿刺氩氦刀冷冻治疗患
　　　　者的护理 ························· (159)

案例20　1例肺癌合并上腔静脉综合征患者经大隐静
　　　　脉置入PICC的护理 ·············· (168)

案例21　1例肺癌患者免疫治疗后进行胸腔镜右上肺叶
　　　　切除快速康复的护理 ············· (172)

案例22　1例胸腔积液合并脓胸患者手术治疗的护
　　　　理 ······························· (185)

案例23　1例自发性气胸患者的护理 ·········· (195)

案例24　1例自发性气胸反复发作治疗期的护理 ··· (201)

案例25　1例睡眠呼吸暂停低通气综合征患者的护
　　　　理 ······························· (216)

案例26　1例高原性肺气肿患者的护理 ········ (225)

案例27　1例高原性肺水肿患者的护理 ········ (234)

案例28　1例药物过量致急性呼吸衰竭行机械通气治
　　　　疗患者的护理 ····················· (239)

案例29　1例急性呼吸窘迫综合征患者的护理 ··· (246)

案例30　1例淹溺后发生急性呼吸窘迫综合征患者的
　　　　护理 ····························· (252)

案例31　1例特殊肺动脉高压患者的护理 ······ (258)

案例 32　1 例重型减压病并发肺气压伤及脑栓塞患者
　　　　　的护理 ···（266）

案例 33　1 例肺结节病患者的护理 ····················（272）

案例 34　1 例肺间质纤维化行高流量呼吸湿化治疗仪
　　　　　治疗患者的护理 ·····························（278）

案例 35　1 例肺孢子菌感染行机械通气及体外膜肺氧合
　　　　　治疗患者的护理 ·····························（284）

案例 36　1 例重症肌无力行机械通气患者的个体化护
　　　　　理 ···（292）

案例 37　1 例胸壁结核术后伤口愈合不良患者的护
　　　　　理 ···（305）

案例 38　1 例行大气道肿瘤切除加粒子植入手术患者
　　　　　的护理 ···（328）

案例 39　1 例冠状动脉旁路移植术后行双肺移植患者
　　　　　巨细胞病毒感染的护理 ····················（335）

案例 40　1 例肾移植术后合并重症新型冠状病毒感染
　　　　　患者的护理 ·····································（344）

第一章

绪　论

第一节　临床护理思维

　　临床思维能力包括基础和临床知识的掌握、思维方法的运用、表达和沟通的能力，以及理论知识和实际能力的综合反映，是关系到诊疗成败的核心能力之一。临床思维过程是临床医务人员对疾病现象进行调查，并结合自己的医学专业知识与临床经验对所获取材料进行分析、归纳、判断、推理，以及诊断和治疗的全部思维活动。它是医学专业人士为改善患者的健康状况，采用有意识或潜意识的推理思考方式，收集并解读患者病情信息的数据，关注患者个人偏好，权衡利弊，来制订诊疗护理方案的一种认知的生理过程。

　　临床护理思维是根据相关的医学理论、临床护理的经验及患者病情，进行动态地比较、归纳、分类，对患者作出科学、合理的护理决策并加以实施，从而最大限度地提高护理质量和患者抢救成功率，最大限度地降低医疗护理的风险。

　　护士是患者最直接的照顾者，承担着病情观察、配合医师进行治疗抢救、实施护理等多项任务。因此，临床护理实践不仅需要知识和技能，也需要深入的思考能力。只有具备了一定的临床推理能力才能安全有效地进行护理实践。然而有效的临床推理并不是偶然发生的，它需要在临床护理的实践和决策中不断积累、不断反思才能得到提升。一名称职的护士可以通过专业化的系统逻辑思维过程指导自己的临床实践并进行正确的决策。因此,护士的临床推理能力是提供优质护理并预防患者预后不良的核心要素。

临床推理是认知能力和大脑情感的复杂组合,是分析并获得想法及不断优化想法的过程。临床推理是一个动态的过程,在临床护理实践的过程中会合并一个或两个步骤或者在不同步骤之间来回变化。临床推理环包括 8 个步骤:考虑患者状况、收集线索或信息、整理信息、发现问题、设立目标、采取行动、评价和反思。

1. 考虑患者状况 护士遇到患者并获得最初的印象。第一印象很重要,但是有时会受到预先假设或者先入为主的影响。

2. 收集线索或信息 护士收集患者资料的途径和内容很多,包括患者的病史、临床病历、医嘱、护理记录、交班记录、重点的健康评估、患者与家属或朋友担心的问题等。收集信息阶段在整个临床推理过程中是非常重要的,早期漏掉蛛丝马迹的线索可能会导致患者治疗出现截然相反的结果。

3. 整理信息 对收集的线索和信息进行仔细地分析,对资料进行归类整理,进行推理并提出假设。将目前的情况与之前的临床陈述进行对比,护士将根据不同干预方案预估可能产生的效果。有经验的护士会逐步将类似的情况形成自己的能力库,从而把当前患者的情况和能力库的情况进行对比。

4. 发现问题 护士将收集到的所有信息进行合成和处理,找到影响患者健康的最紧迫的问题。发现问题是制订护理目标和护理措施的重要基础。

5. 设立目标 根据首优、中优、次优的原则确定护理目标。设立的护理目标要明确、可测量、可达到、有现实性和时效性。

6. 采取行动 选择最合适的干预方案,确定最合适的人和时间来执行这个干预方案。

7. 评价 从多方面评估护理干预方案的效果,判断护理结局的好坏。

8. 反思 从改善、提高或改变的角度出发来批判性地回顾护理方案。

值得注意的是,在临床护理工作中先入为主、假设、偏见、成见和歧视等因素会影响临床推理的过程,对于以上因素需要进行反思和质疑,否则会对临床推理带来负面影响。

第二节 临床护理思维在呼吸与危重症 患者个案护理中的应用

由于呼吸与危重症患者的治疗护理措施繁杂,在进行氧疗、建立人工气道、机械通气、预防器械相关性压力性损伤、静脉通路选择等护理方面均面临着较大的挑战,需要护士有良好的临床推理能力,结合患者实际情况,全面衡量获益与风险,给予患者提供最佳的护理方案。例如,给予患者不适宜的吸入氧浓度,可能会加重患者呼吸抑制,造成二氧化碳潴留。下面以慢性阻塞性肺疾病护理为例,用列表的形式通过临床推理环的 8 个步骤进行护理临床思维的推理。见表 1。

表 1 呼吸与危重症患者临床护理思维

步骤	案例
1. 考虑患者状况	描述或列出事实、内容、事物或人。 这是一位在病房住院的 75 岁老年男性患者,以慢性阻塞性肺疾病急性发作入院。
2. 收集线索或信息	收集患者现病史、既往史及个人史。 患者有 50 年吸烟史,患有慢性阻塞性肺疾病 20 年。3d 前受凉后出现发热、频繁咳嗽,痰液呈脓性痰,有明显的气短、呼吸困难,食欲下降,体重下降,肺功能确定为不能完全可逆的气流受限,胸部 X 线检查出现肺部纹理增粗、紊乱、肺气肿改变。

步骤	案例
	入院后血气分析显示低氧血症伴高碳酸血症。患者呈桶状胸、语颤消失、叩诊呈过清音、两肺呼吸音减弱、呼气延长。患者痰液黏稠,不易咳出,血氧饱和度持续下降。 患者意识清醒。 患者原是棉纺厂职工,已经退休,丧偶,与女儿一起生活。
3. 整理信息	通过阐释、筛选、关联、推理、匹配、预测等方式进行整理信息。梳理出以下重要信息。 (1)血气分析显示低氧血症伴高碳酸血症。 (2)患者痰液黏稠,无法咳出。 (3)夜间二氧化碳潴留严重,医疗方案决定进行无创机械通气。 (4)患者对于突如其来的病情加重和无创机械通气,出现焦虑情绪。
4. 发现问题	综合事实及推理,对患者的问题做出最后诊断。 (1)气体交换受损。 (2)清理呼吸道低效。 (3)缺乏无创机械通气相关知识。 (4)焦虑。
5. 设立目标	描述你期待发生什么事情,你想要的结果,以及时间安排。 (1)1周内患者呼吸困难缓解。 (2)住院期间患者能进行有效咳嗽,排出痰液,保持呼吸道通畅。 (3)3d内患者使用无创呼吸机治疗的依从性提高。 (4)1周内患者的焦虑情绪得到改善。
6. 采取行动	在不同的选项中,选择一个行动计划。 (1)吸氧方面,采取多少浓度的氧气吸入?采取高流量吸氧还是低流量吸氧?结合患者血气结果,患者存在二氧化碳潴留的因素,决定采取鼻导管持续吸氧,流量1～2L/min,避免吸入高浓度氧气。

步骤	案例
	（2）排痰方面,指导患者有效咳嗽还是实施电动吸痰器吸痰?患者意识清醒,电动吸痰对患者刺激性大,决定采用多饮水稀释痰液、指导有效咳嗽、配合药物和胸肺物理治疗的综合方式解决患者排痰困难的问题。
	（3）如何使患者接受无创呼吸机治疗,避免治疗期间带来的并发症?通过患者教育、采用合适的面罩、加强病情监测,采取有效措施妥善预防无创呼吸机带来的并发症:口咽干燥、面罩压迫皮肤、胃胀气、误吸、排痰障碍、漏气、不耐受、恐惧、睡眠性上气道阻塞。
7. 评价	（1）对行动计划和效果进行评估,问"情况有改善吗?"
	（2）患者呼吸困难缓解了吗?患者能顺利咳出痰液吗?患者是否适应了无创呼吸机治疗?患者的焦虑情绪改善了吗?
8. 反思	（1）从这个过程中你学习到了什么,还可以采用哪些更好的做法?
	（2）从这例患者的护理中,对氧疗、排痰、无创呼吸机的使用等护理措施,进行总结和归纳,我们学习到了哪些知识?把这些知识储存到我们的知识库,为以后的护理工作储备经验。
	（3）关于无创呼吸机治疗期间如何避免面罩压迫皮肤,我们还有哪些更好的措施呢?

护士在医疗护理过程中每天都要作出大量的判断和决策,参与多个临床案例的推理。应对具有挑战性的临床情形的能力不仅需要心理技能和知识,而且需要较强的思维能力。临床推理技能的运用对患者的治疗效果有积极的影响;临床推理能力弱的护士在工作中通常会因为没有发现患者病情的恶化,没有采取有利于患者的措施而导致患者病情不断恶化。有效的临床推理能力

的训练是必不可少的。随着不断练习及经验的积累,护士的临床推理能力能够得到较大提升,逐渐就会成为护士的自觉或者本能。

参 考 文 献

［1］ Tracy Levett-Jones. 临床护理思维(刘萍译)［M］. 北京:人民卫生出版社,2022:1-52.

［2］ 蒋莹. 临床思维能力的评价方法与应用效果［J］. 中国毕业后医学教育,2020,4(3):204-209.

［3］ Levett-Jones T,Hoffman K,Dempsey J,et al. The 'five rights' of clinical reasoning:an educational model to enhance nursing students' ability to identify and manage clinically 'at risk' patients ［J］. Nurse Educ Today. 2010;30(6):515-520.

第二章

呼吸与危重症临床护理案例

案例1 1例重症甲型流感病毒感染致急性呼吸窘迫综合征患者的护理

一、案例简介

本案例探讨的是1例甲型流感病毒感染（甲流）患者的护理。患者系一位47岁中年女性，诊断为急性呼吸窘迫综合征。因病情恶化先后行有创机械通气和体外膜肺氧合（ECMO）治疗。就医过程中分别经历了有创呼吸机辅助呼吸、ECMO治疗、并发肝素诱导的血小板减少症（HIT）等一系列场景。此案例主要考查的是对呼吸衰竭的概念及分类、急性呼吸窘迫综合征（ARDS）概念及对发病机制的认识、人工气道的护理、ECMO的护理、潜在并发症、HIT概念及护理措施等，并在此过程中提高护理人员对呼吸衰竭患者的临床护理实践能力。

二、案例教学目标

(一)识记

1. 呼吸衰竭的概念、分类。

2. 急性呼吸窘迫综合征的概念。

3. 人工气道的护理。

4. ECMO 工作原理及分类。

5. ECMO 潜在并发症。

(二)理解

1. ARDS 发病机制。

2. ECMO 工作原理。

3. HIT 表现及处理措施。

(三)应用

1. 人工气道的护理。

2. 封闭式吸痰管应用。

3. ECMO 患者的护理。

三、案例情境

(一)情境 1

患者,女,47 岁。5d 前于受凉后出现轻度呼吸困难、憋气,伴乏力、全身疼痛不适,未系统诊治,呼吸困难症状进行性加重,就诊于当地社区医院,行胸部平片检查考虑肺部感染,给予"左氧氟沙星、更昔洛韦"等药物治疗后,上述症状进行性加重,不可平卧,行胸部 CT 示双肺弥散絮状磨玻璃样影,乘救护车就诊于某三甲医院急诊科,路途中出现神志模糊、发热(体温 38.8℃)。血气分析:pH 7.43、PaO_2 42mmHg,$PaCO_2$ 33mmHg。以"呼吸衰竭、急性呼吸窘迫综合征、肺部感染"收入呼吸科监护室。

1. **问题 1** 结合实验室检查,该患者诊断为呼吸衰竭的依据是什么

解析:在水平面静息状态、呼吸空气条件下,PaO_2 < 60mmHg,伴或不伴 $PaCO_2$ > 50mmHg,并排除心内解剖分流和原发心排血量降低所致的低氧血症,即可诊断为呼吸衰竭。根据患者的血气分析结果,PaO_2 42mmHg,属于呼吸衰竭。

2. 问题2 该患者属于几型呼吸衰竭

解析:呼吸衰竭的分类:$PaO_2 < 60mmHg$,$PaCO_2$降低或正常为 I 型呼吸衰竭。$PaO_2 < 60mmHg$,同时伴有 $PaCO_2 > 50mmHg$ 为 II 型呼吸衰竭。根据该患者的血气分析结果,属于 I 型呼吸衰竭。

3. 问题3 简述急性呼吸窘迫综合征(ARDS)的发病机制

解析:在炎性细胞和炎症介质作用下,导致肺毛细血管内皮细胞和肺泡上皮细胞损伤,肺泡膜通透性增加,使毛细血管内液体和蛋白质漏入肺间质和肺泡,引起肺间质和肺泡水肿。肺泡大量积水又使肺泡表面物质减少,出现小气道陷闭和肺泡萎陷,使功能残气量和有效参与气体交换的肺泡数量减少,导致弥散和通气功能障碍、通气/血流比例失调和肺顺应性下降。另外,由于病变不均,重力依赖区,如仰卧时靠近背部的肺区,出现严重肺水肿和肺不张,通气功能极差;而非重力依赖区,如仰卧时靠近前胸壁的肺区的肺泡通气功能基本正常,从而进一步加重肺内分流,造成严重的低氧血症和呼吸窘迫。

4. 问题4 急性呼吸窘迫综合征是一种什么疾病

解析:急性呼吸窘迫综合征(ARDS)是从已知临床损害或新发或加重呼吸系统症状[$PaO_2/FiO_2 \leqslant 300mmHg$,在机械通气患者中呼气末正压(PEEP)至少为 $5cmH_2O$]至符合诊断标准起病时间$\leqslant 7d$,且胸部影像提示双侧浸润影,不能用心衰液体超负荷来完全解释。

(二)情境2

患者入科后立即给予经口气管插管、有创呼吸机辅助呼吸(模式:压力 A/C,呼吸频率 12 次/min,吸气压力 $15cmH_2O$,PEEP $8cmH_2O$,氧浓度 60%),查血常规:白细胞计数 $5.72 \times 10^9/L$、中性粒细胞 0.909、淋巴细胞 0.051、C-反应蛋白测定 36.361mg/dl、白细胞介素-6 243.00pg/ml,给予亚胺培南抗感染、输血、升压、抑酸、控制心率、镇静等药物治疗。

1. **问题 1　患者可能是什么感染**

解析:患者白细胞计数正常,淋巴细胞计数下降,可能是病毒感染。

2. **问题 2　结合该病例现有病情,还须做哪些检查以进一步支持诊断**

解析:甲型、乙型流感病毒、新型冠状病毒检测等。

3. **问题 3　该患者气管插管期间,如何做好人工气道的管理**

解析:①确保气管插管位置正确,每班应测量导管末端到门齿的距离并准确记录。②维持适当气囊压力,定时监测,建议每 6~8h 重新测量气囊压力维持在 25~30cmH$_2$O,以防止气囊压力不足造成通气不足和误吸,或气囊压力过高造成气管黏膜受压过度,影响血液循环,造成黏膜损伤,甚至坏死。③ 吸入气体的加温和湿化,需使用加温加湿器,维持吸入气体的温度在 32~36℃,相对湿度 100%。可使用有加热导丝的呼吸机管路,注意湿化罐内只能加无菌蒸馏水,禁止加入生理盐水或药物。④ 及时清除气道内分泌物。⑤ 妥善固定,防止移位、脱出等意外。⑥ 及时倾倒呼吸机管道中的积水,防止误吸入气管引起呛咳和肺部感染。⑦生活护理,需随时评估并帮助患者满足各项生理需要,做好口腔护理、皮肤护理和排泄护理。⑧ 心理社会支持,机械通气患者常会产生无助感,可能加重焦虑,降低对机械通气的耐受性和人机协调性,易发生人机对抗。患者意识清醒时,应主动与其交流,帮助患者表达需求,以缓解其焦虑和无助感,改善人机协调性。

4. **问题 4　患者在气管插管接呼吸机辅助通气阶段,维持呼吸道通畅尤为重要,那么应采取哪些有效措施来保证气道的通畅呢**

(1)解析 1:2010 年美国呼吸病治疗学会(AARC)临床实践指南对气管内吸痰提出如下意见。①建议意见 1:气管内吸痰操作只在有分泌物时实施,而不是常规实施。因此,首先要评估气道内是否有分泌物积聚,如容量控制通气时气道峰压(PIP)增高,压力控制通气时潮气量(V)减少,监测到流速/压力波形变化。②建议意见2:吸痰前充分氧合很重要,以减少吸痰引起的血氧下降。③建议意见3:吸痰时不使患者脱离呼吸机。④建议意见4:气管内吸引前不应常规注入生理盐水。

(2)解析2:翻身拍背。要注意自下而上、由外向内,频率120～180次/min。①护理员协助护士一起帮助患者翻身,不得单独翻身。②翻身时,妥善安置各类管道,防止牵拉。③患者侧卧拍背时,只拍上半侧肺叶。④必要时使用机械振荡排痰。

(3)解析3:吸痰后要及时进行效果评价。①听诊呼吸音改善,痰鸣音消失或减少。②吸气峰压降低,峰压与平台压之差缩小。③定压通气时潮气量增加。④血气改善,经皮血氧饱和度(SpO_2)增高。

5. 问题5 经评估,该患者应使用封闭式吸痰,使用封闭式吸痰的指征是什么

解析:封闭式吸痰与开放式吸痰相比,能降低肺塌陷的发生率,尤其是在肺塌陷的高危患者(如急性呼吸窘迫综合征等)中更明显。当患者存在以下情况之一时均可应用封闭式吸痰:①呼气末正压≥$10cmH_2O$;②平均气道压≥$20cmH_2O$;③吸气时间≥1.5s;④吸氧浓度≥60%;⑤患者吸痰≥6次/d;⑥断开呼吸机将引起血流动力学不稳定;⑦气道传染性疾病患者(如肺结核等)。此案例患者为高危肺塌陷的 ARDS 患者,吸氧浓度为 60%,且很可能是病毒感染,具有传染性,因而应用封闭式吸痰。

(三)情境3

患者经积极抗感染、输血、升压、抑酸、控制心率、镇静等药物治疗后病情未见好转,经与家属充分沟通后给予患者体外膜肺氧合(ECMO)治疗后生命体征稳定。

1. 问题1 作为高级生命支持技术,体外膜肺氧合(ECMO)的原理是什么

解析:ECMO 工作原理是将静脉血从体内引流到体外,经膜

式氧合器氧合和二氧化碳排出后再用离心泵将血液注入体内,承担气体交换和血液循环功能。

2. 问题2　ECMO 一般分为几种形式

解析:按照血液回输的途径不同,通常 ECMO 有两种类型:从静脉系统引出动脉回输为 VA-ECMO;从静脉引出又注入静脉为 VV-ECMO。前者同时具有循环和呼吸辅助功能;后者仅具有呼吸辅助功能。

3. 问题3　ECMO 的护理要点有哪些

解析1:ECMO 运行期的监护

(1)妥善固定管路,ECMO 管路整理摆放有序,固定牢固,使膜肺位置低于患者穿刺处,以便利于重力引流。

(2)血泵转速及流量的观察。流量正常范围:成人 50～80ml/(kg・min)。转速与流量是呈正相关的关系,转速越高,流量越大。当流量下降低于警戒线时,机器报警,考虑是否出现管路打折、容量不足或者血栓形成。

(3)氧合器功能的观察

①观察氧合器前后管路内血液的颜色。正常情况下,氧合器前的血液呈暗红色,氧合器后的血液呈鲜红色。

②观察氧合器内有无血凝块形成、有无液体集聚及血液/血浆渗漏,以保障氧合器有效气体交换功能。当氧合器内血凝块过多或血液/血浆渗漏明显时,配合医师及时更换氧合器。

解析2:患者病情监护

(1)生命体征的监测

①严密监测患者生命体征及意识的变化,患者躁动时报告医师应用镇静镇痛或肌松药物,观察用药效果,每小时观察瞳孔1次。

②ECMO 应用期间应维持患者体温在 35～37℃。患者体温过高,机体氧耗增加,不利于内环境紊乱的纠正;体温过低,又容易发生凝血机制、血流动力学的紊乱和心室颤动。

③循环系统的监测,严密观察患者心率、血压的变化。

④呼吸系统的监测,ECMO 运转后,呼吸机各参数均应下调,根据血气结果及时调整呼吸机参数;观察痰液的量、性质、颜色,监测血气变化。

(2)出入量的管理

①每小时观察记录患者出入量,遵医嘱调整出入量,以免液体过多导致肺水肿,或液体不足导致容量不足。

②各种液体有计划性地输入,避免一次性大量输入液体,特殊药物可使用微量泵或输液泵输入,以保证出入量精准管理。

(3)凝血系统的观察与护理

①在 ECMO 置管前要遵医嘱抽取静脉血标本(包括血常规、生化、凝血,以及血栓弹力图)、活化部分凝血活酶时间(APTT)、活化全血凝血时间(ACT)等。

②在 ECMO 上机后至少每 2h 监测 ACT 和或 APTT,如超出范围应及时报告医师。活化全血凝血时间正常范围为 $180\sim220s$。

③ECMO 体外转流期间,持续泵注肝素以防止循环中血栓形成。以 ACT 控制在 $180\sim220s$,或 APTT 在正常值的 $1.5\sim2.5$ 倍($60\sim80s$)为目标范围进行调整。

④观察各类导管穿刺处有无渗血、出血,如有渗血要及时更换透明敷料、加压包扎、观察止血效果。

⑤每小时观察患者瞳孔变化,警惕发生脑出血。如发现异常及时报告医师。

⑥观察鼻、口腔黏膜的完整性,有无充血及出血点。

⑦观察痰液颜色,有无气道出血。吸痰时动作轻柔,防止吸痰压力过大或过频引起气道黏膜出血。

⑧每 2h 抽胃液观察性状、颜色及量,观察大便颜色、性状及量,以及时发现消化道出血。

⑨观察有无溶血发生,监测游离血红蛋白,同时可通过肉眼

观察血清和尿液的颜色及量,判断是否溶血。

(4)导管相关感染及呼吸机相关性肺炎的预防

①严格无菌技术操作规程,认真执行手卫生。

②给予患者半卧位体位,每日行口腔护理,加强气道管理。

③维持气囊压力 $25\sim30cmH_2O$,及时清除声门下分泌物。

④遵循按需浅吸痰原则。

⑤每周更换呼吸机管路,如有明显分泌物污染则及时更换。

⑥每日用氯己定溶液为患者全身擦浴。

4. 问题4　ECMO治疗有哪些潜在并发症

解析:①机体相关并发症,如出血、血栓形成、感染、急性肾损伤、溶血等。②机械系统并发症,如氧合器故障、主机故障、管路崩裂、置管相关并发症等。

(四)情境4

ECMO治疗期间使用肝素抗凝,第2天发现患者全身皮肤花斑,急查血常规提示血小板计数由 $150\times10^9/L$ 降至 $90\times10^9/L$。

1. 问题1　患者出现该症状考虑可能出现了什么情况

解析:患者使用肝素1d,从出现全身皮肤花斑的症状结合血小板计数急剧下降的情况考虑,患者可能出现了肝素诱导的血小板减少症(HIT)。HIT是在应用肝素类药物过程中出现的、由抗体介导的肝素不良反应,临床上以血小板计数降低为主要表现,可引发静、动脉血栓形成,严重者甚至导致死亡。

2. 问题2　患者出现该症状的一般处理措施是什么

解析:一经诊断或者临床高度怀疑,应立即停用肝素类抗凝药物,包括使用肝素冲管,并使用非肝素类抗凝药物替代抗凝。替代药物包括阿加曲班、比伐芦定、磺达肝癸钠等。

参 考 文 献

[1]　中华医学会呼吸病学分会呼吸治疗学组.成人气道分泌物的吸引专家

共识(草案)[J].中华结核和呼吸杂志,2014,37(11):809-811.

[2] 闵苏,敖虎山.不同情况下成人体外膜肺氧合临床应用专家共识(2020版)[J].中国循环杂志,2020,35(11):1052-1063.

[3] 袁娜,赵恒立,谷红俊.体外膜肺氧合并发症及处理对策的研究进展[J].军事医学,2019,43(8):630-636.

[4] 中国医师协会心血管内科医师分会血栓防治专业委员会,《中华医学杂志》编辑委员会.肝素诱导的血小板减少症中国专家共识(2017)[J].中华医学杂志,2018,98(6):408-417.

案例2　1例细菌性肺炎患者的护理

一、案例简介

本案例探讨的是1例细菌性肺炎(bacterial pneumonia)患者的护理。患者系一位86岁老年男性,诊断为细菌性肺炎。分别经历了持续高热、脓痰等症状,血化验指标升高,痰中检测出肺炎克雷伯菌,经过抗感染、化痰、营养支持等治疗,患者症状逐步得到控制,生命体征平稳,欲考虑出院等一系列情境。此案例主要考查对细菌性肺炎的概念和诊断依据的认识,并发症及护理要点和健康指导在临床中的应用。以此来体会理论联系实际及护患沟通的要点,提高解决临床问题的能力。

二、案例教学目标

(一)识记

1. 细菌性肺炎的概念及病因。

2. 细菌性肺炎的发病机制及诊断依据。

3. 掌握细菌性肺炎的护理评估、护理诊断、集束化护理措施。

4. 多重耐药菌的概念及防护措施。

5. 全面准确评估患者,制订合理护理计划,对患者及家属进行健康指导。

(二)理解

1. 细菌性肺炎与肺结核的鉴别诊断。

2. 细菌性肺炎相关体征检查和实验室检查的特点。

3. 细菌性肺炎的治疗原则。

4. 健康教育的相关理论与实践。

(三)应用

1. 做好细菌性感染的护理措施。

2. 正确做好患者的出院指导。

3. 早期识别感染性休克及败血症的发生。

三、案例情境

(一)情境 1

患者,男,86 岁。主因间断发热 2 周,体温最高 38.2℃。伴咳嗽咳痰,为白色脓痰,无恶心呕吐,无呼吸困难,感染指标升高,就诊于当地医院,给予抗感染治疗后无明显改善。再次出现发热,体温最高 38.5℃,遂转我院急诊。查体:神志清楚,双肺呼吸音粗,闻及干湿性啰音及胸膜摩擦音。C-反应蛋白测定 0.261mg/dl,白细胞介素-6 15.68pg/ml↑,降钙素原 15.06ng/ml,尿液普通细菌培养＋鉴定＋药敏:每毫升 5 万个菌落,白色念珠菌。胸部 CT 提示:双肺感染性病变,双侧胸腔积液。为进行进一步治疗转入呼吸科病房。

1. 问题 1　结合患者的临床表现及实验室检查等,医师诊断为细菌性肺炎的依据是什么

解析:细菌性肺炎的诊断依据有两个方面。①有明显咳痰,甚至发热、胸痛等症状。②胸部 CT 结果示:双肺感染性病变。结合患者的临床表现及检查,对其整体评估,符合该疾病的诊断。

2. 问题 2　诊断为细菌性肺炎的标准是什么? 主要致病菌是什么

细菌性肺炎的诊断标准如下:①新近出现的咳嗽、咳痰或原

有呼吸道疾病症状加重,并出现脓性痰或脓性气道分泌物,伴或不伴胸痛;②发热,体温＞38℃;③外周血白细胞计数＞10×10^9/L,或＜4×10^9/L,伴或不伴细胞核左移;④胸部影像学检查显示新出现或进展性片状、斑片状浸润性阴影或间质性改变,伴或不伴胸腔积液。以上标准中,符合第4条标准或前3条标准中的任何2条或以上,即可建立诊断。

目前细菌性肺炎最常见的致病菌为肺炎链球菌。

3. **问题3　该疾病与肺结核的鉴别诊断**

解析:①感染的病原菌不同。细菌性肺炎一般多由肺炎链球菌感染所引起,或者金黄色葡萄球菌或者肺炎杆菌,而肺结核就是由结核分枝杆菌感染所引起的。②临床症状有区别。细菌性肺炎以畏寒高热、咳嗽咳痰或伴胸痛为主,而肺结核主要是以午后低热盗汗及消瘦咳嗽为主要表现。③影像学表现不一样。细菌性肺炎主要表现为大片状或斑片状的高密度影,而不同肺结核的影像则具有各自的特点。④两者治疗不一样。细菌性肺炎一般使用普通的抗生素治疗7～14d就可以痊愈,而肺结核则需要使用抗结核药物,治疗的时间在6～9个月。

4. **问题4　患者肺部存在大量脓痰,责任护士可以实施哪些护理**

解析:①遵医嘱给予化痰药物雾化吸入。②加强翻身、叩背,每1～2h翻身1次,防止痰液坠积,注意翻身时动作轻柔,不可过猛,叩背动作要准确,用力适度,叩背手法,手掌呈空杯状,双手轮番快速叩击背部,频率3～4次/s。拍打后,双手在呼气时反复快速挤压胸廓。③无力咳痰时机械吸痰,经患者口腔、鼻腔进行负压吸痰,每次吸痰不超过15s,连续吸痰时间不超过1min,同时严格无菌操作,避免加重或继发呼吸道感染。

5. **问题5　细菌性肺炎的治疗原则是什么**

解析:①一般性治疗,卧床休息,进易消化富含蛋白质、电解质、维生素食物,注意水分的补充。高热者给予物理降温,必要时给退热药物。②促进排痰,鼓励患者咳嗽、翻身,或叩背促进排痰。遵医嘱给予化痰药物。③抗生素的应用,应尽快采集呼吸道分泌物和血液标本送检,进行病原微生物及感染相关生物标志物检测,并立即开始经验性抗感染治疗。病原菌确定后,应根据痰培养的药敏试验的结果调整抗菌药物;免疫治疗,免疫球蛋白、转移因子、胸腺肽等免疫调节药可辅助治疗。

并发症治疗:合并呼吸衰竭给予氧疗及呼吸支持。有电解质紊乱,肝、肾功能损害给予相应治疗。脓胸应给予引流或外科处理。

(二)情境 2

患者经过抗感染、化痰治疗,体温下降,体温波动在 36.4～37℃。但大便涂片细菌革兰氏阳性球菌少量升高,痰细菌培养＋鉴定＋药敏结果示:肺炎克雷伯菌。

1. 问题 1　针对患者新出现的病菌感染,有哪些隔离措施

解析:①将患者进行单间隔离,隔离房间有隔离标识;②严格执行无菌技术操作规程,对患者实施诊疗护理操作时,应将该患者安排在最后进行;③严格执行手卫生,接触该患者血液、体液、引流液、分泌物、排泄物等,应戴手套,穿隔离衣;④对医务人员和患者频繁接触的物体表面,采用适宜的消毒剂进行擦拭、消毒。被患者血液、体液污染时应当立即消毒;⑤换洗被服应单独包装,并向洗衣房说明,加强消毒处理;⑥患者隔离期间要定期监测多重耐药菌感染情况,及时采集有关标本送检,直至临床感染症状好转或治愈,连续两次细菌培养阴性(每次间隔＞24h)方可解除隔离。

2. 问题 2　结合患者的病情发展,会出现哪些并发症

解析:①感染性休克。这是一种比较严重的情况,特别是老年人,由于身体免疫力较弱,一旦出现了细菌性肺炎,如果没有及时治疗,细菌就会不断地滋生和繁殖,甚至会引起代谢功能紊乱,导致患者出现血压降低、四肢发冷、呼吸困难等症状。严重的情

况下甚至会引起感染性休克。②胸脓肿。细菌性肺炎会引起胸腔积液,对患者的呼吸系统健康也会产生一定的影响,如果错过了最佳的治疗时间,会引起胸部化脓性感染、胸腔积液等情况。③严重影响呼吸系统健康。到了中期或者晚期,会引起呼吸不畅等症状,最好通过吸氧治疗来缓解病情,同时要使用相关的药物进行治疗,避免引起呼吸衰竭、呼吸困难等症状。④败血症。细菌性肺炎是一种比较常见的疾病,但是如果不及时治疗,可能会引起细菌随着血液循环进入身体的各个部位,对患者的心脏健康、血液健康都会产生一定的影响,甚至会诱发败血症。

3. 问题3 针对目前该疾病,有哪些护理措施

解析:应用集束化护理可有效缩短细菌性肺炎患者的住院时间,改善患者生活质量和负性心理,有助于病原体的清除。集束化护理方案,具体内容如下。①健康教育。设立细菌性肺炎宣传栏和宣传册,在患者入院后发放,配上图画说明,护理人员依据宣传册向患者讲解细菌性肺炎诊断及治疗的知识,告知患者其病情和注意问题,在治疗期间定期组织肺炎知识讲座,强化健康教育。②气道护理。指导患者正确的咳痰方式,取坐位并深呼吸,在吸气末屏住呼吸3~5s,腹部收缩,用力咳痰。痰液黏稠或无力咳痰的患者可给予吸痰,在插管后吸痰时可将体位转为受累肺侧在上,并轻叩背部,控制吸痰时间<15s,保持患者呼吸道通畅。同时,定期监测患者的体温、呼吸频率等指标,预防并发症的发生。③体位护理。可采用交替半侧卧位和半坐卧位,将床头升高至45°,在半侧卧位时于肩背部放置1个软垫,在半坐卧位时于臀、膝部各放置1个软垫,每隔2h调整体位。④心理护理。由心理治疗师指导护理人员测评患者的负性心理程度,开展分级心理干预,根据每位患者的心理特征给予心理疏导、压力排解、共情等干预,可定期组织病友交流会。⑤康复训练。待肺功能稳定后,指导患者开展呼吸训练和肢体康复练习,每隔2h行自主深呼吸和吹气球练习。对活动不利的肢体给予被动肌力训练,过渡到屈

伸、抓握等主动训练,按摩患者的上下肢,可指导患者家属协助实施。⑥开展规范化感染防控方案。病房定期通风,维持病房温度为 20～22℃,湿度为 55%～60%,每日进行地面和空气消毒,定期监测病房病原体分布情况。⑦饮食护理。调查并指导患者饮食,条件允许者可由护理人员为其联系营养科制订并调整饮食计划。

(三)情境 3

经过医护人员的治疗与护理,患者生命体征平稳,双肺未闻及干湿性啰音及胸膜摩擦音,体温恢复正常,痰培养阴性,留置尿管、空肠管,肺部感染好转,欲考虑出院。

问题 护士给予哪些出院指导

解析:①饮食营养,进高蛋白、高热量、高维生素、易消化的食物。多食用水果,不要食用辛辣油腻食物。②休息与活动,适当活动,注意保暖,保持室内空气清新,鼓励患者每隔 1h 进行深呼吸和有效咳嗽。每 4h 叩背排痰 1 次。③日常保健,增加休息时间,避免劳累,定时开窗通风,保持室内空气新鲜。通风时注意保暖,避免冷空气直吹或对流;注意防止上呼吸道感染,加强耐寒锻炼,增强抵抗力;避免淋雨、受寒、醉酒、过劳等诱因;恢复期适当活动,应增加休息时间,坚持深呼吸锻炼,至少要持续 4～6 周,这样可以减少肺不张的发生;还要避免对呼吸道的刺激,如吸烟、灰尘、化学飞沫等;尽可能避免去人群拥挤的地方或接触已有呼吸道感染的患者。必要时可遵医嘱接种流感疫苗、肺炎球菌疫苗。

参 考 文 献

[1] 陈秀华.综合护理干预措施对老年肺炎患者的疗效观察[J].中外医学研究,2018,16(24):69-70.

[2] 罗敏,吴丽芬,罗健.集束化护理干预对新生儿呼吸机相关性肺炎的影

响[J].齐鲁护理杂志,2018,24(19):1-3.

[3] 陈春.C反应蛋白与血常规在成人细菌性肺炎诊断中的应用价值比较[J].临床医药文献电子杂志,2019,6(3):136.

[4] 沈威.ICU呼吸机相关性肺炎病原菌及多重耐药菌的危险因素分析[J].中国现代医生,2018,56(10):8-11.

案例3 1例重症肺炎伴系统性红斑狼疮合并肺孢子菌肺炎患者的护理

一、案例简介

本案例探讨的是1例重症肺炎伴系统性红斑狼疮合并肺孢子菌肺炎患者的护理。患者系一位83岁老年男性,诊断为重症肺炎、系统性红斑狼疮。因病情恶化,先后行无创呼吸机辅助通气及抗凝治疗。在就医过程中,分别经历了病情危重入住呼吸科监护室、行抗凝治疗、因呼吸衰竭行无创机械通气治疗等一系列情境。此案例主要考查对重症肺炎的概念、使用无创机械通气的注意事项、预防出血及出血的护理措施。

二、案例教学目标

(一)识记

1. 重症肺炎的诊断标准。

2. 重症肺炎的呼吸治疗。

(二)理解

1. 无创呼吸机的应用指征。

2. 预防出血的措施。

(三)应用

1. 佩戴无创呼吸机前的准备。

2. 佩戴无创呼吸机前对患者的健康宣教。

3. 应用无创呼吸机过程中的观察要点。

4. 预防鼻面部压力性损伤。

5. 出血的护理措施。

三、案例情境

(一)情境 1

患者,男,83 岁。于 2 年前无明显诱因出现食欲减退,伴体温升高(最高 37.5℃),双肺呼吸音粗,双下肺湿啰音粗,精神状态差,白细胞计数 $2.63 \times 10^9/L$,红细胞计数 $2.94 \times 10^{12}/L$,血红蛋白测定 86g/L,血小板 $41 \times 10^9/L$,C-反应蛋白测定 7.349mg/dl。pH 7.425,PaO_2 112mmHg,$PaCO_2$ 51.2mmHg,血钾 3.1mmol/L,氧合指数 187mmHg,以"重症肺炎、肺部感染"收入呼吸科监护室。

1. 问题 1　结合临床表现及实验室检查,重症肺炎的诊断标准是什么

解析:2007 年美国胸科学会(ATS)及美国感染病学会(IDSA)制定的《社区获得性肺炎指南》重症肺炎主要诊断标准为:①需要有创机械通气;②感染性休克需要血管活性药物治疗。次要标准为:①呼吸频率≥30 次/min;②氧合指数(PaO_2/FiO_2)≤250mmHg;③多肺叶浸润;④意识障碍/定向障碍;⑤氮质血症(BUN≥20mg/dl);⑥白细胞计数<4×10⁹/L;⑦血小板减少(血小板计数<10×10⁹/L);⑧低体温(T<36℃);⑨低血压,需要强力的液体复苏。符合 1 项主要标准或 3 项次要标准以上者可诊断为重症肺炎。

2. 问题 2　结合患者的血气分析结果,应采取何种呼吸治疗

解析:重症肺炎并呼吸衰竭患者使用无创正压机械通气辅助治疗可改善血气指标与肺功能指标,提升治疗效果。

(二)情境 2

入院后第 1 天,医师采取无创正压机械通气辅助治疗(模式:

S/T;设置参数:氧浓度 50%;呼吸频率 12 次/min;IPAP 8cmH$_2$O;
EPAP 4cmH$_2$O)。

1. 问题 1 佩戴无创呼吸机前,护士应做好哪些准备

解析:①检查呼吸机及配套设施;②选择合适大小的面罩;
③彻底清理患者呼吸道分泌物;④设定合适的模式及参数。

2. 问题 2 佩戴无创呼吸机前,护士应对患者进行哪些健康
宣教

解析:①告知患者治疗的作用和目的;②告知患者可能出现
的感觉;③教会患者正确的闭口呼吸方式;④告知患者紧急情况
下如何取下无创呼吸机面罩;⑤听取患者的诉求,及时进行解决;
⑥以书面形式告知患者及家属有发生鼻面部压力性损伤的风险,
并采取相应的预防措施。

3. 问题 3 佩戴无创呼吸机过程中,应该重点观察哪些内容

解析:①面罩漏气情况;②患者的心率、血压、脉氧饱和度,尤
其注意呼吸状态;③患者的意识状态;④呼吸机监测,潮气量、漏
气量等;⑤定时监测动脉血气,根据动脉血气分析,指导进一步
治疗。

4. 问题 4 在佩戴无创面罩过程中,如何预防颜面部的压力
性损伤

解析:①强化护理干预。对于接受无创呼吸机治疗的患者来
说,强化护理干预可以避免面部皮肤压力性损伤,减轻损伤程度,
提高患者通气舒适度,使患者更加认可和满意护理服务。②颜面
部皮肤保护。护理人员应注意患者颜面部皮肤的清洁,及时擦拭
干净无创呼吸机面罩内的冷凝水,避免潮湿、摩擦及口鼻分泌物
浸渍刺激皮肤,保持颜面部皮肤干燥、清爽,可涂凡士林保护皮
肤。③调整面罩。长期使用无创呼吸机的患者,面罩可每隔 3～
4h 放松 1 次,并根据患者的实际情况决定放松的时间,把握好固
定带的松紧度,以容纳 1～2 根手指为宜,以避免由于固定带过紧
而致颜面部压力性损伤。④对于长时间使用无创呼吸机的患者,

应根据漏气补偿范围,适当调整面罩固定带,以减轻对颜面部的压力,从而预防压力性损伤的发生。⑤应用减压性面罩对经无创正压通气治疗的患者预防颜面部压力性损伤的发生具有较好效果。⑥泡沫敷料可减少组织的摩擦力和剪切力,能使皮肤保持良好的湿度和相对无氧的环境,促进受损组织的再生和创面的修复;泡沫敷料具有自粘性,贴合牢固,可以反复粘贴,有利于护理人员对受压部位皮肤进行观察,可随意剪裁,临床使用简单。⑦护理人员应加强巡视。认真记录患者每小时颜面部皮肤变化情况,并及时发现异常现象并给予相应处理,可降低颜面部压力性损伤的发生率。

(三)情境 3

入院后第 2 天,再次查体,双肺湿啰音稍粗,未闻及干啰音。偶有咳嗽症状,既往有间质性肺炎,长期应用激素及免疫抑制药治疗,血小板计数为 $15 \times 10^9 / L$,呈下降趋势。

1. **问题 1** 患者三系(红系、粒系、巨核系)降低,凝血功能差,为预防出血,护士应做好哪些护理

解析:①限制活动,行动小心,防止发生碰撞、挤压;②对于血小板减少的患者,应给予高热量、高蛋白、高维生素、少渣软食,以免导致口腔黏膜、食管静脉破裂出血及胃出血,餐前后可用冷的苏打漱口水含漱;③若血小板计数≤$20 \times 10^9 / L$,要及时输注血小板;④定时监测血压、心率,注意意识状态;⑤尽量少用注射药物,必须使用时在注射后用无菌棉签充分压迫局部直至止血。

2. **问题 2** 当患者出现出血症状时,应做好哪些护理

解析:①出血情况监测。观察患者出血的发生、发展和消退情况;特别应注意出血的部位、范围和出血量。注意患者自觉症状、情绪反应、生命体征、神志及血小板计数的变化等。观察患者皮肤黏膜有无新增出血点或内脏出血倾向;患者血小板计数为 $15 \times 10^9 / L$,特别要警惕颅内出血征象,一旦出现,立即报告医师并配合抢救。②患者血小板计数<$15 \times 10^9 / L$ 时,应绝对卧床休

息,协助做好各种生活护理;鼓励患者进食高蛋白、高维生素、易消化的软食或半流食,禁食过硬、粗糙的食物;保持大便通畅,排便时不可用力,以避免腹压骤增而诱发内脏出血,尤其是颅内出血;便秘者可使用开塞露或缓泻药。③皮肤护理。避免人为损伤而导致或加重出血,保持床单平整,避免肢体的碰撞与外伤;沐浴时避免水温过热和用力擦洗皮肤;勤剪指甲,以免抓伤皮肤;高热患者禁用乙醇或温水拭浴降温;各项护理操作动作轻柔,尽可能减少注射次数;静脉穿刺时,应尽量避免用力拍打及揉搓局部,结扎压脉带不宜过紧和时间过长;注射和穿刺部位拔针后需适当延长按压时间,必要时局部加压包扎;注射或穿刺部位应交替使用,以防形成局部血肿。④鼻出血的预防与护理。防止鼻黏膜干燥出血,保持室内相对湿度在50%~60%,秋冬季节局部使用液状石蜡或抗生素软膏;指导患者勿用力擤鼻,以防止鼻腔内压力增大而导致毛细血管破裂或渗血;避免用力抠鼻痂和外力撞击鼻部;少量鼻出血时,可用棉球或明胶海绵填塞,若无效可用0.1%肾上腺素棉球或凝血酶棉球填塞,并局部冷敷;严重出血时,尤其是后鼻腔出血,可用凡士林油纱条行后鼻腔填塞术,术后定时用无菌液状石蜡滴入,以保持黏膜湿润,3d后可轻轻取出油纱条,若仍鼻出血,需更换油纱条再予重复填塞。由于行后鼻腔填塞术后,患者常被迫张口呼吸,应加强口腔护理,保持口腔湿润,增加患者舒适感,并可避免局部感染。⑤口腔、牙龈出血的预防与护理。为防止牙龈和口腔黏膜损伤而导致或加重局部出血,应指导患者用软毛刷刷牙,忌用牙签剔牙;尽量避免煎炸、带刺或含骨头的食物,避免带壳的坚果类食品及质硬的水果等,进食时应细嚼慢咽,避免口腔黏膜的损伤,牙龈渗血时可用凝血酶或0.1%肾上腺素棉球、明胶海绵片贴敷牙龈或局部压迫止血,及时用生理盐水或1%过氧化氢清除口腔内陈旧血块,以免引起口臭而影响患者的食欲和情绪及可能继发的细菌感染。

参 考 文 献

[1] 熊会平.无创正压机械通气辅助治疗重症肺炎并呼吸衰竭的效果观察[J].基层医学论坛,2019,23(26):3740-3741.

[2] 郑彩梅,张瑜萍.无创呼吸机患者实施面部皮肤压力性损伤护理干预效果[J].中国社区医师,2021,37(11):161-162.

[3] 付倩倩.集束化护理在预防呼吸衰竭患者呼吸机面罩所致不良反应的应用[J].实用临床医药杂志,2018,22(4):27-30.

[4] 宋召召,陈智颖.浅析无创呼吸机使用中面部压疮的护理对策[J].中国医药指南,2015,13(26):252.

[5] 庞随香.无创呼吸机使用中的安全隐患与管理对策[J].中国卫生产业,2018,15(15):11-14.

[6] 刘亚萍,沈正华,柳小卉,等.具有减压功能的吸氧面罩在预防无创正压通气患者面部压疮中的效果评价[J].护士进修杂志,2018,33(02):169-170.

[7] 李露.无粘胶泡沫敷料减压垫在预防无创呼吸机通气患者面部压疮中的应用[J].基层医学论坛,2019,23(33):4863-4864.

[8] 郭婉真.泡沫敷料用于预防脊椎手术面部压疮的效果观察[J].蛇志,2017,29(3):341-342.

[9] 王翠,焦薇.无创呼吸机致颜面部压疮的原因及护理进展[J].东南国防医药,2020,22(6):643-646.

案例4 1例支气管扩张合并感染及肺动脉高压患者肺移植术后的护理

一、案例简介

本案例探讨的是1例支气管扩张合并感染及肺动脉高压患者肺移植术后的护理。患者系32岁青年男性,主要诊断支气管扩张伴感染、弥散性细支气管炎、肺动脉高压、鼻旁窦炎。因病情恶化行静脉-静脉体外膜肺氧合辅助右单肺移植术,术后循环稳定,带 ECMO 返回 ICU。经历了术后重症监护、转入普通病房治疗,在治疗过程中,先后出现术前睡眠障碍、术后缺血再灌注损伤、胃肠道并发症、急性排斥反应、康复锻炼等一系列场景,以及在此背景下医护人员与家属、患者之间的沟通。此案例主要考查肺移植患者术后一般护理、抗感染的预防及护理、排斥反应观察及护理、早期肺康复等在临床中的应用,并在此过程中体会肺移植患者术后护理评判性思维,运用护理程序为患者提供全程、系统、个体化的整体护理的能力。

二、案例教学目标

(一)识记

1. 支气管扩张的临床表现、病因及预防措施。

2. 肺移植的适应证及禁忌证。

3. 肺移植患者术后观察及护理要点。

(三)理解

1. 肺移植患者术后一般护理的具体内容。

2. 肺移植患者术后抗感染的预防。

3. 排斥反应观察及护理要点。

4. 早期肺康复的措施。

(三)应用

1. 运用护理程序实施肺移植患者的围术期护理。

2. 及时识别肺移植术后常见并发症,并积极做出预见性护理。

三、案例情境

(一)情境 1

患者,男,32 岁。因"咳嗽、咳痰、喘息进行性加重 20 余年"入院。患者主诉近两年来,出现反复咳嗽、咳痰、发热住院,逐渐加重,并间断出现咯血及痰中带血症状,且频繁因肺炎、脓胸住院治疗,患者日常活动能力逐渐变差。患者于 2020 年 2 月就诊于某医院,诊断为支气管扩张伴感染、弥散性细支气管炎、肺动脉高压、鼻旁窦炎,予以化痰、抗感染、雾化舒张气道及对症治疗,好转出院,但患者肺功能逐渐变差,为进一步检查及治疗急诊以支气管扩张伴感染、肺动脉高压入院。

1. 问题 1　支气管扩张的概念及分类是什么

解析:支气管扩张是指直径>2mm 的中等大小的支气管由于管壁的肌肉和弹性组织破坏引起的异常扩张。引起的原因一般为支气管和肺组织受到病毒和细菌感染,导致支气管狭窄、阻塞,引起呼吸不畅,使支气管管腔逐渐扩大,患者出现慢性咳嗽、大量咳痰和反复咯血。需要进行积极的抗感染治疗、体位引流和对症治疗,必要时需要手术治疗。

支气管扩张的类型根据病因分类,包括原发性支气管扩张和继发性支气管扩张,根据解剖及影像学的表现来分,可以分为曲张型支气管扩张、囊状型支气管扩张、柱状型支气管扩张。

2. 问题 2　根据患者的叙述,你考虑患者得了什么疾病? 依据是什么

解析:考虑可能是支气管扩张。判断依据:①患者咳嗽、咳痰;②主诉症状。

3. 问题 3　支气管扩张的临床表现有哪些

解析:支气管扩张虽然分为 3 个类型,但是临床症状基本上都是咳嗽、咳脓痰,有些可合并咯血,晚期可以出现胸闷、气促、呼吸困难等症状。

4. 问题 4　假如你是他的床位医师,为求进一步确诊,应该做何种检查

解析:根据支气管扩张诊疗规范,主要诊断方式为影像检查和实验室检查。CT 检查是一种分辨率较高,但敏感性不高的影像检查方式,因此对患者应选择高分辨 CT 进行胸部检查。支气

管扩张在发病时炎性因子水平会升高,机体免疫力下降,病原菌侵及支气管,加重感染及炎症反应,形成一种恶性循环。

(二)情境 2

医师以"支气管扩张伴感染、肺动脉高压"收住入院。在护理评估时,患者询问护士"我到底得的是什么病"。护理体检,体温36.5℃,脉搏 102 次/min,呼吸 31 次/min,血压 120/80mmHg。肺功能:极重度混合性通气功能障碍;重度弥散功能下降。

1. **问题1** 根据现有检查结果,初步判断患者的治疗方法是什么

解析:终末期支气管扩张症内科治疗无效时,肺移植是可采取的有效办法。

知识拓展

肺移植适应证,在我国,大多只剩 1 年不到的生存期的肺病患者才会考虑肺移植,经内科非手术治疗、不能有效控制病情的晚期肺病患者,都可以选择肺移植手术。包括慢性阻塞性肺疾病、肺气肿、肺纤维化、肺平滑肌瘤病、石棉肺、先天性支气管肺发育不全、严重支气管扩张、外源性过敏性肺泡炎、肺泡细胞癌及移植肺功能衰竭等疾病。肿瘤中,目前认为只有多发原位癌(原支气管肺泡癌)可行双肺移植。

肺移植的禁忌证:①不能控制的肺部或者肺外感染;②过去 2年中有恶性肿瘤病史;③其他重要脏器存在的严重功能障碍;④严重的冠状动脉疾病或者心力衰竭;⑤严重的胸廓或者脊柱畸形;⑥没有戒烟;⑦药物或者乙醇依赖;⑧没有解决的心理疾病或者不能配合治疗;⑨HIV 感染;⑩活动性乙肝或者丙肝等。

2. **问题2** 接班时,患者问"护士,我的检查结果都好吧?什么时候可以手术?"根据患者的检查结果,该对患者做哪些指导

解析:指导内容包括如下。①告知检查结果;②解析现有检查结果对手术的影响;③告知患者并强调呼吸功能锻炼的重要性及方法。

知识拓展

呼吸道准备。①术前 3d 雾化吸入,每日 2 次;②注意口腔卫生,早晚用牙刷刷牙或漱口液漱口;③指导并训练患者有效咳嗽、咳痰、腹式呼吸,以减少术后呼吸道分泌物,利于排痰,增加肺部通气量,改善缺氧,预防术后肺炎和肺不张的发生。

(三)情境 3

患者经过术前准备工作,医嘱予 9 月 17 日 14:00 全麻下行静脉-静脉体外膜肺氧合(VV-ECMO)辅助下右单肺移植术。

1. 问题 1　作为管床护士,如何指导患者配合胃肠道准备工作

解析:根据情境,该患者行静脉-静脉体外膜肺氧合辅助下右单肺移植术,胃肠道准备包括如下。①指导患者术前禁食 12h,禁饮 8h(术前 1d 20:00 禁食,00:00 后禁饮)。②手术日晨常规留置胃管,指导患者配合方法。

2. 问题 2　术前夜间,值班护士发现患者辗转反侧,询问患者,患者说"睡不着觉,担心明天手术效果"。若你是值班护士,如何处理

解析:①了解患者的睡眠习惯;②了解患者担心的问题;③告知入睡困难不用焦虑,睡眠时间足够,如果实在无法安睡,可给予助眠药物。

(四)情境 4

患者于 9 月 17 日在全麻下行静脉-静脉体外膜肺氧合辅助下右单肺移植术,术后返回监护室,全麻未醒,气管插管,距门齿约 24cm;留有胃管一根,接胃肠减压,无液体引出;右侧颈内静脉置管一根,右侧股静脉置管一根,ECMO 运转顺利;左侧 PICC 置管一根,复方氯化钠注射液 500ml 输入中,右侧胸部留有胸腔引流管一根,接水封瓶,水柱波动明显,引流液呈暗红色;左上肢浅静脉留置针一根,接 PCA 镇痛泵;保留尿管一根,接尿袋。

1. 问题 1　患者术后返回监护室,作为首次接诊护士,如何

与手术室护士做好交接工作

解析：重点交接内容如下。①患者情况，包括术中情况（手术方式、麻醉方式、术中出血、补液、输血等情况）、身体状况（意识、生命体征、血氧饱和度、伤口及管道）；②带入物品及药品；③医疗文件。

2. 问题2　患者返回 ICU 病房后，根据医嘱给予呼吸机辅助通气，氧浓度 25%，PS 12cmH$_2$O，呼吸频率 12 次/min，PEEP 6cmH$_2$O。半小时后血气分析结果如下。pH 7.294，PaO$_2$ 115mmHg，PaCO$_2$ 38.8mmHg，Lac 1.3mmol/L。如何解读这份血气分析报告

解析：该患者血气分析结果表明是通气功能不足引起的呼吸性酸中毒。

根据以下三步法解析血气分析结果。第一步，患者是否存在酸中毒或者碱中毒？看 pH 值，正常值为 7.45～7.55，pH＜7.3 为酸中毒，pH＞7.55 为碱中毒。第二步，酸/碱中毒是呼吸性还是代谢性？看 pH 值和 PaCO$_2$ 改变的方向，同向改变为代谢性，异向改变为呼吸性。第三步，如果是呼吸性酸/碱中毒，是单纯呼吸因素还是存在代谢因素？单纯呼吸性酸/碱中毒，PaCO$_2$ 每改变 10mmHg，则 pH 值反方向改变 0.06～0.1，如果不符合这一比例，表明还存在第二种因素，即代谢因素。这时，第三步就应比较理论上的 pH 值与实际上的 pH 值，如果实际值低于理论值，说明同时存在代谢性酸中毒；反之，如果实际值高于理论值，则说明同时存在代谢性碱中毒。需注意，根据公式推算出来的 pH 值，可以有 ±0.02 的波动。

3. 问题3　术后患者的一般护理的重点是什么

解析：肺移植患者术后一般护理主要做好以下 4 个内容。①营养支持。患者机体遭受了较大的创伤，需要大量的蛋白质修复受伤的组织器官。术后 72h 内需限液，此期大量运用抗感染及抗排异药物，胃肠道功能紊乱，不过分强调肠内营养，一般需少于

3000ml。术后 4～6d,以恢复和保护肠道功能为前提,尽可能兼顾营养需求,入液量可适当放宽。术后 7d 及以后,胃肠道并发症(食欲下降、胃排空延迟、腹胀、便秘、腹泻)的发生时间大概率出现在术后第 1 周之后,行个体化的营养干预,实现流质饮食、半流质饮食、软饭、普食的有序过渡,使患者的营养相关指标维持在较理想的状态。术后患者由于服用免疫抑制药等药物,会有腹泻等不良反应,针对性用药,加强患者营养支持。②出入量的管理。患者术后早期易发生再灌注肺水肿,应严格控制液体平衡,维持水电解质、酸碱平衡,记录 24h 出入量,使用输液泵精确控制补液速度,禁止短时间内大量输入晶体液,减少体内水钠潴留及心脏负担,及早发现心力衰竭、肺水肿的可能。观察血肌酐与血尿素氮,严格控制入量,包括口服、输液的总量和速度,总量严格控制在 70ml/h,在 48h 内保持负平衡,能较好地预防肺水肿的发生。③生命体征监测及护理。在生命体征监测中,主要对患者病情及相关症状密切观察。一是体温与意识状态监测。二是血流动力学监测,监测有创动脉血压、肺动脉压、中心静脉压、脉波指示剂连续心排出量等。三是呼吸系统监测,监测呼吸幅度、胸廓运动的对称性、有无发绀、气道监测和管理等。术后 72h 防止灌注性肺水肿、原发性移植物功能丧失、急性排斥反应等严重并发症的发生。四是体外膜肺氧合护理,监测患者体温、循环和呼吸功能,观察患者并发症(如出血、感染、栓塞、溶血、末端肢体缺血、神经系统)和机械并发症(如管道栓塞、插管与管道意外、气栓、氧合器故障)。当出现机械性溶血、氧合器血浆渗漏和气体交换功能变差、ECMO 系统内血栓形成应立即更换 ECMO。当出现不可逆脑损伤、其他重要脏器严重衰竭、顽固性出血、肺部出现不可逆损伤应终止 ECMO。静脉禁止使用丙泊酚等乳剂,禁止在 ECMO 管路上输注液体和抽取血标本。妥善固定管道,注意穿刺部位有无渗血,穿刺下肢有无苍白、肿胀和足背动脉搏动情况。每小时记录泵头转速及血流速,若转速不变而血流速下降,通知医师及时处理。④体位管理。肺移植术后患者带 ECMO 转入 ICU，护理人员接收患者完毕后立即抬高床头 15°～20°，采取半坐卧位，利于保持引流管有效引流。同时，监测并记录 ECMO 转速和血流速，避免因床头抬高过度导致管道反折，影响血液流速。观察全身有无水肿，特别是双下肢有无苍白、肿胀和足背动脉有无搏动，如出现上述情况，可适当调节患者体位、抬高肢体，保持置管侧肢体置于伸直略外展。

(五)情境 5

术后当晚，发现患者心率 137 次/min，血压下降，最低 55/33mmHg，平均动脉压 45mmHg，血氧饱和度 98%。血气分析结果：pH 7.294，PaO_2 115mmHg，$PaCO_2$ 38.8mmHg，Lac 1.3mmol/L。

1. 问题 1　作为当班护士，你认为患者出现了什么情况？依据是什么

解析：患者出现了有效循环血量不足。依据为心率 137 次/min，血压下降，最低 55/33mmHg，平均动脉压 45mmHg。

2. 问题 2　针对这种情况有哪些处理措施

解析：①给予碳酸氢钠注射液 50ml 静脉滴注。②洗涤红细胞 1 单位、新鲜冰冻血浆 400ml 静脉滴注。③给予静脉泵入重酒石酸去甲肾上腺素注射液维持血压。

3. 问题 3　作为当班护士，你认为患者出现了什么并发症？出现此类并发症的原因是什么

解析：患者可能出现了移植肺缺血再灌注损伤并发症。在肺移植中，供肺在获取过程中处于缺血状态，在移植过程中血液重新灌注可导致移植肺缺血再灌注损伤，主要表现为有毒代谢物、活性物质和氧自由基的积聚。移植肺缺血再灌注损伤是一个复杂的病理过程，可导致原发性移植物功能障碍，是肺移植术后患者死亡的重要原因。

4. 问题 4　出现此类并发症后如何处理

解析：①体外肺灌注。②减轻炎性反应。③保护内皮细胞。

④吸入药物治疗,使用具有抗炎特性的气体分子,如一氧化碳、氢气或吸入麻醉药、七氟醚通气可有效预防和治疗移植肺缺血再灌注损伤。

知识拓展

发生在移植术后早期,临床表现为肺功能减退,可从气管内吸出大量水样液体。治疗以清理呼吸道,限液利尿为主,按需吸痰,严格控制入量的速度和总量,保持负平衡,观察使用利尿药后的效果并准确记录。

(六)情境 6

患者术后第 1 天 ECMO 撤机,术后第 1 天拔除气管插管,以及右侧颈内静脉、右侧股静脉导管,没有出现感染。

1. 问题 1 感染是肺移植术后常见并发症,预防感染的措施有哪些

解析:重点做好以下 3 方面。①强化医护人员预防感染的意识。医护人员认识到肺移植术后感染的危害,提高自我控制能力,必须严格按操作规程执行各项护理操作、医疗操作,预防感染的发生。②严格洗手制度。在未接触患者分泌物的情况下,使用免洗消毒液进行 7 步洗手法洗手,手消毒至少 15s;接触到分泌物、体液等必须要使用洗手液流动水下进行 7 步洗手法彻底清洁双手,洗手时间不少于 15s。③加强对勤杂人员的管理。对勤杂人员进行培训,讲解有关感染的基础知识,在医护人员的指导下做好保洁工作,避免感染的发生。

2. 问题 2 预防感染,应如何做好 ICU 病房的管理

解析:保持 ICU 环境洁净,病室温度适宜,加强消毒隔离措施,定期空气消毒,每日紫外线照射 1～2 次,每次不少于 1h。建立病区良好的秩序,减少和控制 ICU 室内人员流动。严格执行无菌操作,进入监护室人员必须更换隔离衣,换鞋和戴口罩帽子,每日对层流室进行清洁、消毒。未消毒的物品不能进病房,洗脸毛巾、口杯、便器均消毒后再用。加强对勤杂人员的管理,每日嘱病

区保洁员使用含氯消毒剂(有效氯含量≥500mg/L)擦拭室内用物、桌面、地面至少2次。

3. **问题3** 肺移植患者术后建立人工气道,应如何做好护理防止感染

解析:主要做好3个方面。①支气管镜检查及正确的气道管理。每日进行床边支气管镜检查和吸痰,保持气道通畅,抬高床30°~45°,术后仍用ECMO治疗,未撤机之前行斜坡位以6°~8°摇高床头,以保证ECMO管道通畅及正常运作,撤机后即可摇高床头30°~45°。持续气道湿化,密切关注吸痰指征,按需吸痰,吸痰前后应常规给予纯氧吸入30~60s。气囊充气后压力维持在25~30cmH_2O。②翻身叩背排痰及雾化治疗。预防肺部感染,协助患者翻身、叩背、雾化吸入,鼓励患者咳嗽,观察痰液的变化。③口腔护理。因术中使用肝素,要防止牙龈出血造成的感染,定时口腔护理,注意观察咽峡、上颌及舌根部有无白膜黏附,发现异常及时涂片寻找真菌,每次饭后给醋酸氯己定溶液漱口。

4. **问题4** 所有肺移植术后患者均需要经静脉、动脉置入各种导管。血管内插管是血管感染的重要因素,应如何做好护理,预防感染

解析:①加强无菌技术,每一操作步骤均应符合无菌操作规程。②保持穿刺点皮肤的无菌状态,置入后的导管必须妥善固定,如发现局部皮肤红肿、压痛、导管穿刺点有脓性分泌物或出现静脉炎时,应立即拔除导管,导管尖端或血液应做细菌学检查,同时应用广谱抗生素治疗。③导管留置时间不宜过长,病情允许时,应尽早拔除血管内插管。外周静脉导管留置一般不超过3d。④应采用密闭式输液法。

(七)情境7

术后第3天,患者进食肠内营养乳剂后,出现腹胀、腹痛,立即汇报医师,遵医嘱暂停鼻饲饮食,给予腹部按摩、热敷,使用胃黏膜保护药物。

1. 问题 1　作为当班护士,你认为患者出现了什么并发症

解析:患者可能出现了胃肠道的并发症。患者术后第 3 天,进食后,出现腹痛、腹胀可判断之。胃动力不足是肺移植术后常见的并发症之一。

2. 问题 2　出现此类并发症的原因是什么? 应采取什么护理措施

解析:在免疫抑制、并发症及迷走神经损伤等多种因素的作用下,肺移植术后胃肠道并发症的总体发生率较高。指导患者饮食少量多餐,清淡易消化,胃食管反流者餐后 1h 内避免平卧,睡前 2h 内避免进食。严重腹泻者加强肛周皮肤护理,监测水电解质变化。

(八)情境 8

该患者,手术后第 3 天出现疲劳乏力,呼吸困难,心率增快,SpO_2 降至 79%,经面罩高流量吸氧未改善后改为双路给氧,纤维支气管镜吸痰但量不多,PaO_2 71mmHg,胸片见右上肺阴影较浓,给予甲泼尼龙 500mg 冲击治疗,3h 后患者 SpO_2 上升至 98%,呼吸困难缓解,心率下降并维持在 76~80 次/min,次日患者疲劳明显好转,继续甲泼尼龙治疗。

1. 问题 1　作为当班护士,你认为患者出现了什么并发症? 该并发症的主要临床症状有哪些

解析:患者出现术后急性排斥反应。首次急性排斥反应常发生在术后 1 周,最早可在术后 4~5d 出现。主要表现为体温上升(超过原基础体温的 0.5℃)、胸痛、全身不适、疲乏、食欲减退、咳嗽、咳痰、有不同程度的呼吸困难,护士应配合医师行纤维支气管镜检查与 CT 检查,以帮助明确诊断。慢性排斥反应发生于术后晚期,主要表现为闭塞性细支气管炎(OB),肺功能渐进性破坏,最终导致死亡。

2. 问题 2　肺移植排斥反应的护理措施是什么

解析:移植术后,为了预防急性器官排斥反应的发生,常规应

用他克莫司＋吗替麦考酚酯＋甲泼尼龙大剂量冲击治疗。并且规律监测他克莫司血药浓度，根据血药浓度及时调整剂量。在用药期间，指导患者饮食以清淡为主，不要进食刺激性食物，多吃富含钙质、维生素、蛋白质的食物，少食多餐，同时注意补钾、补钙。每天复查胸片，观察肺水肿的情况，预防原发性移植物失功。维持合适的免疫抑制药血药浓度是预防排异的根本措施，免疫抑制药用量过大，机体易出现感染，免疫抑制药用量过小则易发生排斥，甚至导致移植失败。在监测他克莫司血药浓度的护理中应注意：定时取血，每次均于进早餐前 1h 抽取空腹血送检；服药剂量要精确；按时服药，每日 2 次，分别于早、晚餐前 1h 服用，以减少血药浓度波动；密切观察药物的不良反应，及时调整药物剂量；叮嘱患者避免食用柚子，防止影响药物浓度。

知识拓展

肺移植患者术后常见并发症除以上外，还有以下几方面较为常见。①出血。术后早期较常见，体外循环时更容易出血。要密切观察生命体征的变化，皮肤的色泽和温度等，注意观察胸腔引流，如发现胸液量＞100ml/h，颜色鲜红并伴有血凝块，应高度警惕有出血的可能，必要时做好再次开胸手术的准备。②气道并发症。包括支气管吻合口瘘、断裂，肉芽组织增生，支气管感染，支气管软化，支气管狭窄。通过纤维支气管检查和介入治疗，观察吻合口愈合情况，清除坏死脱落的黏膜，清除气道分泌物。③肺栓塞与深静脉栓塞。肺移植术后由于高凝状态、凝血纤溶系统紊乱、急慢性排斥反应、病毒和真菌感染、肺缺血再灌注及长期卧床等因素，易发生肺栓塞或深静脉栓塞。如患者突发呼吸困难、剧烈胸痛、发绀、咯血、晕厥、血氧饱和度下降或病情突然恶化时需警惕肺栓塞。护士应动态评估血栓评分，及时干预，根据病情鼓励早期下床活动，卧床期间督促床上踝泵活动。

（九）情境 9

术后我们成立由 4 名康复师组成的康复小组，负责该患者的术后康复。患者术后第 2 天给予床上坐立,术后第 4 天给予床旁坐立,术后第 5 天给予床旁站立,术后第 6 天床边行走,患者均活动良好。

问题 肺移植患者早期肺康复的措施有哪些

解析:早期多学科制订个性化康复训练计划,综合干预肺康复锻炼有助于提高患者活动耐力,改善患者肺功能,有效降低术后并发症对患者造成的影响。①营养康复。每周对患者进行全面营养评估,根据患者的胃肠功能选择合适的营养途径、营养种类,制定合理的营养方案。②呼吸康复。配合医师实时评估患者氧合改善情况,根据患者的病情选择合适的氧疗方式,指导进行阶梯式呼吸功能锻炼,包括深呼吸、缩唇训练、吹水泡训练、腹式呼吸训练、应用呼吸功能锻炼器、步行试验、登梯试验。③体能康复。协助并指导患者循序渐进体能锻炼,上肢运动训练可增加前臂运动能力,减少通气需求;下肢功能锻炼主要包括踩单车锻炼、原地踏步锻炼及行走锻炼等;其他肌肉如胸大肌等的功能锻炼。

肺移植术后病情稳定的情况下,根据患者具体情况实施早期康复方案;活动中密切观察,活动后妥善安置,记录患者反应,评估实施效果,明确早期活动启动与终止指标,确保患者安全。

(十)情境 10

患者术后第 6 天转入呼吸科普通病房继续治疗,1 周后出院。

问题 如果你是责任护士,该患者出院时在健康指导方面应重点强调什么

解析:①饮食与服药管理。饮食遵循 5 个基本原则,即限制钠的摄入、控制脂肪和胆固醇、减少甜点和糖果、保持理想体重、限制饮酒。油脂类食物会影响他克莫司的吸收,会导致浓度不稳定,要求服药前 2h、服药后 1h 禁食。柚子类水果会成倍升高他克莫司药物浓度,不得食用;有些药物,如盐酸小檗碱、藿香正气相关制剂、五酯胶囊、唑类抗真菌药会升高他克莫司药物浓度,应遵医嘱使用。抗排异药谷浓度需在口服晨免疫抑制药前 30min 之

内抽取。②居家监测。指导患者日常监测肺功能、体重、血压、心率、氧饱和度、体温、6min 步行距离,记录好检验检查结果。外出时戴好口罩,注意个人防护,避免接触流感人群。

参 考 文 献

[1] 周海琴,朱雪芬,黄琴红.肺移植护理技术操作规范[J].实用器官移植电子杂志,2019,7(5):340-342.

[2] 吴月红,梁红霞,席芳,等.肺移植患者术后早期肺康复的研究进展[J].护士进修杂志,2021,36(17):1590-1594.

[3] 邓淑坤,袁鹏,吴波,等.肺移植术后康复现状[J].中国康复医学杂志,2021,36(7):863-867.

[4] 郑赛华,杨带芹,殷远梅,等.早期营养与康复训练在肺移植术后患者中的应用[J].护理实践与研究,2023,20(6):880-884.

[5] 王文静,李小杉,钱婷,等.肺移植术后肺部感染的研究现状[J].中国呼吸与危重监护杂志,2022,21(8):550-555.

[6] 王净,胡春兰,于慧智,等.肺移植期间肺缺血再灌注损伤及药物治疗的研究进展[J].东南大学学报(医学版),2022,41(4):578-582.

[7] 孟凡若,姚文健,张全,等.肺移植缺血再灌注损伤研究进展[J].中华实用诊断与治疗杂志,2022,36(4):422-424.

[8] 周益臣,马代远.食管癌免疫治疗研究进展[J].中国临床新医学,2019,12(4):354-360.

[9] 陈文树,平伟,李武锦,等.肺缺血再灌注损伤的研究进展[J].创伤与急诊电子杂志,2015,3(4):1-12.

[10] 许红阳.肺移植围术期的营养支持[J].肠外与肠内营养,2021,28(6):321-323.

[11] 肖漓,解立新,石炳毅.肺移植免疫学相关基础与临床研究进展[J].器官移植,2021,12(6):637-642.

[12] 林燕,俞超,高春华.1例肺移植术后出现急性排斥反应的护理[J].全科护理,2020,18(29):4060-4062.

[13] 高胜浩,程剑剑,尚茜,等.肺康复训练在肺移植术后受者康复过程中

的疗效观察[J].临床肺科杂志,2022,27(7):1061-1065+1071.

[14] 罗红,余茜,李静.肺移植术后早期量化肺康复治疗对患者肺功能的影响[J].四川医学,2022,43(6):568-573.

案例 5　1 例支气管扩张伴大咯血患者的护理

一、案例简介

支气管扩张为由于支气管及周围肺组织的慢性炎症和阻塞,导致支气管管腔扩张和变形的慢性支气管化脓性疾病。咯血是支气管扩张的常见症状之一,大咯血是导致患者窒息或失血性休克的主要原因。呼吸科护士应掌握支气管扩张伴大咯血的基本知识及抢救技能。

本案例探讨的是 1 例支气管扩张伴大咯血患者的护理,患者,男,50 岁。诊断为支气管扩张,患者住院期间病情不断加重,从入院前小量咯血到住院后突发大咯血再到急诊行肺动脉栓塞术。患者分别经历以支气管扩张伴咯血入院,咳嗽、咳痰加重,咳嗽加重引发大咯血,急诊行肺动脉栓塞术,患者术后恢复,出院健康指导等一系列场景,以及在此背景下,医护人员与患者、家属之间的沟通。此案例主要考查护士对支气管扩张患者的一般护理、支气管扩张引发大咯血的急救、肺动脉栓塞术的术前及术后护理、患者突发病情变化时给予的心理护理。

二、案例教学目标

(一)识记

1. 支气管扩张患者的护理。

2. 患者突发大咯血的急救护理。

3. 肺动脉栓塞的术前、术后护理。

(二)理解

肺动脉栓塞术后患者的恢复效果观察。

(三)应用

1. 护士能熟练掌握大咯血时的急救技能。

2. 护士能给予患者实施心理护理及术后健康指导。

三、案例情境

(一)情境 1

患者,男性,50 岁,主因反复咳嗽、咳痰伴咯血收入院。患者身形偏瘦,营养不良面容,既往高血压 10 年,糖尿病 5 年,支气管扩张 10 年余;1 周前患者无明显诱因下出现咳嗽、咳痰,痰为黄脓痰,伴咯血,为整口鲜血。入科后医嘱给予一级护理,普食,抗感染、化痰、止血药物治疗;行肺部 CT 检查,示右肺病变严重。患者平日血压控制不佳,血压最高 180/100mmHg,口服苯磺酸氨氯地平降压。

1. **问题 1　支气管扩张伴咯血患者的护理要点是什么**

解析:①鼓励患者适时适量饮水,每日为 1500～2000ml,利于稀释气管中滞留的痰,便于咳出。②护理人员协助患者变换卧位,同时轻叩患者背部,正确指导患者采用深呼吸咳痰法,常规下,连续深呼吸 3 次,使痰集中于喉咙处,再用力咳出。③痰量多且为脓性痰者,护理人员指导患者变化体位引流排痰,于引流前向患者详细介绍操作全过程及注意事项,消除患者担忧、恐惧等负面情绪。在患者早、中、晚进食前实施体位引流,时长 15～30min。④护理人员严密观察患者引流期间身体各项体征变化,如患者是否出现咯血、呼吸困难、周身出汗及面色苍白等,如若出现上述情况,护理人员应果断终止体位引流。

2. **问题 2　支气管扩张伴咯血患者咯血量如何定义**

解析:咯血量在医学上分为三级,具体情况如下。①小量,24h 内咯血量<100ml。②中量,24h 内咯血量在 100～500ml。③大量,24h 内咯血量>500ml,或一次性咯血量 200～300ml。通常小量咯血的患者用药物止血即可,大量咯血患者应考虑行导管介入治疗。

3. 问题 3　支气管扩张伴咯血为什么首选垂体后叶素治疗? 注意事项有哪些

解析:垂体后叶素因其优异的血管收缩作用成为支气管扩张咯血的首选药物,其通过充分发挥加压素的重要作用,直接影响血管平滑肌的功能,表现为强烈的缩血管作用,导致肺小动脉收缩,引起肺部血液循环量减少,通过降低肺部血液循环压力的方式,从而使血小板凝聚于肺血管破裂处形成凝块从而达到止血目的。使用垂体后叶素时可能引起中毒症状,临床上表现为:①恶心、呕吐、阵发性痉挛性腹痛伴便意;②晕眩、头痛、血压明显升高;③面色苍白、出汗、心悸、胸闷、胸痛、低血压;④尿量减少、水中毒;⑤荨麻疹、哮喘等。所以患者在使用药物期间需要密切观察病情变化,出现上述情况立即报告医师,给予处理。

(二)情境 2

患者经过 3d 治疗后,突发大咯血,咯血量 400ml,面色苍白,伴气促,呼吸困难,立即报告医师,予止血药物治疗,咯血量减少,遵医嘱择期行肺动脉栓塞术。

1. 问题 1　患者发生大咯血时的急救护理措施有哪些

解析:①保持呼吸道通畅,嘱患者轻轻将气管内存留的积血咳出,既不能太用力也不能屏住呼吸。密切观察有无窒息的发生,如发生窒息,立即取头低足高位或患侧卧位,头偏向一侧,轻拍背部,迅速排出在气道和口咽部的血块,必要时使用吸痰器,并做好气管插管和气管切开的准备。②高浓度吸氧(8～10L/min),大量咯血不止者护士应做好准备与相应配合,及时为患者漱口、擦净血迹。③快速建立以上肢为主的两条静脉通路,其中一条静脉输入止血药物,另一条给予补充血容量液体;若建立静脉通路有困难时先肌内注射止血药物。④密切监测生命体征变化,注意观察用药的疗效及不良反应,发现异常及时处理。⑤咯血期间观察窒息解除后,高度警惕咯血窒息再发生,密切观察患者的呼吸运动、意识状态及心电监护仪显示的各项数值,同时观察咯血的量、颜色、有无肺组织咳出,并做好记录。

2. 问题 2　如何对咯血患者实施心理护理

解析:患者的心理因素、情绪与病情的发展与转归有密切的关系。大咯血发生比较突然,来势凶险,患者常有恐惧不安、濒死感,表现面色苍白、心搏加快,不敢深呼吸及咳嗽,有下咽和屏气现象。恐惧、烦躁会使交感神经兴奋增加,血液循环增速,肺循环血量增多而不利于止血,甚至因恐惧、紧张、窒息时缺氧引起休克。对于反复大咯血的患者,一方面迫切希望得到有效的治疗,尽快康复,另一方面也易于对治疗缺乏信心而出现悲观、绝望。护理人员应及时安慰患者,进行放松疗法,分散患者注意力,让患者意识到大咯血时保持镇静是关键,否则会加重出血,耐心讲解咯血的病因及诱因。向患者介绍一些治疗咯血成功的实例,说明咯血与疾病的严重程度不成正相关,帮助患者树立战胜疾病的信心。

（三）情境 3

患者今日进行支气管动脉栓塞术,术后遵医嘱患者卧床休息,右下肢制动,给予心电监护及血氧饱和度监测,吸氧(2L/min)。

1. 问题 1　支气管动脉栓塞术前护理措施有哪些

解析:①术前根据医嘱为患者进行腹股沟区备皮。②告知患者准备盐袋,用于压迫穿刺点。③训练床上大小便,适应床上使用便器。④术前禁食、水 6h,建立静脉通路。⑤术前更换清洁病员服,更换床单位。

2. 问题 2　支气管动脉栓塞术后护理措施有哪些

解析:①生命体征监测,心电监护 24h,观察患者瞳孔、意识。绝对卧床 24h,持续低流量吸氧(2L/min)。②饮食护理,少食多餐,嘱其清淡半流食,鼓励多饮水,促进造影剂的排出,保护肾功能,一般术后补水 2000ml 以上。③注意尿量的观察,术后 8h 尿量达到 800～1000ml。④穿刺点观察,取平卧位休息,手术侧肢体制动 24h,绷带固定 24h,嘱患者咳嗽时按压穿刺部位,各班注意观察穿刺点有无出血或血肿。⑤穿刺侧肢体观察,观察穿刺侧肢体颜色、温度、感觉,特别是足背动脉搏动情况,如足背动脉减弱或消失,及时报告医师,警惕出血或栓塞的发生。⑥防止再次大咯血的护理,由于侧支循环的建立,局部炎症慢性侵蚀,致局部肺动脉破裂,患者可有不同程度少量暗红色血块和血痰咳出,避免打喷嚏和排便用力,避免剧烈咳嗽。

参 考 文 献

[1] 史东奇,郝春艳.影响老年支气管扩张症患者自我护理能力相关因素分析与护理对策[J].全科护理,2022,20(20):2844-2848.

[2] 雷立锋,李雪,胡会杰.酚妥拉明联合垂体后叶素治疗支气管扩张伴咯血的疗效研究[J].保健医学研究与实践,2022,19(5):42-46.

[3] 陈丽娜,丁丽麒.大咯血肺结核患者支气管动脉栓塞术围手术期并发症的观察与护理探讨[J].血栓与止血学,2022,28(2):318-319.

[4] 许晓茜,马健.支气管动脉栓塞术治疗大咯血的介入护理研究[J].中国医药指南,2021,19(27):49-51.

[5] 刘朋,苏尧钊,刘倩雯,等.护理应急预案在电子支气管镜活检并发大咯血患者中的应用[J].当代护士(上旬刊),2021,28(2):156-158.

[6] 刘辉.大咯血患者 32 例的急救与护理干预体会[J].中国冶金工业医学杂志,2019,36(3):285-286.

[7] 朱宁.支气管扩张合并大咯血的临床护理效果比较[J].中国医药指南,2019,17(16):265 266.

[8] 张素梅,朱斌.以大咯血为首发症状肺部感染患者的护理及分析[J].中国卫生标准管理,2018,9(17):142-143.

[9] 王楠楠,王莉莉.支气管动脉介入栓塞治疗大咯血患者应用优质护理的效果研究[J].中西医结合心血管病电子杂志,2018,6(23):134-135.

[10] 高秀荣.介入治疗支气管扩张所致大咯血中护理干预的临床研究[J].中国继续医学教育,2018,10(12):168-169.

案例 6　1 例肺结核合并毁损肺患者的护理

一、案例简介

本案例探讨的是 1 例肺结核合并毁损肺患者的护理。患者系一位 49 岁的中年男性,2003 年诊断为支气管哮喘,长期咳嗽、喘憋,偶尔咳痰,间断就医,后被诊断为肺结核、右肺毁损严重、肺部混合感染、毁损肺、Ⅱ型呼吸衰竭。因就医过程中病情持续加重,痰液剧增,咳痰无力,导致患者排痰不畅,二氧化碳分压升高,出现呼吸衰竭,行无创呼吸机及经鼻高流量呼吸支持治疗,患者呼吸困难症状明显改善,后诊断多重耐药菌感染进一步治疗。此案例主要考查对肺结核合并毁损肺认识、发生原因,主要治疗手段,影像学特征,治疗方法、标本采集,多重耐药菌感染预防与控制,混合型感染使用 NGS 高通量测序的临床意义。旨在提高学生在肺结核合并毁损肺患者的治疗护理中评判性思维和临床实践能力。

二、案例教学目标

(一)识记

1. 肺结核合并毁损肺患者临床表现、病因及危险因素预防措施。

2. 肺结核合并毁损肺患者发生原因及主要治疗手段。

3. 肺结核合并毁损肺影像学特征。

4. 痰标本采集的方法。

5. 多重耐药菌感染预防与控制措施。

(二)理解

1. 结核性毁损肺患者发病的原因。

2. 痰标本采集的时机及注意事项。

3. 胸肺物理治疗的概念和优势。

4. 多重耐药菌感染具体预防措施和正确采取防护措施。

(三)应用

1. 正确有效地指导患者留取痰标本。

2. 规范做好预防多重耐药菌感染患者的控制措施。

3. 做好护士与医师、患者的有效沟通。

三、案例情境

(一)情境 1

患者,男,49 岁。因多次救火,吸入大量浓烟雾,支气管哮喘病史 18 年,结核病史 6 余年。因自觉气短、喘憋加重至某院住院治疗,入院查痰涂片抗酸杆菌阳性(+),结核分枝杆菌复合群双基因检测阳性(+),真菌 D-葡聚糖检测 78.36,降钙素原(PCT)0.84ng/ml,PaO_2 76mmHg,$PaCO_2$ 88mmHg。诊断"继发性肺结核双涂(+),变应性支气管肺曲霉病-支气管哮喘(重度)、严重肺部混合感染、毁损肺、Ⅱ型呼吸衰竭"。

1. 问题 1 结核性毁损肺概念是什么？发生原因是什么

解析:结核性毁损肺(TDL)以弥漫性肺结构损害为特征,是严重肺结核的典型结果,其表现是肺实质的广泛破坏,肺功能不可逆性缺损,通气/灌注比例降低,肺功能已基本丧失,药物治疗难以奏效,且成为感染源,反复发生化脓菌或霉菌感染。肺结核是引起毁损肺的常见病因,出现毁损肺后其结构性破坏无法逆转,会导致患者呼吸衰竭、咯血、反复肺部感染、运动耐量下降、生活质量明显下降等。

2. 问题 2 毁损肺主要的治疗手段是什么

解析:对于结核性毁损肺的患者,有反复咯血、感染、持续痰菌阳性、空洞等症状,咯血是结核性毁损肺的常见症状,危及生命的大咯血为手术治疗适应证。研究表明,结核性毁损肺手术治疗有效,术后并发症和死亡率也是可接受的,外科手术已成为这类人群的重要治疗手段。多数患者因为肺结核临床诊断不及时,或者确诊后未给予合理治疗,久治未愈且反复发作所致肺组织不可逆性损害。

3. **问题3 结核性毁损肺影像学特征是什么**

解析:①毁损肺肺内多发的纤维带、网状结构、支气管扩张、肺气肿、钙化及结块状软组织灶。毁损肺可见透亮度增高,可见多发泡状无肺纹理透亮影。②肺叶或一侧全肺全部毁损,有广泛性的干酪病变、空洞、纤维化和支气管狭窄或扩张。肺的正常组织被广泛纤维化,钙化,空洞,肺大疱形成等病理改变所替代,丧失了气体交换功能。且成为感染源,反复发生化脓性或霉菌性感染。

(二)情境2

患者入院后,痰液较多,咳痰无力,活动后,喘憋明显加重,不能平卧,痰液黏稠不易咳出,左侧卧位后患者出现呼吸困难加重,医嘱予以无创呼吸机辅助呼吸,患者不耐受,后改为经鼻高流量呼吸支持治疗。给予每日2次胸肺物理治疗,治疗后患者排痰量明显增多,患者主诉呼吸困难明显改善,查血气分析示,PCO_2 56mmHg,经外科会诊,患者暂不符合手术指征。

1. **问题1 毁损肺可采用的物理排痰方法是什么**

解析:胸肺物理治疗(chest physiotherapy,CPT)技术是通过叩击、震颤胸部体表、调整体位、训练患者呼吸及咳嗽技巧,由传导作用促进大小气道分泌物的排出并予以及时清除的一种呼吸道管理手段。根据患者病情制定个体化胸肺物理治疗方案,包括评估、目标性湿化、体位引流、顺位叩背。

(1)评估:生命体征、呼吸功能、痰液黏稠度等指标,通过阅CT片结果、肺部听诊了解肺部情况。

(2)目标性湿化:体位排痰实施前患者取半坐卧位行雾化吸入,达到最佳湿化效果,即分泌物稀薄,呼吸道通畅。

（3）体位引流：医师通过听诊确定病灶所在位置，依据首先引流上叶，然后引流下叶后基底段的原则确定引流体位及顺序，由责任护士组织落实：①半坐位，促进右肺上叶前段、尖段及左肺上叶前段、尖后段支气管引流。②右侧卧位，促进左肺上叶前段及舌段，下叶后段支气管引流。③右侧头低足高位，促进左肺下叶前底段，外侧底段支气管引流。④左侧卧位，促进右肺上叶前段，右肺中叶支气管引流。⑤左侧头低足高位，促进右肺下叶前底段，内、外侧底段，后底段支气管引流。每个体位引流 5min，各种体位之间转换使用电动翻身床调节，降低人工体位变动不耐受、生命体征波动等情况。当患者出现心率 >120/min、心律失常、高血压、眩晕或发绀等症状时，立即停止。每日 2 次，餐前或餐后 1～2h 进行，连续治疗 1 周。

（4）顺位叩背：体位引流的同时顺应引流肺叶进行叩击，叩击顺序应沿支气管走向，由边缘移到中央。叩背与体位引流同时进行，时间均为 5min。叩击的方法、力度和频率与对照组一致，叩击后，轻轻挤压胸廓，刺激患者呛咳，促进痰液引流。

2. 问题 2　肺结核患者痰标本的采集流程是什么？有哪些注意事项

解析：见图 1。

肺结核患者痰标本采集的注意事项如下。

（1）痰标本采集前充分评估患者口腔清洁度等情况，有利于减少痰标本污染。采集过程中评估并调整患者正确排痰体位，可最大限度促进肺扩张，利于深部痰液的排出。

（2）在收集痰液之前使用氯己定或制霉菌素液进行口腔冲洗，可降低痰标本的污染率，而不会对结核杆菌培养阳性率产生不利影响。

（3）痰标本容器应清洁、透明、密封，易于留取及观察痰液，防止交叉感染。

（4）肺结核患者留取痰液后，应由经过培训的检验人员对痰标本的质量及外观进行评估、验收及记录，及时剔除质量不合格的痰标本,从而提高痰标本抗酸杆菌的阳性检出率及成本效益,缩短治疗时间。

(5)标本采集后应认真核对容器标签与检验单信息的一致性,保持容器密闭,采用专用的运输盒避光运送。痰标本应在24h内运输到实验室,如果运输延误应将标本保存于4℃的冰箱中。

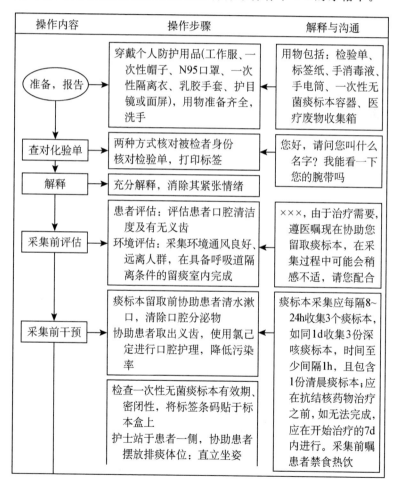

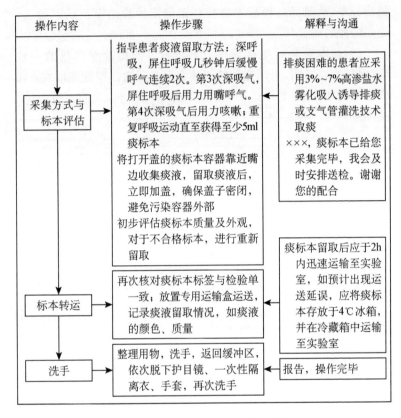

图1 肺结核患者痰标本采集操作流程

(6)应在患者开始进行抗结核药物治疗之前收集痰标本,如果无法完成应在开始抗结核治疗7d内采集痰液标本。

(三)情境3

患者住院期间痰培养结果为鲍曼不动杆菌复合菌,积极给予抗感染治疗,送检NGS,并采取床旁隔离措施。

1. 问题1 如何进行多重耐药菌的预防与控制

解析:多重耐药菌主要是指对临床使用的3类或3类以上抗

菌药物同时呈现耐药的细菌。常见多重耐药菌包括耐甲氧西林金黄色葡萄球菌（MRSA）、耐万古霉素肠球菌（VRE）、产超广谱β-内酰胺酶（ESBL）细菌、耐碳青霉烯类抗菌药物肠杆菌科细菌（CRE）、耐碳青霉烯类抗菌药物鲍曼不动杆菌（CR-AB）、多重耐药/泛耐药铜绿假单胞杆菌（MDR/PDR-PA）和多重耐药分枝杆菌等。

（1）加强医务人员手卫生：严格执行《医务人员手卫生规范》（WS/T313-2009）。医疗机构应当提供有效、便捷的手卫生设施，医务人员在接触患者前后、进行无菌技术操作和侵入性操作前，以及接触患者使用的物品或处理其分泌物、排泄物后，必须洗手或使用速干手消剂进行手消毒。

（2）严格实施隔离措施：对确定或高度疑似多重耐药菌感染患者或定植患者，应当在标准预防基础上实施接触隔离措施，预防多重耐药菌传播。尽量选择单间隔离，也可将同类多重耐药菌感染患者或定植患者安置在同一房间。无条件实施单间隔离时，应当进行床旁隔离。与患者接触的医疗器械、器具及物品要专人专用，并及时消毒处理。轮椅等不能专人专用的医疗器械物品要每次用后擦拭消毒。医务人员对患者实施诊疗护理操作时应当将高度疑似或确诊多重耐药菌感染患者或定植患者安排在最后进行。

（3）遵守无菌技术操作规程：医务人员应当严格遵守无菌技术操作规程，特别是在实施各种侵入操作时，应当严格执行无菌技术操作和标准操作规程，避免污染，有效预防多重耐药菌感染。

（4）加强清洁和消毒工作：多重耐药菌感染诊疗区要使用专用抹布等物品进行清洁消毒。医务人员及患者频繁接触的物体表面采用适宜的消毒剂进行擦拭、消毒。被患者血液体液污染时应当立即消毒。

2. 问题2 NGS测序的临床意义

解析：NGS以能一次并行对几十万到几百万条DNA分子进

行序列测定和一般读长较短等为标志。NGS目前广泛应用于寻找疾病的候选基因上,更好地理解致病突变及突变对疾病的影响。多重耐药菌肺部感染患者,病情复杂、病死率高,需要及时有效的抗感染治疗。在无病原学前提下,临床医师根据经验选用抗生素,同时送标本做微生物涂片及培养,待结果回报后决定是否调整抗生素,因常规微生物培养阳性率低,且容易受多种不确定因素影响,这可能导致抗生素多用,及时找出致病微生物是感染性疾病治疗的关键。NGS是新型病原检测手段,有快速、精准、阳性率高等特点,非常适合病原体诊断。NGS技术的诞生可以说是基因组学研究领域一个具有里程碑意义的事件。NGS灵敏度高,优于传统的临床检验方法,是实现感染性疾病精准治疗,避免抗生素滥用的关键技术之一。

参 考 文 献

[1] 中华人民共和国国家卫生和计划生育委员会.肺结核诊断[J].传染病信息,2017(30):1-12.

[2] 中华医学会放射学分会传染病放射学专业委员会.肺结核影像学及分级诊断专家共识[J].新发传染病电子杂志,2018(3):118-127.

[3] Pezzella AT. History of Pulmonary Tuberculosis[J]. Thorac Surg Clin,2019(29):1-17.

[4] 瞿介明,刘海霞.病原体分子诊断技术在下呼吸道感染诊断中的应用及其价值[J].中华结核和呼吸杂志,2019,42(7):486-489.

[5] 蒲伟青,刘凯,王晶晶.心胸外科术后患者胸部物理治疗的护理体会[J].解放军护理杂志,2016,33(17):53-55.

[6] 蒋良双,吴邦贵,龚胜,等.487例结核性毁损肺外科治疗的效果分析[J].中国防痨杂志,2018,40(12):1296-1301.

案例 7　1 例肺结核合并慢性心力衰竭患者的护理

一、案例简介

本案例探讨的是 1 例肺结核合并慢性心力衰竭患者的护理。患者系一位 82 岁的老年男性,诊断为肺结核合并慢性心力衰竭。因病情恶化行有创机械通气治疗。就医过程中,分别经历了病情危重入住监护室、经口行人工气道接呼吸机辅助通气、脱机、拔管、出院后居家护理等一系列场景,以及在此背景下医护人员、护理人员与家属、患者之间的沟通。此案例主要考查对肺结核概念和诊断标准认识、PPD 标准、肺结核影像学特征、心力衰竭诊断标准、心力衰竭容量管理,慢性心力衰竭护理要点、肺结核居家护理。提高护理人员在肺结核合并心力衰竭患者的治疗护理中解决临床实际问题的能力。

二、案例教学目标

(一)识记

1. 肺结核的概念及诊断依据。
2. 肺结核影像学特征。
3. 心力衰竭的概念及诊断标准。
4. 慢性心力衰竭患者的护理措施及相关注意事项。
5. 肺结核患者居家护理的要点及防护措施。

(二)理解

1. 肺结核的诊断标准及实验室检查特征。
2. PPD 的概念及判断标准。
3. 心力衰竭患者的容量管理的方法。
4. 健康教育的相关理论和实践。

(三)应用

1. 规范做好患者的居家康复护理健康教育。

2. 正确有效地指导患者早期识别心力衰竭的发生。

三、案例情境

(一)情境 1

患者,男,82 岁。肺结核病史 60 余年,高血压病史 30 余年,心肌梗死支架置入术后 7 年,入院前 20d 出现乏力、纳差,下肢水肿,持续性腹痛腹胀,伴精神差,嗜睡,转至某医院急诊抢救室就诊。查血气分析提示,pH 7.18、$PaCO_2$ 20.3mmHg、PaO_2 213.6mmHg、SpO_2 100%、K 6.97mmol/L、BE −19.1mmol/L、HCO_3^- 7.4mmmol/L。拟"肺结核合并慢性心力衰竭"收住入院。

1. **问题 1 肺结核的概念是什么?诊断标准是什么**

解析:2017 年 11 月 9 日,国家卫生和计划生育委员会发布了新版肺结核诊断标准,《肺结核诊断标准》(WS288-2017)于 2018 年 5 月 1 日正式实施,分别替代了 WS288-2008 肺结核诊断标准。①新版诊断标准肺结核概念。肺结核是发生在肺组织、气管、支气管和胸膜的结核病变。肺结核容易合并结核性胸膜炎、气管、支气管结核,所以将气管支气管结核和结核性胸膜炎等归类于肺结核,纳入肺结核管理模式,从而减少漏诊,防止肺结核传播和暴发十分必要。②诊断标准。肺结核的诊断标准是以病原学(包括细菌学、分子生物学)检查为主,结合流行病史、临床表现、胸部影像、相关的辅助检查及鉴别诊断,进行综合分析做出诊断。以病原学、病理学结果作为确诊依据。

(1)结核病的细菌学诊断:结核病分枝杆菌的病原学检查是诊断结核病"金标准",也是判断结核病活动性、传染性及治疗效果的重要手段。

(2)结核病影像学诊断:医学影像学已成为结核病尤其是肺结核诊断不可缺少的重要方法。

(3)结核病的免疫学诊断:在体液免疫学诊断方法中,抗体与抗原在诊断活动性肺结核中有一定的辅助价值。

(4)结核病的分子生物学诊断:GeneXpert MTB/RIF、Xpert MTB/RIF Ultra 快速检测、环介导等温扩增和全基因组测序已被用于结核病诊断和鉴定。

(5)结核病的介入诊断:随着介入引导仪器的更新发展,经气道、经食管和经皮等介入技术诊断结核病的作用日益增强,成为结核病介入诊断领域重要手段。

(6)结核病的病理学诊断:病理学在菌阴肺结核和肺外结核的诊断上起到确诊作用。

2. **问题 2　什么是 PPD? 如何判读结果**

解析:目前 WHO、国际防痨和肺病联合会推荐使用的结核菌素为纯蛋白衍化物(purified protein derivative,PPD),以便于国际间结核感染率的比较。通常取 0.1ml(5U)结核菌素,在左前臂屈侧做皮内注射,注射 48～72h 后测量皮肤硬结的横径和纵径,得出平均直径(横径+纵径)/2(mm)。

(1)阴性反应(一):无反应或硬结平均直径<4mm。阴性表示体内无结核杆菌感染,或机体对于结核杆菌抗原无反应,后者可发生于严重的结核杆菌血症、长期服用免疫抑制药、HIV 感染后的 AIDS 期、严重营养不良等机体反应能力明显降低的情况下,此时阴性反应为假阴性,老年人多见。

(2)弱阳性反应(+):硬结平均直径 5～9mm。弱阳性表示机体内感染的结核杆菌量少、免疫抗原和毒力弱,也可能是卡介苗接种一段时间后免疫原性降低所致。

(3)阳性反应(++):硬结平均直径 10～19mm。反映体内结核杆菌感染以自然感染可能性大,机体对于结核杆菌的反应性基本正常,这是绝大多数人群对结核杆菌感染后的反应状态,这种情况可终身不变,少数可增强或减弱。

(4)强阳性反应(+++):硬结平均直径≥20mm 或虽<

20mm 但局部出现水疱、坏死或淋巴管炎。强阳性反应在人群中处于少数。它说明机体对于结核杆菌或其抗原的反应过于强烈，而与结核杆菌性状和感染结核杆菌量并无直接关系。需注意，如果注射剂量过大，患者处于过敏状态时，可迅速发生过敏反应，如迅速出现淋巴管炎、局部大范围红肿、沿淋巴管向上至腋窝发生淋巴结炎等。采用 PPD 之后，此种现象已明显减少。

问题 3　肺结核影像学特征是什么

解析：医学影像学已成为结核病尤其是肺结核诊断不可缺少的重要方法。病灶形态分析是结核病影像学诊断与鉴别诊断的重要办法。原发性肺结核主要表现为片状或类圆形密度增高影，也可表现为肺段或肺叶范围的大片状实变样密度增高影，边缘模糊不清，病灶的密度较肺炎略高且不甚均匀，多见于上叶下部或下叶后部靠近胸膜处。

（二）情境 2

患者入院后化验室报告，ALT 1053.2U/L，AST 3380.5U/L，Cr 172μmol/L，BUN 25.16mmol/L，BNP ＞ 4893pg/ml，hsTnI 2231.48 pg/ml，提示患者存在心力衰竭，医嘱给予奥普力农＋心肌肽静脉滴注，严密监测检验值变化。减少活动，控制出入量，记每小时尿量及记录 24h 出入量。

1. 问题 1　心力衰竭概念是什么

解析：心力衰竭简称心衰，是由于任何心脏结构或功能异常导致心室充盈和（或）射血能力受损而引起的一组临床综合征，其主要临床表现是呼吸困难、乏力和液体潴留。根据心衰发生的时间、速度、严重程度可分为慢性心衰和急性心衰，以慢性居多。在原有慢性心脏疾病基础上逐渐出现心衰症状体征的为慢性心衰，慢性心衰症状体征稳定 1 个月以上称为稳定性心衰。按心衰发生的部位可分为左心衰、右心衰和全心衰；按生理功能分为收缩性心力衰竭和舒张性心力衰竭。

2. 问题 2　心力衰竭的诊断标准是什么

解析:心力衰竭的诊断是综合病因、病史、症状、体征、实验室及其他检查指标而做出的,其中有明确的器质性心脏病是诊断的基础,特异性的症状和体征,如左心衰竭肺循环瘀血引起不同程度的呼吸困难,右心衰竭体循环瘀血引起颈静脉怒张、肝大、水肿等是诊断心衰的重要依据。心力衰竭的分期见下表 1。

表 1　心力衰竭的分期

分期	依据及特点
A 期(前心衰阶段)	无心脏结构或功能异常,也无心衰症状体征,但有发生心衰的高危因素,如高血压、冠心病、代谢综合征等
B 期(前临床心衰阶段)	已发展成结构性心脏病,如左心室肥厚、无症状性心脏瓣膜病,但无心衰症状体征
C 期(临床心衰阶段)	已有结构性心脏病,且目前或既往有心衰症状体征
D 期(难治性终末期心衰阶段)	有进行性结构性心脏病,虽经积极的内科治疗,休息时仍有症状,因心衰反复住院,需要特殊干预

3. 问题 3　心力衰竭的患者容量管理

解析:心力衰竭是目前世界范围内日趋严重的复杂临床综合征,具有预后差、病死率高的特点且会不断恶化,患者体能受限及出现药物反应会让患者在心理和生理上出现明显的变化,严重降低了患者的生活质量。我国成年人心衰的总体患病率为 0.9%,目前 35－74 岁成年人中约有 400 万心衰患者,容量超负荷是急、慢性心衰发生发展的重要病理生理过程,控制容量超负荷在心衰治疗中举足轻重。急性失代偿性心衰的主要治疗目标是有效纠正容量超负荷,慢性心衰则是长期维持较稳定的正常容量状态,容量过度会加重心衰症状及导致住院率增加,容量不足则导致低血压症状及影响肾功能和电解质平衡。心衰病程长、对患者影响较大、精心护理对本病的预后有重要的影响,正确的容量评估是心衰治疗成功的关键,因此实施综合护理干预对心衰患者容量管理具有十分重要的意义。

(1)正确记录 24 h 出入量:正常成人每日水的出入量平衡约为入 2500 ml。①用有刻度的水杯测量饮水的量,不渴不喝水。②使用量杯测量尿量。③每班记录 24h 出入量。④尽量测量为整数记录,如 100 ml 或 200 ml,少于 50 ml 可用 5～20 ml 注射器测量或累积到下次排尿时再一起测量,以提高记录准确性。⑤对尿失禁的患者留置尿管记录尿量。⑥记录后护士要核对记录信息,防止漏记、少记。⑦在病房内粘贴食物含水量表。

(2)监测体重:正确监测体重以早期发现液体潴留,为合理使用利尿药提供依据,并且在使用利尿药的过程中每日监测体重变化有利于及时了解利尿效果和评估病情变化。

(3)监测运动耐量,详细记录患者胸闷、气促、夜间呼吸、头晕等情况。

(4)限钠:①心衰患者的储钠能力明显增强,限制钠盐摄入很重要。要避免成品食物,因这种食物含钠量较高。②钠盐摄入,如轻微活动后就有气短或喘得很重,能下床(中-重度心衰),钠盐摄入<2 g/d;如活动后没有症状(轻度心衰)钠盐摄入 2～3 g/d。③慎用盐代用品(尤其肾功能不全者),因常富含钾盐,可致高钾血症。④不要过严控制钠盐摄入,过分严格控制钠盐摄入,可导致低钠血症,在轻度或稳定期不必限钠。

(5)限水:①血钠<130 mmol/L 时,液体摄入量应限制在1.5～2 L/d。②心衰严重时严格控制液体入量,24h 总入量宜控制在<1500 ml;尿量>1500 ml,24 h 补液量宜控制在<800 ml;尿量>补液量+800 ml。

4. 问题 4 慢性心衰的治疗护理要点

解析:心衰的治疗目标为防止和延缓心衰的发生和发展,改善临床症状,提高运动耐量和生活质量,降低住院率与病死率。治疗原则为采取综合治疗措施,包括对各种可导致心功能受损的疾病进行早期管理,调节心衰代偿机制,减少其负面效应,如拮抗神经体液因子的过度激活,阻止或延缓心室重塑的进展。

(1)利尿药:应用原则应缓勿急,一般以间歇、小剂量交替使用为宜。根据患者24h出入量,合理选择利尿药。

(2)强心药物:由于缺氧、电解质紊乱、酸中毒等因素影响,易发生洋地黄中毒,宜选用小剂量、作用快、排泄快的制剂,如毛花苷C(西地兰)0.2~0.4mg加入25%葡萄糖溶液20ml缓慢静脉注射,每日1~2次。

(3)血管扩张药:常用酚妥拉明10~20mg加入5%葡萄糖溶液250~500ml中,缓慢静脉滴注,每日1次;或口服单硝酸异山梨酯片每次10mg,每日2~3次。

(4)体位:半坐卧位或端坐位,双腿下垂,减少静脉回流,减轻心脏负荷。

(5)氧疗:立即高流量鼻导管或者面罩给氧,严重者采用呼吸机持续加压(CPAP)或双水平气道正压(BiPAP)给氧,增加肺泡内压,加强气体交换,对抗组织液向肺泡内渗透。

(6)饮食:给予低盐、低脂、易消化饮食,少量多餐,伴低蛋白血症者可静脉补充蛋白质。

(7)控制液体入量:严重心衰患者液体量限制在1.5~2.0L/d,有利于减轻症状和充血。

(8)制订活动计划:告知患者运动训练的治疗作用,鼓励患者活动(心衰症状急性加重期或怀疑心肌炎的患者除外),督促其坚持动静结合,循序渐进根据患者心功能分级安排活动量。

(三)情境3

经治疗后,患者顺利脱机拔管,生命体征平稳,活动后未出现呼吸困难,下肢水肿明显减轻,处于心衰稳定期,可以考虑出院。因患有肺结核,对于居家护理患者及家属内心非常恐惧。

问题　肺结核康复期患者的居家护理

解析如下。

(1)做好隔离:创造清洁安全的生活环境,养成良好生活习惯。传染病隔离是将处于传染期的传染病患者、可疑患者安置在指定的地点,暂时避免其与周围人群接触,最大限度地缩小传播范围,减少传播机会。家庭成员每天在同一空间活动,一旦患者咳嗽产生带结核分枝杆菌飞沫,极可能引起家庭成员内的传播。肺结核患者最好住单间,应保证室内温湿度适宜(温度 23～25℃,湿度 50％～60％),注意做好室内空气消毒,可用紫外线灯管进行消毒,室内要定期开窗通风换气,保持空气的新鲜;房间内物体表面可用 2000mg/L 含氯消毒剂进行擦拭消毒;床上用品、衣物、书籍等烈日下暴晒 4～6h 以上进行消毒,减少尘螨和细菌。餐具要注意卫生,最好实行分餐制,专人专用,同桌共餐时使用公筷,用后应煮沸消毒 5min 后再洗涤。还要经常性对患者本人及常用的生活用品进行消毒和清洗。如果条件允许,患者应单独在一个隔离、通风良好的房间休息。不能分开居住的要分床居住,并用布帘进行空间隔离,布帘高度达到屋顶。肺结核患者在家庭共同区域活动时,应佩戴口罩,与密切接触者距离应保持在 2m 以上。尽可能固定 1 名家庭成员照顾居家隔离治疗的肺结核患者,并佩戴医用防护口罩。

(2)养成良好生活习惯:日常生活中要让患者养成良好有规律的生活作息习惯,午休时间 30～60min 不等,每天家属应该让患者早睡晚起,保证充足的睡眠和休息,做到劳逸结合。每天做一些力所能及的家务劳动,避免劳累和重体力劳动,特别是在急性期以后患者最好是保持每天 1h 的锻炼时间,逐步增强机体免疫力,以不感到疲乏为宜。逐步恢复正常的家庭和社会活动,可减轻患者的社会隔离感和焦虑情绪。

(3)阻断传播,做好公共卫生指导:痰中带菌的患者打喷嚏或咳嗽时不可面对他人,使用双层纸巾遮住口、鼻,以防飞沫喷出,并将痰吐到卫生纸后,集中收到塑料袋中每日进行烧毁,也可以吐在带盖的容器中用2000mg/L含氯消毒剂浸泡30~60min,消毒后倒入污水通道中。接触痰液后用流动水清洗双手。有人来访时一定要戴好口罩,叮嘱不要携带儿童。外出时应戴好口罩,防止传染给他人。注意天气变化,防寒保暖,预防发生呼吸道感染。不要到拥挤、人多的公共场所活动,避免刺激呼吸道,加重症状,引起呼吸道并发症。

(4)提高患者用药依从性。药物依从性的提升,需要家属做好药物督促,患者要调整好心态,树立能最终治愈的信心,要有坚持规律、全程用药的毅力,最好有家人的参与、鼓励和督促,保证按时服药到口。为此,家属需要做一个简易用药表,将每天的用药量及用药时间标注出来,每天看到患者用药咽下后做好记录,若未按时服药,可在24h内采取补救措施。患者及家属要了解服药后可能出现的不良反应,如一旦出现不良反应,应及时找医师处理或调整用药,不可擅自停药。做好门诊随访,定期复查。

(5)注重饮食调理:肺结核是具有传染性的慢性消耗性疾病。总的原则是日常饮食中应多摄入高热量、高蛋白、高维生素易消化的食物,如肉类、蛋类、豆类、牛奶及新鲜水果、蔬菜,提升机体的疾病抵抗能力及修复力。戒烟、戒酒,忌辛辣温燥动火之品。服用抗结核药物后,常常会觉得胃肠道不舒服、恶心等,食欲下降,不思饮食,因此食物搭配均衡合理的同时,要保证色、香、味,以增强食欲和促进消化。患者也可少量多餐,细嚼慢咽,以减轻胃肠道不适感。多食含钙丰富的食物,多补充含维生素 B_6 的食物,如花生、瘦肉、豆类、薯类食物等。可多食补益肺阴及健脾之品,如山药、百合、莲子、银耳、芝麻等。少吃海鲜等寒性食物。

(6)帮助患者树立起战胜疾病的信心:许多患者觉得自己患有传染病而产生自卑感,不愿与别人接触,而且结核病程较长,更是增加了患者的社交孤立感。鉴于此,先要进行肺结核疾病的知识的宣教,让患者针对性地了解肺结核疾病预防的方法和治疗原理等,进而消除家属和患者对疾病的偏见,积极配合治疗措施,树立起治愈疾病自信心。肺结核疾病是一种能够预防的疾病,且治愈率较高,只要患者能坚持进行合理性治疗,就能治愈而不会出现迁延不愈的情况。此时,家庭是很好的支持系统,家人的参与、鼓励和支持可减少患者的心理压力,促进疾病的康复。此外,患者可进行自我情绪的调节,通过看电视、阅读书报、户外散步等方式分散注意力,消除焦虑情绪,保持稳定情绪。

参 考 文 献

[1] 中国医师协会心力衰竭专业委员会,中华心力衰竭和心肌病杂志编辑委员会.心力衰竭容量管理中国专家建议[J].中华心力衰竭和心肌病杂志(中英文),2018,2(1):8-16.

[2] Nachiappan AC,Rahbar K,Shi X,et al. Pulmonary tuberculosis:role of radiology in diagnosis and management[J]. Radiographics,2017(37):52-72.

[3] 中华人民共和国国家卫生和计划生育委员会.肺结核诊断[J].传染病信息,2017(30):1-12.

[4] 崔慧静.急诊全程优化护理在抢救急性心肌梗死患者中的应用现状[J].实用临床医药杂志,2017,21(2):166-168.

[5] Nilsson A,Carlsson M,Lindqvist R,et al. A comparative correlational study of coping strategiesand quality of life in patients with chronic heartfailure and the general Swedish population[J].Nurs Open,2017,4(3):157-167.

[6] 张丽.探讨急性心肌梗死合并急性左心室心力衰竭临床治疗效果[J].中国卫生标准管理,2018,9(15):72-73.

[7] 李冰.探讨高龄急性心肌梗死合并左心衰的护理体会[J].中国卫生标准管理,2015,6(12):199-200.

[8] 窦彩晶.高龄急性心肌梗死合并左心衰的护理研究[J].中国继续医学教育,2016,8(4):246-247.

[9] 张园园,张芳芳.高龄急性心肌梗死合并左心衰竭的护理配合分析

[J].中国医药指南,2019,17(20):194-195.

案例8　1例支气管哮喘患者的护理

一、案例简介

本案例探讨的是1例支气管哮喘反复发作患者的护理。患者系一位40岁中年男性,诊断为支气管哮喘,表现为间断发作的夜间睡眠时憋醒,春秋季节症状加重,双肺可闻及哮鸣音。诊疗过程中,患者出现了呼吸困难、喘憋加重、隐球菌感染等情况,从而经历了气雾剂吸入、奥马珠单抗注射、出院指导等一系列场景,以及整个过程中医护人员与患者及其家属的沟通。此案例主要考查对支气管哮喘临床表现和诊断依据的认识,重症哮喘发作的处理、常用气雾剂的正确使用、奥马珠单抗的正确注射方法、健康教育在临床中的应用,并在此过程中体会护理观察的重要性,提高护理人员对支气管哮喘,特别是重症哮喘病情观察、判断、处理能力及有效沟通思维和解决临床实际问题的能力,制订合理科学合理的护理策略,从而减少疾病复发的频次,提高患者生活质量,促进康复。

二、案例教学目标

(一)识记

1. 支气管哮喘的定义。

2. 支气管哮喘的诊断标准。

3. 哮喘患者怎样进行自我检测。

4. 常用气雾剂的正确使用方法。

5. 怎样预防隐球性肺炎的发生。

(二)理解

1. 支气管哮喘的并发症。

2. 支气管哮喘的病因及发病机制。

3. 支气管哮喘的药物治疗。

4. 奥马珠单抗的不良反应。

(三)应用

1. 重症支气管哮喘发作的护理。

2. 支气管哮喘的健康指导。

3. 奥马珠单抗的正确配制及注射方法。

4. 正确、有效地做好患者的出院指导。

三、案例情境

(一)情境 1

患者,男,40 岁,体重 80kg,身高 178cm。10 余年前诊断为"支气管哮喘",每逢春秋季节憋喘加重,按需吸入布地奈德福莫特罗吸入粉雾剂(Ⅱ)和沙丁胺醇气雾剂治疗 1 个月,症状缓解后自行停药,春季时仍间断发作,但症状较轻未进一步治疗。2021年 4 月,患者喘憋加重入院。

1. 问题 1 什么是支气管哮喘

解析:支气管哮喘(bronchial asthma)是由多种细胞及细胞组分参与的慢性气道炎症性疾病,临床表现为反复发作的喘息、气急,伴或不伴胸闷或咳嗽等症状,同时伴有气道高反应性和可变的气流受限,随着病程延长可导致气道结构改变,即气道重塑。

2. 问题 2 哮喘的主要诊断标准是什么

解析:哮喘的主要诊断标准如下。

(1)哮喘的典型临床症状和体征:①反复发作性喘息、气促,伴或不伴胸闷或咳嗽,夜间及晨间多发,常与接触变应原、冷空气、物理、化学性刺激,以及与上呼吸道感染、运动等有关。②发作时及部分未控制的慢性持续性哮喘,双肺可闻及散在或弥散性哮鸣音,呼气相延长。③上述症状和体征可经治疗缓解或自行缓解。

（2）可变气流受限的客观检查：①支气管舒张试验阳性（吸入支气管舒张药后，FEV_1 增加＞12％，且 FEV_1 绝对值增加＞200ml）；或抗炎治疗 4 周后与基线值比较 FEV_1 增加＞12％，且 FEV_1 绝对值增加＞200ml（除外呼吸道感染）。②支气管激发试验阳性，一般应用吸入激发药为乙酰甲胆碱或组胺，通常以吸入激发剂后 FEV_1 下降≥20％，判断结果为阳性，提示存在气道高反应性。③呼气流量峰值平均每日昼夜变异率＞10％，或呼气流量峰值周变异率＞20％。

符合上述症状和体征，同时具备气流受限客观检查中的任一条，并除外其他疾病所引起的喘息、气促、胸闷及咳嗽，可以诊断为哮喘。

3. 问题 3　在临床上治疗哮喘的药物有哪些

解析如下。

（1）对症治疗：主要是支气管扩张药。

①β_2 受体激动药：通过激动气道的 β_2 肾上腺素受体，激活腺苷酸环化酶，减少肥大细胞和嗜碱粒细胞脱颗粒和介质的释放，从而起到舒张支气管、缓解哮喘症状的作用。

分为短效 β_2 受体激动药（SABA，维持 4～6h）和长效 β_2 受体激动药（LABA，维持 10～12h）。SABA：治疗哮喘急性发作的首选药物，常用沙丁胺醇和特布他林。主要不良反应有心悸、骨骼肌震颤和低钾血钾。LABA：常用沙美特罗和福莫特罗。

②磷酸二酯酶抑制药（茶碱类药物）：通过抑制磷酸二酯酶提高平滑肌细胞内的环磷腺苷酸（cAMP）浓度，拮抗腺苷受体，增强呼吸肌的力量及增强气道纤毛清除功能等，从而起到舒张支气管和气道抗炎作用，是治疗哮喘的有效药物之一。

③抗胆碱药：通过阻断节后迷走神经通路，降低迷走神经张力而起到舒张支气管、减少痰液分泌的作用，但其舒张支气管的作用比 β_2 受体激动药弱。短效抗胆碱药：异丙托溴铵主要用于哮喘急性发作的治疗，多与 β_2 受体激动药联合应用，尤其适用于夜

间哮喘及多痰的患者。长效抗胆碱药:噻托溴铵主要用于哮喘合并慢性阻塞性肺疾病(慢阻肺)及慢阻肺患者的长期治疗。

(2)对因治疗药:主要是抗炎治疗药。

①糖皮质激素:抑制气道炎症形成,抑制炎症介质的生成和释放、增强平滑肌细胞 β_2 肾上腺素受体的反应性等。是目前控制哮喘最有效的药物。

②色甘酸钠:非糖皮质激素抗炎药。运动性哮喘首选药物,主要通过抑制炎症细胞释放多种炎性介质,能预防变应原引起的速发和迟发反应,以及过度通气和运动引起的气道收缩。

③白三烯受体阻断药:通过调节白三烯的生物活性而发挥抗炎作用,可以舒张支气管平滑肌。是目前除糖皮质激素外唯一可单独使用的哮喘控制性药物。常用药物有孟鲁司特和扎鲁司特。

4.问题4　作为责任护士,如何指导患者正确使用布地奈德福莫特罗粉雾剂吸入

解析如下。

(1)将红色底座向任意方向"旋转"到底,垂直拿吸入装置,红色底座在下。单手握住吸入装置白色中间部分,另一只手转动红色底座。

(2)再反方向旋转到底,听到"咔哒"声,说明完成一次装药。

(3)深呼气,随后含住吸嘴用力且深长地"吸入"。先呼气;然后将吸嘴置于齿间,用双唇包住吸嘴用力且深长的吸气;再将吸嘴从嘴部移开,继续屏气5s后恢复正常呼吸。

当需要两吸时重复1～3步骤吸入完毕后盖紧盖子,请记得漱口。

· 不要对着吸入装置吹气,避免内部潮湿。

· 不要用水或其他液体擦洗吸入装置,请定期(每周一次)用干纸巾擦拭吸嘴。

5.问题5　结合患者的病情发展,还可能出现哪些并发症

解析:还可能出现肺气肿和肺心病、呼吸衰竭、呼吸骤停、气

胸和纵隔气肿、过敏性支气管肺曲霉菌病、心律失常和休克、胸廓畸形。

6. 问题6 患者平常可以进行自我检测的仪器是什么，如何正确使用

解析：患者平常可以用峰流速仪进行自我检测。峰流速测定方法如下。

（1）选择早晚两个固定的时间点测试，因为峰流速在一天之内是会有波动的，不同的时间点会存在差异。

（2）每次吹之前将标码归零，每次吹 3 下取平均值。

（3）如果患者在一天中感到有症状的变化，建议患者进行加测，如果峰值出现明显的下降，那可能要警惕哮喘发作。

（4）吹气要领是像吹蜡烛一样，关键要用最大力气，最快速度，用爆发力吹出。

（5）每个峰流速正常值都不同，使用前请咨询医师，让医师根据肺功能测定确定正常范围。

7. 问题7 怎样指导患者平常进行自我监测

解析：作为哮喘患者自我监测中一个很重要的手段，"哮喘日记"可以很好地帮助患者进行自我监测，除了峰流速值的昼夜变化，哮喘日记的记录还要包括记录当天的环境因素，天气的阴晴，空气的湿度，如果能记录到大气压的情况最好，低气压会对哮喘患者产生直接影响。还有就是要记录饮食、运动、工作、生活、学习情况，这些都便于患者在后续出现症状波动及发作时查找相关因素。特别是进入春季过敏高发季，有没有喘息、憋气，当天的疾病症状及发病情况都要做好记录。最后就是当天的用药情况，用了什么药，药量如何这些都可以帮助患者及医师获得相关信息，有助于对哮喘严重程度、控制水平及治疗的反应进行正确的评估，可以总结和分析哮喘发作与治疗的规律，并根据哮喘日记选择和调整药物。当患者主观出现喘息、憋气的情况，在加测峰流速之后发现比自己的基线值下降 20%，那就要引起警惕，及时加

吸急救药物,一般症状会在半个小时左右缓解,如果症状持续 4～6h 仍然没有缓解,应立即就医。见图 1。

哮喘日记	星期一		星期二		星期三		星期四		星期五		星期六		星期日	
	日	夜	日	夜	日	夜	日	夜	日	夜	日	夜	日	夜
咳嗽情况														
喘息情况														
发作时间														
发作地点														
是否就医														
药名及药剂量和次数														
峰流速值（PEF）														
检测时间														
儿童哮喘控制症状评分														

图 1　哮喘日记

(二)情境 2

2021 年 9 月诊断为隐球性肺炎,给予氟康唑氯化钠注射液抗感染,继续给予布地奈德福莫特罗吸入粉雾剂,口服孟鲁司特钠抗炎、平喘治疗。2022 年 3 月 15 日复查,评估后停止抗真菌药物,给予依巴斯汀抗过敏治疗。于 3 月 18 日出院,1 周后再次入院,行哮喘控制测试(ACT)评分 14,哮喘生命质量(AQLQ)评分 126,呼吸困难(VAS)评分 73,鼻结膜炎生活质量问卷(RQLQ)评分 127,诊断为重症过敏性支气管哮喘。给予奥马珠单抗 600mg皮下注射后症状缓解,至今哮喘未再发作。

1. 问题 1　结合病例,有哪些措施可以预防隐球菌肺炎的

发生

解析如下。

(1)长期大量抗生素的应用,可引起机体菌群失调;肾上腺皮质激素滥用,可抑制机体的免疫反应。这些都为隐球菌的感染和扩散创造了条件。因此,应严格上述药物的使用指标,杜绝滥用。对于长期应用抗生素或肾上腺皮质激素的患者,若病情未见好转或恶化者,应考虑有隐球菌感染的可能,及时进行病原学检查。

(2)隐球菌病多继发于其他疾病,原发性较少见。对恶性肿瘤、慢性消耗性疾病、结缔组织疾病和器官移植的患者,一旦发生可疑隐球菌感染,应立即查清病原,及时给予治疗,而且用药时间应适当延长。

(3)注意卫生保健,忌食腐烂变质的梨、桃等瓜果,防止鸽粪、鼠粪污染环境。

2. 问题2　结合患者的临床表现和诊断结果,请问重症支气管哮喘发作的护理要点有哪些

解析如下。

(1)环境舒适:将患者安置在洁净、光线和通风良好的病房,避免花、草、皮毛、烟雾等诱发因素,以及刺激性物品、气体,病室和物体表面消毒避免使用刺激性强的消毒剂。

(2)常规护理:制订切实可行的护理计划,注意饮食护理,教会患者使用雾化器,尊重患者习惯,掌握发作特点及规律,控制室温 20～22℃,湿度 70%～75%,讲解有关哮喘的知识及护理治疗目的,保持呼吸道通畅,建立静脉通路。

(3)呼吸困难的护理:患者取舒适卧位,给予鼻导管或面罩吸氧,根据呼吸困难程度及血气结果调节吸氧浓度及氧流量,保证吸氧安全、通畅、有效。仔细观察吸氧效果,如呼吸频率、节律改变,指(趾)甲、口唇等颜色变化。同时可观察出汗状况,呼吸窘迫得不到缓解时,患者大汗淋漓、全身湿冷。高浓度吸氧需观察患

者有无烦躁、恶心、呕吐、胸骨后灼痛、呼吸困难加重等氧中毒症状。如有以上症状,立即调低氧流量,与医师沟通。氧疗期间,应遵医嘱及时抽取动脉血气并进行血气分析,若呼吸困难仍得不到改善,应及时通知医师做进一步处理。

(4)生命体征的观察:持续 24h 心电监护,密切观察患者神志、血压、动脉血氧饱和度、肺部体征、心率的变化,若患者出现神志恍惚、反应迟钝或意识丧失,心率＞130/min 或心率＜60/min、SaO_2＜90%、血压下降,肺部听诊哮鸣音及呼吸音消失等,均是哮喘进一步恶化,应立即通知医师紧急处理。

(5)使用呼吸机的观察:对重症哮喘使用呼吸机支持治疗是改善呼吸功能、缓解气道痉挛的重要措施。护理人员需熟练掌握呼吸机的模式和作用原理,使用呼吸机过程中,观察呼吸、脉搏、血压、血氧饱和度的变化,严格无菌气道湿化、吸痰等操作,注意有创通气的气囊管理,同时监测血气指标,随时调整相应参数。

(6)心理护理:支气管哮喘是一种与社会心理因素密切相关的肺部疾病,消除患者,尤其是重症患者的焦虑、抑郁、悲观、孤独、脆弱等情绪在护理中尤为重要。特别是对于机械通气期间,由于气管插管或切开患者暂时性失语,不能用语言表达自己的不适和要求,我们在有效护理的基础上,应充分利用各种方式沟通交流,满足患者需求,提高其遵医嘱自觉性,对后期恢复和提高生命质量有重要意义。

(7)加强营养指导:联合肠外营养和肠内营养的营养支持方式对肌肉恢复、肺功能恢复至关重要。

(8)预防继发感染:感染是哮喘患者发作加重的重要因素。在实际工作中对治疗装置要严格无菌操作,及时更换呼吸机管路,避免湿化液倒流,注意吸痰无菌操作,定时翻身、叩背排痰都可以避免继发感染。

3. 问题 3 什么情况下可以选择使用注射用奥马珠单抗治

疗哮喘

解析:注射用奥马珠单抗是一种重组的人源化单克隆抗体,为 IgE 靶向生物制剂,是全球首个批准治疗中重度哮喘的靶向治疗药物。奥马珠单抗适用对象筛选流程见图 2。

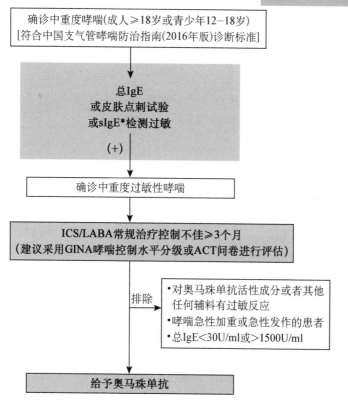

*sIgE包括吸入或食物过敏原单项和混合项检测

图 2 奥马珠单抗适用对象筛选流程

4. 问题4 如何正确配置使用注射用奥马珠单抗

解析:冻干产品需要15～20min方可溶解,有时可能需要更长时间。完全复溶的产品应澄清或略显不透明,可能在瓶的边缘有少量气泡或泡沫。因为复溶产品具有一定的黏度,所以在从注射器中排出空气或过量溶液前,必须从瓶中小心取出全部产品,得到1.2 ml注射液。

制备本品150 mg瓶装制剂的皮下注射液,请遵照下列要求操作。

(1)用配备大内径(18号)针头的注射器从安瓿瓶中抽取1.4 ml灭菌注射用水(见图3a)。

(2)将瓶直立于平面上,使用标准无菌方法将针头插入瓶中,将灭菌注射用水直接注射进装有冻干粉的瓶中(见图3b)。

(3)保持瓶直立,用力旋动以使瓶中液体呈漩涡状(不得振荡)约1min,均匀润湿粉末(见图4)。

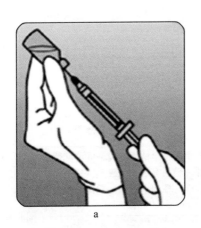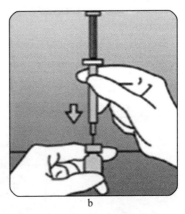

a   b

图3 溶解奥马珠单抗

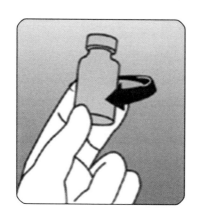

图 4 旋动瓶中液体

（4）为了帮助溶解，在完成第 3 步后，约每 5 分钟轻轻旋动瓶身 5～10s，溶解所有残留固体。

注意：有时可能需要 20min 以上粉末才能完全溶解。如果出现这种情况，重复第 4 步，至溶液中无凝胶样可见颗粒。

产品完全溶解时，溶液中应无凝胶样可见颗粒。瓶边缘有小气泡或泡沫属正常现象。复溶产品为澄清或略显不透明溶液。如果溶液中存在固体颗粒，不得使用。

（5）将瓶倒置至少 15s，使溶液流向瓶塞处。使用配备大内径 18 号针头的新的 3ml 注射器，将针头插入倒置的瓶中。保持安瓿瓶倒置，注射器抽取溶液时，针尖置于瓶塞内溶液的最底端。从瓶中取出针头前，将注射器内芯一直拉到注射器桶的末端，以保证从倒置瓶中取出所有溶液（见图 5）。

（6）用 25 号针头替换 18 号的针头，以进行皮下注射（见图 6）。

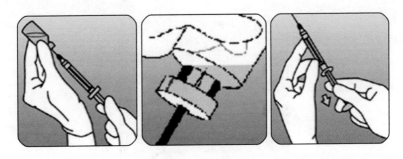

图 5　抽取药液

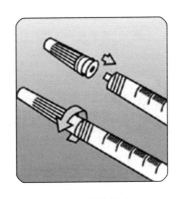

图 6　替换针头

（7）排出空气、大气泡和任何过量溶液，获得所需的 1.2 ml 剂量药物。一薄层小气泡可能残留在注射器溶液的顶端。因溶液略有黏性，可能需要 5～10s 完成皮下注射。

（8）在上臂的三角肌区域或大腿部进行皮下注射给药，注意避开荨麻疹病灶。

5. 问题 5　奥马珠单抗的不良反应有哪些

解析：如图 7 所示。

注射用奥马珠单抗不良反应汇总

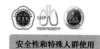

安全性和特殊人群使用

常见不良反应	• ≥12岁患者：常见不良反应，包括注射部位疼痛、肿胀、红斑、瘙痒和头痛 • 6－12岁儿童：疑似与研究药物有关的十分常见不良反应为头痛，常见不良反应为发热和上腹痛；这些反应多为轻度或中度
偶见不良反应	• 咽炎 • 晕厥、感觉异常、嗜睡、头晕 • 体位性低血压、潮红 • 过敏性支气管痉挛、咳嗽 • 消化不良体征和症状、腹泻、恶心 • 光敏性、荨麻疹、皮疹、瘙痒 • 流感样疾病、胳膊肿胀、体重增加、疲劳
罕见不良反应	• 过敏反应和其他严重过敏性疾病，产生抗奥马珠单抗的抗体 • 咽喉水肿 • 血管性水肿 • 寄生虫感染

十分常见：≥1/10；常见：≥1/100至<1/10；偶见：≥1/1000至<1/100；罕见：≥1/10 000至<1/1000。

图7　奥马珠单抗不良反应

(三)情境3

患者正值事业上升期，病情迁延，治疗过程有情绪低落的表现，经过系统治疗加精心护理，喘憋症状明显好转，生命体征趋于稳定，情绪也明显好转，活动后憋喘症状基本消失，治疗效果明显。

1. 问题1　结合病例资料，支气管哮喘的健康指导主要包括哪几个方面

解析如下。

(1)药物护理:遵医嘱正确用药,护理人员应详细向患者及家属介绍并让其熟悉各种药物的剂量、用法、疗效及可能出现的不良反应。例如,局部吸入糖皮质激素,作为长期治疗持续性哮喘的首选药物,应教会患者正确掌握气雾剂的吸入方法,保证药物吸入气道内发挥疗效。关键是掌握好按压与吸气同步,以及吸入药物后尽可能长时间屏气。现场演示,直到患者掌握。为避免口腔白色念珠菌感染,每次吸入后要漱口、洗脸。

(2)心理护理:哮喘患者因为久病不愈,或哮喘发作时的痛苦经历,以及对哮喘药物的不了解,往往会出现焦虑、紧张、恐惧、抑郁、强迫症等。这些状态影响疾病康复,又成为新的应激甚至诱发哮喘发作,这种恶性循环显然不利于疾病的康复。保持乐观愉悦的心情,避免过度焦虑,避免不良刺激做好精神疏导。可采取暗示、说服、示范、诱导的学习方法,使之放松和转移注意力,通过有效的护患沟通,使其消除紧张心理,树立战胜疾病的信心。

(3)饮食指导:饮食宜清淡,以流食或半流食为宜,进食高质蛋白、高维生素、高能量的易消化的食物,避免食用致敏性食物。

2. 问题2　患者考虑近期出院,责任护士如何指导患者进行宣教、预防哮喘再次发作

解析如下。

(1)在明确过敏原后应避免与其再接触。例如,如是由于室内尘埃或螨虫诱发哮喘的发作,就应保持室内的清洁,勤晒被褥,而且应常开窗户通风,保持室内空气的清新。

(2)不宜在室内饲养猫、犬等小动物。

(3)平时应注意体格锻炼,如常用冷水洗浴,干毛巾擦身等进行皮肤锻炼,以使肺、气管、支气管的迷走神经的紧张状态得到缓和。

(4)加强营养,避免精神刺激,避免感冒和过度疲劳等对预防哮喘的发作也有着重要的作用。

(5)对本病有较正确的认识,增强信心,自觉与医师配合,定期来院随访。

参 考 文 献

[1] 沈华浩,杜旭菲,应颂敏.新版中国支气管哮喘防治指南与全球支气管哮喘防治创议的异同[J].中华结核和呼吸杂志,2018,41(3):166-168.

[2] Lee JH,Lee HY,Jung CG,et al. Therapeutic effect of Omalizumab in Severe Asthma:a real-world study in Korea[J]. Allergy Asthma and Immunol Res earch,2018,10(2):121-130.

[3] 戴然然,周新.奥马珠单抗治疗哮喘的临床应用进展[J].国际呼吸杂志,2016,36(13):998.

[4] 程炎芳.重症哮喘的护理体会[J].临床肺科杂志,2005,10(1):122.

案例9　1例慢性支气管炎辅助通气患者的护理

一、案例简介

本案例探讨了1例慢性支气管炎老年患者的护理。患者系一位66岁的化工厂退休的老年男性,诊断为慢性支气管炎。在就医的过程中,经历了入院检查、诊断、治疗、护理、出院健康指导等一系列的场景。此案例主要考查对慢性支气管炎的概念、诊断依据、临床症状的认识,对治疗过程的理解和并发症护理要点,并在此体会医护之间的配合和护患之间的沟通的重要性,提高护理人员在护理慢性支气管炎患者中的逻辑思维和解决临床实际问题的能力。

二、案例教学目标

(一)识记

1. 慢性支气管炎的临床症状。

2. 慢性支气管炎的护理诊断及护理措施。

3. 做好慢性支气管炎的出院指导。

(二)理解

1. 慢性支气管炎的发病因素。

2. 慢性支气管炎的诊断依据。

3. 慢性支气管炎的实验室检查及其他检查的特征。

(三)应用

1. 高流量湿化治疗仪的护理要点。

2. 高流量湿化治疗仪操作在临床中的应用。

3. 应用物理方法在临床中做好促进患者的排痰。

4. 正确有效地做好患者的出院指导。

5. 做好与患者的有效沟通,制订出院随访制度。

三、案例情境

(一)情境 1

患者,男,66 岁。于 3 个月前无明显诱因出现咳嗽、咳白痰,量多,不易咳出,伴胸背痛、胸闷、气短,活动及平卧后加重。因反复咳嗽、咳痰伴喘息 3 月余,发热 2d 以"慢性支气管炎"入院。患者有 30 年吸烟史(平均每日 6 支),在化工厂工作 30 年,有化学物质接触史。否认"高血压、心脏病、糖尿病"等病史,否认药物及食物过敏史。入院查体:体温 38.9℃,脉搏 110/min,血压 100/66mmHg,血氧饱和度 92%。神志清楚,精神差,双侧瞳孔等大等圆,直径约 4mm,对光反射灵敏,口唇甲床明显发绀,双眼球结膜无水肿,颈静脉充盈,双肺底闻及湿啰音,心界正常,心律齐,各瓣膜听诊区未及杂音。腹部查体未见明显异常。双下肢无水肿。实验室检查:白细胞计数 10.8×10^9/L,中性粒细胞百分数 80%,胸片可见双肺纹理增粗,呈网状。痰培养中可见致病菌,呼吸功能检查示大呼气流速-容量曲线在 75% 和 50% 肺容量时,流量明显降低。

1. **问题 1** 结合患者的临床表现和主诉及实验室检查和查

体,医师初步怀疑慢性支气管炎的主要依据是什么

解析:①咳嗽,晨间咳嗽为主;②咳痰,清晨排痰或者起床变换体位可刺激排痰;③喘息,活动后喘息明显伴胸部疼痛;④实验室检查,白细胞总数和中性粒细胞增高;⑤双肺底闻到湿啰音;⑥X线胸片可见双肺纹理增粗,呈网状;⑦痰培养中可见致病菌;⑧呼吸功能检查示最大呼气流速-容量曲线在 75% 和 50% 肺容量时,流量明显降低,说明有小气道的阻塞。

2. 问题 2 慢性支气管炎有哪些发病因素

解析:①吸烟是最重要的发病因素,该患者有 30 年的吸烟史;②职业粉尘和化学物质,该患者在化工厂工作 30 年;③空气污染;④感染因素;⑤其他因素,免疫功能下降、气道高反应性等。

(二)情境 2

夜间护士巡视病房时发现患者经皮血氧饱和度为 78%。观察患者呼吸困难明显、皮肤潮红、口唇和甲床发绀较明显,询问患者不应,处于意识模糊状态,立即报告值班医师,遵医嘱急查血气分析,回报示 pH 7.40,PaO_2 60mmHg,$PaCO_2$ 65mmHg,SpO_2 78%。遵医嘱停止持续低流量鼻导管吸氧,给予高流量湿化治疗仪辅助呼吸,抗生素静脉滴注、甲泼尼龙琥珀酸钠注射液 40mg 静脉滴注、布地奈德及异丙托溴铵雾化吸入、二羟丙茶碱注射液和盐酸氨溴索注射液滴斗入,并用复方氢溴酸右美沙芬糖浆冲服。

1. 问题 1 本案例中,高流量湿化治疗仪的组成部分有哪些

解析:空氧混合装置、湿化治疗仪、高流量鼻塞及连接呼吸机管路。

2. 问题 2 本案例中,与患者使用鼻导管相比,高流量湿化治疗仪有哪些作用机制

解析:①呼吸末正压效应,高流量湿化治疗仪通过持续的输送高速气流的方式,在气道内产生并维持一定的压力即呼气末正

压,其有利于呼气末肺泡复张和气血交换。②生理无效腔冲刷效应,高流量湿化治疗仪通过为患者提供恒定的、可调节的高流速空氧混合气体,冲刷患者呼气末残留在鼻腔、口腔及咽部的解剖无效腔的气体,可明显减少患者下一次吸气时吸入的 CO_2 含量。③维持黏液纤毛清除系统功能,高流量湿化治疗仪能够提供可调节恒温恒湿的高速气流,其更符合人体生理情况下呼吸道对气体温度及湿度的需求,可降低医用干冷气体对上下呼吸道黏膜纤毛功能和黏膜的影响。④降低患者上气道阻力和呼吸功能,高流量湿化治疗仪可以提供满足患者吸气流速的需求及恒温恒湿的高流量气体,患者在吸气时不需要用力地吸气,也不需要对吸入气体进行加温加湿,这样不仅降低了吸气阻力,同时避免了患者对吸入气体进行温化湿化所需的代谢,减少了患者的呼吸做功。

3. 问题 3　本案例中,患者使用高流量湿化治疗仪,嘱患者闭口呼吸的原因

解析:不同流速时口腔张开和闭合时的鼻咽部压力不同,当口腔闭合时,能产生更好的呼气末正压效应,维持肺泡开放,有利于呼气末肺泡复张和气血交换。有研究结果显示,高流量湿化治疗仪流量每增加 10L/min,患者咽腔 PEEP 就增加 0.5 ～ 1cmH_2O。流量增加到 60L/min,闭口的女性受试者咽腔 PEEP 可达到 8.7cmH_2O 左右、男性为 5.4cmH_2O,张口呼吸情况下女性为 3.1cmH_2O、男性为 2.6cmH_2O 左右。

4. 问题 4　本案例中,使用高流量湿化治疗仪的护理要点有哪些

解析:①治疗前向患者及家属讲解使用目的与注意事项,取得患者及家属配合治疗。②正确连接管路和湿化罐,连接单回路管路,湿化罐专用输液器连接灭菌注射用水自动加水至湿化罐警戒线,标明湿化开启时间,有效期24h,将温度设定在 32～35℃,密切关注及时加湿化液。③观察患者病情,监测生命体征,密切

询问患者感受,如有异常及时报告医师。④保持呼吸道通畅,当患者有痰液时,及时清理患者痰液,尽量保持患者呼吸道通畅;协助患者叩背,指导有效咳痰,必要时给予吸痰。⑤嘱患者晨晚间口腔护理,预防并发症发生,检查有无口腔溃疡情况。⑥加强患者饮食护理,多喝水,多吃蔬菜水果、高蛋白、容易消化的食物。⑦做好气管插管的抢救准备。

(三)情境3

患者使用高流量湿化治疗仪后意识转清,呼吸困难症状改善。患者现存的主要问题是痰液不易咳出,间歇性发热。为更好地促进患者排痰,遵医嘱为患者进行化痰药物雾化吸入,物理降温等退热措施。

1. 问题1　本案例中,护理诊断及护理措施有哪些

解析如下。

(1)护理诊断:①清理呼吸道无效,与痰液黏稠有关。②体温过高,与慢性支气管炎并发感染有关。③潜在并发症,阻塞性肺气肿,支气管扩张症等。④焦虑,与担心病情有关。

(2)护理措施:①保持呼吸道的通畅,指导患者有效的咳嗽,遵医嘱按时用药,告知药物的作用和重要性,取得患者及家属的配合。②饮食护理,注意加强营养,以增强体质,饮食进食高蛋白、高热量、高维生素、易消化的食物,如蛋、奶、瘦肉、水果等。③物理降温,擦浴,勤换衣物。④积极配合治疗,及时复查。⑤心理治疗,获得家庭的支持和鼓励。

2. 问题2　促进患者排痰还有哪些物理方法

解析:①胸部叩击。胸部叩击是通过叩击胸背部,借助外力振动促使附着在气管、支气管、肺内的分泌物松动,以利于其排出的方法。掌握叩击的禁忌证(如咯血、未引流的气胸、肋骨骨折等),选择餐后2h或餐前30～60min,以免治疗中引发呕吐;叩击过程中密切观察患者生命体征及治疗反应,如有不适及时停止;操作后协助患者做好口腔护理,去除痰液,观察痰液情况。②胸

部摇振。胸部摇振是一种可以有效清除呼吸道系统分泌物、增强和促进咳嗽反射、保证呼吸道通畅、有利于肺康复的排痰方法。操作时对有自主呼吸的患者要鼓励其深呼吸,操作时密切观察患者反应和生命体征。

(四)情境 4

经过一段时间治疗,患者情况好转可以脱离高流量湿化治疗仪,间断持续低流量吸氧,偶尔出现咳嗽、咳痰症状,咳白色痰。

1. 问题 1 有哪些护理要点要讲解

解析:①保持室内空气清新,定时通风,温、湿度适宜。②体温过高者严密监测体温变化,并记录。必要时遵医嘱给予降温措施,注意观察降温的效果,及时复测体温并记录。③鼓励患者多饮水(参考量 1500～2500ml/d)以维持足够的液体入量,使痰液稀释,便于咳出。④遵医嘱留取新鲜痰标本进行痰培养和药敏试验,并根据药敏使用抗生素。⑤氧疗:间断吸氧,氧流量 1～2L/min,氧浓度 24%～30%。⑥指导并鼓励患者有效地咳嗽、咳痰;痰液黏稠者遵医嘱给予雾化吸入,定时翻身、叩背并及时清除痰液。

2. 问题 2 患者及家属考虑近期出院,护士应指导患者采取哪些措施来促进健康的恢复

解析:①平时加强体育锻炼,增强体质,生活要有规律,避免过度劳累、预防感冒,戒烟,可进行太极、跑步等锻炼,避免受寒等诱发因素。②保证足够的水分摄入,选择高蛋白、高维生素、清淡易消化的饮食。③保持室内空气清新,少去人群密集的公共场所,避免接触或吸入过敏原。④出现咳嗽、咳痰等症状加重时,应及时就诊。⑤指导家属和患者了解此病,积极配合治疗,按时服药,定时复查,如有不适积极来院就诊。⑥勤通风,保持室内的温度湿度,做好个人卫生,减少致病菌的侵入。

参 考 文 献

[1] 杨玉慧.高流量湿化治疗仪的护理常规[J].实用临床护理电子杂志，2020,5(8):196.
[2] 梁秀,贾银华,张明晖.高流量呼吸湿化治疗仪在呼吸科的应用与护理[J].现代医学与健康研究电子杂志,2018,2(17):111-112.
[3] 吴文芳,杨洁.胸肺物理治疗的临床应用现状及护理[J].全科护理,2019,17(2):181-184.

案例 10 1 例变应性支气管肺曲霉病行机械通气治疗患者的护理

一、案例简介

本案例探讨了 1 例变应性支气管肺曲霉病（allergic bronchopulmanary aspergillosis，ABPA）患者的护理。ABPA 是机体对寄生于支气管内的曲霉发生变态反应所引起的支气管肺部疾病。患者系一位 81 岁老年女性，诊断为变异性支气管肺曲霉病。既往高血压、阿尔茨海默病、双眼白内障等病史，咳嗽 3 个月，在社区医院抗感染治疗效果不佳。外院胸部 CT 检查提示右下肺不张，右侧胸腔积液，PET-CT 示右肺中叶及下叶高摄取值，肿瘤标志物升高、感染指标升高、胸水考虑渗出液、病情加重入住呼吸科监护室。入院后通过支气管镜下获取支气管肺泡灌洗液（bronchoalveolar lavage fluid，BALF）进行二代测序（Next-generation Sequencing，NGS）检测气道内大量烟曲霉菌，确诊为变异性支气管肺曲霉病。此案例主要考查对变应性支气管肺曲霉病的认识、并发症及护理要点、机械通气的注意事项、人工气道的安全护理，提高护理人员在危重患者行机械通气治疗护理中的评判性思维和解决临床实际问题的能力。

二、案例教学目标

(一)识记

1. 变应性支气管肺曲霉菌感染的概念及诊断依据。

2. 电子支气管镜检查的定义、适应证及禁忌证。

3. 机械通气的相关适应证、禁忌证及并发症。

4. 意识状态的评估方法。

5. 营养评估方法。

6. 呼吸机相关性肺炎的定义及预防策略。

7. ICU 患者早期康复措施。

(二)理解

1. 真菌感染和变应性支气管肺曲霉病的主要和次要诊断标准。

2. 真菌感染患者相关实验室检查、病原学检查的特征。

3. 机械通气报警原因及处理。

4. ICU 患者早期康复锻炼的计划。

三、案例情境

(一)情境 1

患者,女,81 岁。2019 年 2 月无明显诱因出现咳嗽,咳少许白色黏痰,无胸闷、胸痛、气短,无发热、寒战。于社区医院抗感染治疗效果不佳。外院胸部 CT 检查提示右下肺不张,右侧胸腔积液,PET-CT 示右肺中叶及下叶高密度阴影,右肺占位,3 个月内体重下降约 10kg。既往高血压、阿尔茨海默病、双眼白内障等病史,无过敏史。患者出现咳嗽,胸闷、呼吸困难,伴大汗、心悸,无胸痛及肩背部放射性疼痛,测血压 117/60mmHg,心率 110 次/min,指脉氧饱和度 75%,查动脉血气分析示 I 型呼吸衰竭,在急诊科给予经口气管插管,为进一步治疗收入呼吸科监护室。入院后通过支气管镜下获取 BALF 进行 NGS 检测气道内大量烟曲霉菌,确诊为变应性支气管肺曲霉病。

1. 问题 1　结合患者的影像学、临床表现、实验室检查等,医师诊断为 ABPA 的依据是什么

解析:ABPA 临床上不常见,起病隐匿,且临床表现不典型、多继发于呼吸系统疾病患者,尤其是哮喘患者,极易误诊。COPD、支气管扩张症、肺纤维化等为发生 ABPA 的高危群体。过敏原皮试速发反应的霉菌阳性可作为 ABPA 的重要诊断依据;嗜酸性粒细胞作为血常规的一项指标,虽然其诊断 ABPA 的特异性及敏感性均有限,但作为可获得性高的常见指标,可作为 ABPA 的重要辅助诊断指标,并可同 IgE 一起作为 ABPA 的血清学随访指标。可从临床表现、实验室检查影像等方面,与细菌性肺部感染、肺结核及非感染病因加以区别。结合患者入院后通过支气管镜下获取 BALF 进行 NGS 检测气道内大量烟曲霉菌,可确诊为变应性支气管肺曲霉病。

2. 问题 2　什么是电子支气管镜检查? 电子支气管镜检查的适应证、禁忌证分别是什么

解析:电子支气管镜检查是指将细长的支气管镜经口腔或鼻腔置入患者的下呼吸道,以便直接观察气管或支气管的病变,并根据病变的情况进行相应的治疗。

(1)电子支气管镜检查的适应证:①疑诊气管、支气管、肺肿瘤或肿瘤性病变需要确定病理分型,或确定浸润范围及分期时;②不明原因咯血持续 1 周以上的患者;③对不能明确诊断、进展迅速、抗菌药物效果欠佳、病变持续存在或吸收缓慢、临床诊断为下呼吸道感染或伴有免疫功能损害的患者;④器官或骨髓移植后新发肺部感染,或者疑诊移植物抗宿主病、移植肺免疫排斥时;⑤临床上难以解释、病情进展或治疗效果欠佳的咳嗽患者,怀疑支气管肿瘤、异物或其他病变者;⑥原因不明的突发喘鸣、喘息,尤其是固定部位闻及鼾音或哮鸣音,需要排除大气道狭窄或梗阻

时；⑦对于原因不明的弥散性肺实质疾病；⑧对于可疑气道狭窄的患者；⑨对于任何原因引起的单侧肺、肺叶或肺段不张；⑩外伤后可疑气道损伤的患者；⑪临床症状及影像学表现怀疑各种气管、支气管瘘；⑫临床怀疑气道异物者；⑬原因不明的纵隔淋巴结增大、纵隔肿物等。

（2）电子支气管镜检查的禁忌证：①血流动力学不稳定；②致死性心律失常及近期新发心肌梗死；③颈椎活动过度或受限；④颌骨和面部创伤或任何上下颌骨活动的疾病，以致影响镜体不能进入气道；⑤咽部狭窄或闭塞影响镜体通过；⑥难以纠正的低氧血症。

3. 问题3　ABPA患者为何需要行电子支气管镜检查

解析：呼吸道内曲霉菌感染，因其生长迅速，往往数日即可将主气道完全阻塞，导致进行性呼吸困难，甚至引起窒息死亡，需及时给予气管镜检查并有效地清除阻塞气道的曲菌性假膜及坏死组织，解除阻塞，保持气道通畅。通过气管镜进行组织学病理诊断和肺泡灌洗，BALF 半乳甘露聚糖（Galactomannan，GM）试验对非粒缺患者侵袭性肺曲霉菌病（Invasive pulmonary aspergillosis，IPA）具有很好的敏感度和阴性预测值。

4. 问题4　本案例中，气管镜检查在疾病的诊断起到了哪些作用

解析：患者经支气管镜检查，可以证实管腔内有病灶形成，病变部位活检取样，分别送病理及培养，结果符合以下两条标准。① 深部痰液或气道组织涂片或支气管肺泡灌洗液（BALF）中涂片和培养显示同一种曲霉菌的菌丝和孢子，或深部痰培养出同一种曲菌 2 次以上。②对病变组织取样后病理学证实为气道曲霉菌感染；结合临床除基础疾病表现外，近期有呼吸道感染症状加重的表现。

（二）情境 2

医师询问患者病史并完成体格检查和相关实验室检查。查

体：体温 37.1℃，脉搏 117/min，呼吸 24/min，血压 153/95mmHg(镇静状态)。气管插管、胃管及尿管固定好，双下肺呼吸音低，双上肺可闻及痰鸣音，未闻胸膜摩擦音。心率 117/min，心腹查体无异常。左下肢外旋外展位，双下肢无水肿。实验室检查，白细胞计数 14.99×10^9/L，中性粒细胞百分比 75.9%，嗜酸性粒细胞 0.010 ，C 反应蛋白 0.44mg/dl，血清白细胞介素-6 18.75pg/ml，血小板压积 4.22ng/ml ，1-3-β-D 葡萄糖试验 26.5pg/ml，半乳甘露聚糖抗原 < 0.25μg/L，乳酸脱氢酶 203.3U/L，脑利钠肽 5722pg/ml。

1. 问题 1 患者除上述实验室检查外，还应做哪些实验室辅助检查

解析：①血清 IgE 检测，IgE 2160U/ml。血清 tIgE 是 ABPA 诊断及随诊的重要免疫指标之一，tIgE 的升高也可以提示病情的反复。而在各类 IgE 中 sIgE 作为 ABPA 的特征性指标，界值定于 0.35U/ml，极大提高了疾病诊断的敏感度。②半乳甘露聚糖(GM)试验，GM 是曲霉菌细胞壁上的一种多糖，大小 35～100kDa，GM 在曲霉菌丝向组织侵袭性生长时释放进入血液循环。血和肺泡灌洗液试验对血液病患者侵袭性曲霉病具有较好的敏感度和特异性。血清 GM 试验对非粒缺患者 IPA 的诊断价值有限。

2. 问题 2 现患者行机械通气，机械通气的适应证、禁忌证及并发症有哪些

解析如下。

(1)机械通气的适应证：①阻塞性通气功能障碍，如 COPD 急性加重。②限制性通气功能障碍，如神经肌肉病变。③肺实质病变，如重症肺炎。④心肺复苏。⑤需强化气道管理，如需保持呼吸道通畅。⑥预防性使用，如胸外科手术以减轻患者呼吸负担。

(2)机械通气的禁忌证：机械通气无绝对禁忌证。

(3)机械通气的并发症：①呼吸机相关性肺损伤。②呼吸机

相关性肺炎。③氧中毒。④呼吸性碱中毒。⑤血流动力学紊乱。⑥气管-食管瘘。

3. 问题 3　机械通气常见的报警原因及处理措施有哪些

解析如下。

(1)气道高压：常见原因为呼吸机工作异常；管路扭曲、打折、受压；冷凝水积聚；人工气道管腔狭窄、扭曲、打折、分泌物阻塞、人工气道脱出、插管过深、末端贴壁、气囊阻塞；患者咳嗽、支气管痉挛、肺顺应性下降、气胸、胸腔积液、人机不协调；高压报警设置不当。

(2)气道低压：常见原因为呼吸回路漏气、患者与呼吸机断开、管路破裂、回路连接处松动、积水瓶未拧紧、湿化器连接不紧；气囊漏气、充气不足或破裂、气管导管移位至声门以上；支气管胸膜瘘；呼吸机工作异常、低压报警设置不当、气源不足。

(3)呼出潮气量低：常见原因为管道漏气；潮气量设置过低、报警设置过高、模式设置不当；流量传感器故障；自主呼吸模式下患者吸气力量较弱。

(4)呼出潮气量高：常见原因为患者自主呼吸增强、人机对抗。

(5)分钟通气量低：常见原因为呼吸回路或气囊漏气；患者气道痉挛使多次吸气压力过高、患者自主呼吸减弱，不能触发呼吸机、痰液阻塞；呼吸机模式及参数设置不当；呼吸机工作故障。

(6)分钟通气量高：常见原因为患者缺氧、通气不足、气管内吸引、体温升高、疼痛刺激；呼吸机管路内积水；呼气流量传感器进水阻塞；潮气量或呼吸频率设置过高，分钟通气量报警设置不当。

(7)窒息报警：常见原因为患者无自主呼吸或自主呼吸频率过低；呼吸管道及连接处脱开或漏气、机器故障；不恰当的触发灵敏度、设置的窒息报警参数不当、分钟通气量报警设置不当。

4. 问题 4　什么是呼吸机相关性肺炎？为预防呼吸机相关

性肺炎有哪些预防策略

解析:呼吸机相关性肺炎是指建立人工气道(气管插管或气管切开)并接受机械通气时所发生的肺炎,包括发生肺炎48h内曾使用人工气道进行机械通气者。

预防策略如下。①对相关人员开展呼吸机维护及护理等知识的培训。②每日评估呼吸机及气管插管的必要性,尽早脱机。③若无禁忌证,将患者头胸抬高至 $30°\sim45°$,并协助患者翻身叩背及振动排痰。④应认真完成口腔护理,每 $6\sim8$ 小时 1 次。⑤在进行气道相关操作时应严格遵守无菌技术操作流程。⑥应保持气管切开位置的清洁、干燥。⑦宜使用气囊上方带侧腔的气管插管,及时清除声门下分泌物。⑧气囊放气或拔除气管插管前应确认气囊上方分泌物已被清除。⑨呼吸机管路湿化液应使用无菌注射用水,呼吸机管路每周更换。⑩应每日评估镇静药使用的必要性,尽早停用。

5. 问题 5　呼吸衰竭机械通气辅助呼吸的患者在 ICU 实施镇静治疗后,应对患者进行哪些专科方面的评估

解析:①昏迷程度评估,采用格拉斯哥昏迷指数(GSC)进行评估。②镇静-躁动评分(SAS)。③肌力评估(MRC),肌力分级仅用于清醒患者,对于昏迷或特殊意识状态患者的肌力评估方法采用 Lovett 肌力分级法。④深静脉血栓风险评估。⑤营养评估(NRS-2000),进行营养风险筛查。⑥谵妄评估,ICU 意识模糊评估法(CAM-ICU)是最常用的评估工具。

(三)情境 3

随着治疗的展开,患者炎症指标逐步下降,病情逐渐好转,并成功拔除气管插管,处于康复阶段,待病情进一步稳定后转入普通病房。

1. 问题 1　此时患者处于康复阶段,如何制订早期康复锻炼计划

解析:患者生命体征稳定后,由专业的康复医师、康复治疗师

和 ICU 医护人员共同参与,全面评估患者病情,掌握疾病的发生、发展和转归,制订个体化康复诊疗计划,实施渐进性的早期康复干预,根据患者意识状态及耐受情况不同,及时调整康复治疗项目和强度。①患者意识模糊、认知差,可进行床旁被动活动。②患者意识清醒,肌力在Ⅱ级及Ⅱ级以下,以被动活动为主。③肌力在Ⅱ级以上,认知好,以主动训练为主。

2. 问题 2　早期康复锻炼方式有哪些

解析:有握拳运动、举臂运动、踝泵运动、下肢康复训练等。

参 考 文 献

[1]　曹小佩,谢敏.变应性支气管肺曲霉病再认识[J].中国实用内科杂志, 2016,36(8):625-628.

[2]　张明强,高金明.北京协和医院 77 例变应性支气管肺曲霉病住院患者临床特征分析[J].中国医学科学院学报,2017,39(3):352-357.

[3]　姜永红,刘铁钢.变态反应性支气管肺曲霉菌病的高分辨 CT 表现[J]. 中国药物与临床,2017,17(11):1639-1640.

[4]　周满桥,许艳红,宋贵波,等.呼吸道标本曲霉菌培养与侵袭性肺曲霉菌病诊断符合率分析[J].检验医学与临床,2018,15(24):3770-3772.

[5]　申月琳.儿童囊性纤维化相关变应性支气管肺曲霉菌病 22 例临床分析[J].中华儿科杂志,2020,58(8):646-652.

[6]　孙传忠,孙亚红,姚小鹏,等.变态反应性支气管肺曲霉菌病合并血清癌胚抗原升高 5 例报道并文献复习[J].国际呼吸杂志,2017,37(17): 1297-1299.

[7]　中华医学会呼吸病学分会哮喘学组.变应性支气管肺曲霉病诊治专家共识[J].中华医学杂志,2017,97(34):2650-2656.

[8]　张东俊.糖皮质激素联合抗真菌治疗变应性支气管肺曲霉菌病 52 例疗效研究[J/CD].临床医药文献电子杂志,2017,4(94):18573-18574.

[9]　黄兰,姚维.糖皮质激素联合抗真菌药物治疗变应性支气管肺曲霉菌病的临床分析[J].世界临床医学,2017,11(11):100,103.

案例 11 1例老年慢性阻塞性肺疾病加重期合并气胸患者的护理

一、案例简介

案例探讨的是 1 例慢性阻塞性肺疾病（chronic obstructive pulmonary disease，COPD）患者的护理。患者系一位 77 岁的老年男性，诊断为 COPD 加重期。因病情恶化行有创机械通气治疗。就医过程中，分别经历了病情危重入住监护室、呼吸衰竭经口行气管插管接呼吸机辅助通气、拔除人工气道后改无创机械通气、出现张力性气胸、出院健康指导等一系列场景。此案例主要考查对 COPD 概念和诊断依据的认识、并发症护理要点、机械通气的注意事项、人工气道的安全护理、健康教育在临床中的应用，提高护理人员在危重患者行机械通气治疗护理中的评判性思维和解决临床实际问题的能力，以及对患者进行个性化人文关怀的能力。

二、案例教学目标

(一)识记

1. COPD 加重期诊断依据及发病机制。
2. 机械通气的并发症及护理要点。
3. 张力性气胸的发病机制。
4. 胸腔闭式引流管的护理。
5. 无创呼吸机辅助通气皮肤的护理。

(二)理解

1. COPD 的主要诊断标准。
2. 镇痛镇静药的使用要求。
3. 实施人工气道的安全管理。
4. 家庭氧疗注意事项。

(三)应用

1. 呼吸机常见报警的处理。

2. 正确有效做好患者出院指导。

3. 识别早期气胸的发生。

三、案例情境

(一)情境1

患者,男,77岁。8年前受凉后开始出现咳嗽、咳黄痰、气喘症状,偶有畏寒发热。以后每年发病多次,以冬春季节发病多,常因受凉诱发,每年持续3个月以上,经治疗或者气候变暖后缓解。近年来患者上述症状加重,伴静坐休息时喘息。3d前,患者受凉后上述症状再发并加重,咳黄白色黏痰,痰量较前明显增加,自感心悸、气促,今晨出现意识障碍。查体:胸廓对称呈桶状,双肺叩诊呈过清音,双肺呼吸音粗,双下肺可闻及少许湿啰音。辅助检查:血气分析(氧浓度29%),pH 7.406,$PaCO_2$ 42mmHg,$PaCO_2$ 58mmHg,碳酸氢根离子20.47mmol/L。血常规,白细胞计数$8.36×10^9$/L,血红蛋白132g/L,红细胞比容39.40%。急诊予无创呼吸机辅助通气无效后行经口气管插管收入我科,我科以COPD急性加重期和呼吸衰竭(Ⅱ型)收入呼吸科监护室。收入ICU的指征如下。

1. 严重呼吸困难,且对初始治疗反应不佳。

2. 精神紊乱、嗜睡、昏迷。

3. 经氧疗和无创正压通气(NIPPV)后低氧血症(PaO_2 < 50mmHg)仍持续或进行性恶化,或高碳酸血症(PaO_2 > 70mmHg)严重或恶化,和(或)呼吸性酸中毒(pH < 7.30)严重或恶化。

1. **问题1** 根据患者的临床表现,医师诊断为COPD急性加重期的依据是什么

解析:临床上COPD患者呼吸系统症状出现急性加重的典型

表现呼吸困难,咳嗽加剧、痰量增多和(或)痰液呈脓性,超出日常的变异,并且导致需要改变药物治疗。

2. **问题2**　COPD加重期的诱因及发病机制是什么

解析:①诱因,最常见的是细菌和病毒感染,感冒后继发肺部感染。②发病机制,由于吸入有害颗粒或气体的影响,肺部产生异常的慢性炎症反应,从而导致气流受限,并呈进行性加重的趋势。

3. **问题3**　患者在气管插管期间如何做好人工气道的护理

解析:①确保气管插管的位置,每班测量导管末端到门齿的距离。妥善固定,避免移位和脱管的发生。如有滑脱应立即采取补救措施。②保持人工气道的通畅,及时清除气道内分泌物,倾倒呼吸管路中的积水。③人工气道的湿化,呼吸机湿化罐的加湿温度维持在36～37℃最佳,以避免形成痰痂。④按时检测气囊压力,维持在25～30cmH$_2$O,避免压力过大过小造成气道损伤或通气不足。⑤有效的约束,清醒且烦躁的患者,如有拔管倾向,应采取适当有效的约束,从而防止拔管的发生。用约束具固定四肢,定时观察约束部位的皮肤。

4. **问题4**　患者行机械通气后的并发症有哪些

解析:呼吸机相关性肺炎、呼吸机依赖、肺不张、氧中毒、机械通气对肺外器官的影响、意外拔管。

(二)情境2

当晚23:10左右,患者呼吸机报警,提示呼吸频率过快。查体发现,双肺呼吸音粗,右肺呼吸音减低,叩诊呈鼓音。血气分析示,PaCO$_2$ 63mmHg,PaO$_2$ 56mmHg,pH 7.24。行床旁胸片检查提示,右侧张力性气胸。

1. **问题1**　当患者出现以上病情变化时,病情监测重点是什么

解析:①观察有无血压下降、脉压变小、呼吸频率、幅度及缺氧症状。②呼吸机通气参数的监测,包括潮气量、呼吸频率等。

③患者意识状态的改变。

2. 问题2 张力性气胸的定义

解析:张力性气胸是指胸壁、肺、支气管或食管上的创口呈单向活瓣,与胸膜腔相交通,吸气时活瓣开放,空气进入胸膜腔,呼气时活瓣关闭,空气不能从胸膜腔排出,因此随着呼吸伤侧胸膜腔内压力不断增高,以致超过大气压,形成张力性气胸。

3. 问题3 该患者发生张力性气胸的可能性因素有哪些

解析:①与呼吸机参数相关联,如过高的峰压、潮气量及不合适的 PEEP 可致气压伤或生物伤。②与患者自身疾病有关,该患者肺组织已受到病理损伤不能承受正压机械通气造成的肺泡内较高的压力,肺泡壁可发生破裂,最后发展成气胸。

4. 问题4 呼吸机报警是对患者的一种保护措施,对于呼吸机的常见报警,应如何及时解决

解析:①压力报警。压力过高时原因多为人机对抗、患者呛咳、气道痉挛或分泌物过多、呼吸机管路打折等,应检查患者、管路回路和气管插管。压力过低时原因多为管路漏气或参数设置不当,应检查管路和呼吸机参数。②潮气量报警。应检测患者及其相应参数设置情况,评估患者顺应性或气道阻力有无变化。③分钟通气量报警。检查呼吸机管路及气囊完整性。④窒息通气报警。明确患者是否正在通气,根据患者情况,重新连接呼吸机、更换通气模式。⑤氧浓度报警。正确设置报警界限,检查患者和氧气气源情况,必要时进行替代通气方式(如简易呼吸器)。

(三)情境3

23:15 立即请胸外科会诊,行胸腔穿刺引流,引流出大量气体及血性胸水。

1. 问题1 行胸腔穿刺引流时,穿刺部位如何选择

解析:张力性气胸的急救处理是立即排气,在危急状况下可用一粗针头穿刺降低胸膜腔内压力。在伤侧第 2 肋间锁骨中线

处刺入胸膜腔,有气体喷射出,即能收到排气减压的效果。

2. 问题2　患者行胸腔穿刺后,胸腔闭式引流管如何护理

解析:①保持管道的密闭和无菌,严格执行无菌操作规程,防止感染。②体位,胸腔闭式引流术后常置患者于半卧位,以利呼吸和引流。转运患者时双钳夹管。③维持引流通畅,水封瓶液面应低于引流管胸腔出口平面60cm。检查引流管是否通畅最简单的方法是观察引流管是否继续排出气体和液体,以及长玻璃管中的水柱是否随呼吸上下波动。水柱波动的大小反映残腔的大小与胸腔内负压的大小。正常水柱上下波动4～6cm。④观察引流液的量、颜色、性状、水柱波动范围,并准确记录。⑤脱管处理,若引流管从胸腔滑脱,立即用手捏闭伤口处皮肤,消毒后用凡士林纱布封闭伤口,协助医师做进一步处理。如引流管连接处脱落或引流瓶损坏,立即双钳夹闭胸壁导管,按无菌操作更换整个装置。

3. 问题3　患者治疗一段时间后,胸腔引流液逐渐减少,医师考虑给予拔除胸腔置管,应注意什么

解析:①拔管指征,置管48～72h后,引流量明显减少且颜色变淡,24h引流液＜50ml,脓液＜10ml,X线胸片示肺膨胀良好、无漏气,患者无呼吸困难即可拔管(方法:嘱患者先深吸一口气后屏气即可拔管,迅速用凡士林纱布覆盖,宽胶布密封,胸带包扎1d)。②拔管后,观察患者有无胸憋、呼吸困难、切口漏气、渗液、出血、皮下气肿等症状。

4. 问题4　经治疗,患者神志逐渐转清,但烦躁不安,如何在镇痛镇静的过程中做好呼吸系统的监测

解析:对于气管插管患者,镇痛镇静可避免呼吸机通气肺损伤,也可减少气道阻力,减轻炎症反应。在进行镇痛镇静的过程中,多种镇痛镇静药物都可产生呼吸抑制。在此期间,应尽可能实施每日唤醒计划,在患者清醒期间鼓励其肢体运动与咳痰。加强护理,缩短翻身、拍背的间隔时间,酌情给予背部叩击治疗和肺部物理治疗,结合体位引流,促进呼吸道分泌物的排出,必要时可

应用纤维支气管镜协助治疗。密切观察患者的呼吸频率、幅度、节律、呼吸周期和呼吸形态,常规监测脉氧饱和度、呼气末二氧化碳,定时监测动脉血氧分压和二氧化碳分压,定期监测自主呼吸潮气量、分钟通气量等。

(四)情境 4

经过 2 周的精心治疗,患者症状明显较前好转,通气量恢复到正常水平,脱离吸氧后无明显缺氧现象,氧分压正常,给予拔除气管插管,更换无创呼吸机辅助通气模式 S/T,参数:氧浓度 60%,呼吸频率 14/min,IPAP 18cmH$_2$O,EPAP 5cmH$_2$O。

1. 问题 1　患者拔除气管插管的指征是什么

解析:①所有需要插管的指征消除,即气管分泌物明显减少,患者意识恢复,自主呼吸恢复良好,咳嗽反射良好,双肺呼吸音正常,呼吸频率成人 14~20/min,通气量恢复到正常水平,脱离吸氧后无明显缺氧现象,PaO$_2$ 正常。②间歇指令通气的频率<10/min,压力型呼吸机的气道峰压<18cmH$_2$O,吸氧浓度 30%时血气基本正常,潮气量<300ml,呼吸频率>30/min。③意识恢复,可合作;肌力完全恢复。呼唤患者有睁眼、抬眉、张口、举手等反应。

问题 2　在使用无创呼吸机的过程中,如何预防颜面部的压力性损伤形成

解析:无创呼吸机使用期间,要尽早展开压力性损伤预防护理。使用优质护理方法配合水凝胶敷料,能改善患者皮肤组织的血液循环,隔离面罩中的湿气。①改善部分皮肤组织血液循环,隔离面罩中湿气。②做好翻身护理,长久不翻身会使患者面罩过紧,导致皮肤产生严重压力性损伤。③观察患者生命体征并且每小时记录患者的意识状态和血氧饱和度,了解患者呼吸面罩接触皮肤位置的皮肤黏膜改变情况,掌握呼吸机参数变化,检查气源和管道连接,防止出现意外。医护人员要做好循证护理,及时为患者更换敷料,选择适合的面罩,做好患者与家属的心理辅导,使他们积极配合治疗。

3. 问题3　经过一段时间的持续治疗,患者在间断使用家用无创呼吸机辅助通气10h,间断鼻导管通气14h的情况下,生命体征趋于平稳,考虑出院。此时,应对该患者做出哪些出院指导

解析:①该患者是老年慢阻肺患者,应避免受凉,及时叩背咳痰,以免痰液堵塞气道,造成呼吸困难。②在患者身体状况允许的条件下,鼓励患者尽可能参加肺康复训练,恢复自信心。③遵医嘱继续服药。④长期家庭氧疗,做好呼吸机管路的检查,需要患者家属在每次使用家用呼吸机之前,一定要先检查好呼吸机的管路是否有破损或者是漏气的现象,一旦发现管路破损或者是有漏气情况需要及时更换;氧气使用的注意事项;氧气是无创呼吸机在家庭使用中很重要的一项内容,检查氧气装置是否被正确放置。氧气的放置需要远离明火的地方。

参 考 文 献

[1]　王敏,张燕,钱小丽,等.基于eCASH理念的镇静镇痛干预在ICU气管插管机械通气病人中的应用[J].全科护理,2022,20(26):3667-3670.

[2]　汪玲,尹皓,刘成祥,等.ICU护士对集束化镇静镇痛策略的认知调查分析[J].蚌埠医学院学报,2020,45(1):123-127.

[3]　姬燕,唐晖.无创呼吸机治疗慢性阻塞性肺疾病过程中人性化干预的应用效果[J].河北医药,2022,44(16):2491-2497.

[4]　胡莉娟,朱蕾.无创正压通气治疗慢性阻塞性肺疾病急性加重——首选的呼吸支持治疗[J].广东医学,2020(41):32-34.

[5]　中华医学会,中华医学会杂志社,中华医学会全科医学分会,等.慢性阻塞性肺疾病基层诊疗指南[J].中华全科医师杂志,2018(17):856-869.

[6]　牛瑞.泡沫敷料结合综合护理对ICU无创呼吸机患者鼻部压疮及生活质量的影响[J].中国医药指南,2022,20(25):37-40.

[7]　齐晓娜,孟彦,任远征.不同时期泡沫敷料对ICU无创机械通气患者医疗器械相关性压疮的预防效果[J].中国医药导报,2021,18(11):

181-184.

[8] 刘旭颖,孙瑜.风险护理在无创呼吸机面部压疮护理中的应用效果及对患者疼痛程度的影响[J].临床医学研究与实践,2021,6(5):178-180.

案例12 1例老年慢性阻塞性肺疾病合并多重耐药菌感染的护理

一、案例简介

本案例探讨的是1例慢性阻塞性肺疾病(COPD)患者的护理。患者系一位65岁老年男性,有慢性阻塞性肺疾病2年。因长期吸烟,遵医行为欠佳,未规律用药,疾病反复发作,先后住院4次,此次患者受凉后出现发热伴喘憋加重,活动后明显,最高体温39.7℃,咳黄色黏痰,咳痰费力,住院后给予联合应用抗生素、有效排痰、合理氧疗、采取接触隔离、呼吸功能锻炼、出院健康指导等一系列场景,以及在此背景下医护人员、护理人员与家属、患者之间的沟通。此案例主要考查对COPD概念和诊断依据的认识,排痰及给氧方法,肺康复治疗及护理,健康教育等,并在此过程中体会医护合作和护患沟通的要点,提高护理人员在COPD护理中解决临床实际问题的能力,以及对患者进行健康教育,提高其遵医行为,改善患者生活质量的能力。

二、案例教学目标

(一)识记

1. COPD的概念。

2. COPD的病因及临床表现。

3. 诊疗要点及治疗原则。

4. 吸入气雾剂的使用方法。

5. 呼吸功能锻炼的方法。

6. 家庭氧疗时机及注意事项。

(二)理解

1. COPD 的分级。

2. COPD 相关体格检查及实验室检查。

3. 胸肺物理治疗目的及方法。

4. 健康教育的相关理论及实践。

5. 集束化干预在多重耐药菌感染管理中的应用。

6. 心理护理的重要性。

(三)应用

1. 规范做好预防多重耐药菌交叉感染的防护措施。

2. 正确有效地教会患者吸入气雾剂的使用方法。

3. 做好护士与医师、患者的有效沟通。

4. 真正认识戒烟的重要性,改善遵医行为。

三、案例情境

(一)情境 1

患者,男,65 岁,体重 85kg,吸烟史 50 年,未戒烟。1 周前受凉后出现发热伴喘憋加重,呼吸困难,活动后明显,最高体温 39.7℃,咳嗽、咳黄色黏痰,咳痰费力,无胸闷、胸痛,无心前区不适。查肺 CT 示,双肺多发微结节,慢性支气管炎、肺气肿,局部肺大疱形成,左肺下叶支气管扩张伴感染。血常规示,白细胞 $22.7×10^9$/L,中性粒细胞 89%,淋巴细胞 65%,C 反应蛋白测定 2.867mg/dl。门诊以"慢性阻塞性肺疾病伴感染"收入呼吸科。

1. 问题 1　什么是 COPD

解析:COPD 是以不能完全可逆的气流受限为特征的疾病。气流受限呈进行性发展,由于慢性支气管炎、慢性肺气肿致终末细支气管远端(呼吸细支气管,肺泡管,肺泡囊和肺泡)的气道弹性降低,过度膨胀、充气和肺容量增大,并伴有气道壁破坏的病理性疾病。

2. 问题 2 COPD 的病因及发病机制是什么

解析:COPD 的病因主要分为外因和内因两种。

(1)外因:①吸烟是目前世界公认的最容易引起 COPD 的一种病因。②大气污染。比如雾霾、PM2.5 超标等。③职业因素,接触职业的粉尘以及职业的刺激性气体。

(2)内因:是指与遗传相关,有些人先天缺乏 α1-抗胰蛋白酶。COPD 的发病机制复杂,至今仍未完全清楚,在原有的氧化应激、炎症、基质蛋白酶、抗蛋白酶失衡以及细胞凋亡等假说基础上,研究人员还提出了自身免疫反应、微生物组的变化,以及无效的受损修复机制等。

3. 问题 3 患者出现了喘憋、呼吸困难,呼吸困难如何评估

解析:英国医学研究委员会将呼吸困难严重程度分为 0~4 级。

0 级:只有在剧烈活动时感到呼吸困难。

1 级:在平地快步行走或步行爬小坡时出现气短。

2 级:由于气短,平地行走时比同龄人慢或者需要停下来休息。

3 级:在平地行走约 100m 或数分钟后需要停下来喘气。

4 级:因为严重呼吸困难而不能离开家,或在穿脱衣服时出现呼吸困难。

经评估患者入院时呼吸困难等级为 3 级。

(二)情境 2

值班医师立即询问病史并完成体格检查。患者神志清楚,桶状胸,呼吸运动增强,肋间隙增宽,两侧语颤减弱,叩诊过清音,双肺呼吸音低,心率 110/min,经皮血氧饱和度 85%,血气分析示 PaO_2 54.8mmHg、$PaCO_2$ 43mmHg、HCO_3^- 27mmol/L、BE 3.2mmol/L,立即给予高流量呼吸湿化治疗仪治疗。

1. 问题 1 结合现有病情,还需要哪些进一步检查支持诊断

解析:进行肺功能检查。肺功能检查是目前临床上认可的诊

断 COPD 和评估 COPD 治疗效果的参考指标之一。肺功能检查主要是通过用力肺活量、第 1 秒呼气容积（FEV_1）及 1 秒率来判断通气功能障碍的类型。合理地使用肺功能检查有利于 COPD 的早期发现、明确诊断和鉴别诊断，以及判断病情严重程度，评估监控疾病的进展，制订合理的个体化治疗方案和客观评价疗效等。

根据肺功能状态，COPD 可分为 4 级。

Ⅰ级，轻度：FEV_1 占预计值的 80% 及以上。

Ⅱ级，中度：FEV_1 占预计值的 50%～79%。

Ⅲ级，重度：FEV_1 占预计值的 30%～49%。

Ⅳ级，极重度：FEV_1 占预计值的 30% 以下。

经肺功能检查，患者诊断为Ⅱ级中度 COPD。

2. 问题 2　COPD 患者氧疗时机及吸氧方式有哪些

解析：正常人呼吸海平面新鲜空气，氧饱和度波动在 94%～98%，$PaO_2 < 60mmHg$，被认为是缺氧状态。低氧血症在 COPD 患者中常见，急性期时缺氧可进一步加重。研究发现，COPD 急诊入院患者 50% 存在缺氧，57% 合并高碳酸血症，20% 伴有呼吸性酸中毒。氧疗是重要的治疗内容，不正确的氧疗可能加重病情。

氧疗的时机如下。

（1）动脉血氧分压降低不大于 50mmHg 或动脉血氧饱和度降低不大于 88%，有或无高碳酸血症。

（2）动脉血氧分压降低，在 55～60mmHg 或动脉血氧饱和度降低不大于 89%，并肺动脉高压、右心衰竭或红细胞增多症。

（3）睡眠性的低氧血症，表现为日间动脉血氧含量正常，而夜间睡眠时出现低氧，对这部分患者就给予夜间氧疗。

（4）运动性低氧血症，部分患者在运动时出现低氧血症，而在休息时消失，对这部分患者就给予运动时氧疗。

目前临床上 COPD 患者常见的吸氧方式，有鼻导管、文丘里面罩、普通面罩、储氧面罩、高流量呼吸湿化治疗仪、无创呼吸机等。

(三)情境 3

患者入院 1 周后体温降至 37.5~38.0℃,仍咳嗽咳痰,咳中等量黄白黏痰,医嘱给予氧气雾化吸入每日 3 次、头孢哌酮钠舒巴坦钠、注射用美罗培南、注射用替加环素静脉滴注每 12 小时 1 次。痰培养示,肺炎克雷伯菌、铜绿假单胞菌阳性。护理人员采用集束化管理预防多重耐药菌交叉感染。

1. 问题 1　有效的排痰方法有哪些

解析:教会患者有效的排痰方法。咳痰排痰法,患者站立或取端坐位,深吸气,身体稍前倾,双手按压腹部,连续数次咳嗽,收缩腹肌,此时胸腔内压增高,借助腹肌收缩力,用爆发力将肺部深处的痰液咳出。也可采用胸肺物理治疗、机械振动排痰等方法促进痰液排出,使呼吸道保持通畅。

2. 问题 2　患者多重耐药菌感染,护理人员采取了哪些护理措施预防交叉感染

解析:多重耐药菌感染是指感染了对 3 种或 3 种以上抗菌药物耐药的病原菌,感染部位多以呼吸道常见。研究表明,住院患者及医务人员是重要传染源。

多重耐药菌感染后要严格落实消毒隔离措施。①接触隔离,对于多重耐药菌感染的患者,严格实施接触隔离措施,选择单间或者将同种细菌感染的患者安排在同一房间,做好隔离标记。②空气消毒,病房配备空气消毒机,每日进行空气消毒不少于 3 次,每次 60min,并定期行空气采样。③物体表面消毒采用浓度为 1000mg/L 的含氯消毒液进行擦拭消毒。责任护士对患者使用中的仪器设备等物品进行物体表面消毒。保洁员每日对窗台、床单位、门把手、地面等进行消毒,每日 3 次。④做好手卫生,熟练掌握洗手的五个时机,完善洗手设施,床尾及走廊均备有快速手消毒液。⑤垃圾处理,多重耐药菌感染患者产生的医疗垃圾,使用双层黄色垃圾袋封存处理,并做好标记。⑥终末消毒,多重耐药菌感染患者出院后进行全面终末消毒,病床及床垫清洁后使用消

毒机进行彻底消毒。

(四)情境 4

经过 2 周的系统治疗,患者体温恢复正常,呼吸困难明显减轻,医师和护士沟通后,建议指导患者开始行呼吸功能训练,协助制订合理的运动计划,实施肺康复护理。

1. 问题 1　呼吸功能训练方法有哪些

解析:临床上最常用的呼吸训练有缩唇呼吸及腹式呼吸。①缩唇呼吸训练,可提高呼吸肌的收缩力与耐力,阻止呼吸肌疲劳并使胸腔扩大,促进胸腔运动,改善并保持胸廓的活动度,缓解患者呼吸困难症状。②腹式呼吸训练,可以增强和锻炼膈肌、腹肌、下胸部肌肉的活动能力,改善肌肉的收缩功能,还可以让双肺中、下部分参与换气,改善通气能力,促进肺内残余空气的呼出,消除肺部积聚的杂质,充分提供机体所需氧气,减轻机体缺氧症状。呼吸功能训练可以促进患者胸腔及腹部的运动,改善肺部的呼吸功能,增加患者呼吸深度和呼吸量,提高呼吸效率,减轻患者呼吸困难的症状。

2. 问题 2　COPD 是一种不能治愈的慢性病,其治疗目标是什么

解析:COPD 治疗的主要目标如下。①预防疾病的发展;②缓解症状;③改善活动耐力;④改善健康状态;⑤预防和治疗并发症;⑥预防、治疗急性加重;⑦减少病死率等。

3. 问题 3　什么是肺康复护理,目前研究进展如何

解析:COPD 患者急性发作期以药物治疗为主,稳定期则以肺康复锻炼为主,因药物治疗不能改变 COPD 患者肺功能下降趋势,不能控制病情发展,肺康复已被 COPD 防治全球倡议(GOLD)推荐为稳定期 COPD 的非药物治疗的主要方法。肺康复主要包括患者评估、呼吸功能锻炼、肢体运动锻炼、保持呼吸道通畅、开展家庭氧疗、使用无创呼吸机、支气管解痉药使用、营养治疗、健康指导、心理护理、效果评价等内容。

(五)情境5

患者治疗后明显好转,病情稳定,医师建议患者于今日出院,出院介绍信中建议患者避免受凉感冒,戒烟,继续规律服药,规律使用吸入药,长期家庭氧疗,如有不适,立即就诊。责任护士给予详细出院指导及健康宣教。

1. 问题1 COPD患者为什么一定要戒烟

解析:COPD患者一定要戒烟,是因为吸烟是导致COPD最重要的危险因素。长期吸烟的患者,烟雾中的很多有害物质就会对支气管黏膜产生刺激,导致支气管黏膜损伤,从而诱发支气管黏膜慢性炎症,长期慢性炎症就会导致功能下降,引起慢性支气管炎,持续发展就会导致COPD。戒烟是最重要的治疗方法,去除诱因疾病就能得到相应的缓解。

2. 问题2 COPD患者为什么要规律用药,不能擅自停药

解析:COPD是全身性疾病,不仅会对人体肺功能造成损害,更会严重影响患者的全身免疫系统和抵抗力。一旦停止用药或不适当减药,则更容易引起急性加重发作,而每次急性加重都会使肺功能受到损害,严重的会引发COPD的并发症,如严重呼吸道感染等。久而久之,患者的呼吸道和肺组织彻底丧失功能,导致呼吸衰竭和全身多脏器衰竭,甚至死亡。

3. 问题3 为什么要选择吸入剂治疗,有哪些优势

解析:吸入治疗是呼吸系统疾病的重要治疗方式,其优势主要如下。①作用直接迅速;②局部药物浓度高,疗效好;③所用药物剂量小;④避免或减少全身用药可能产生的不良反应。部分患者因不了解吸入剂的使用方法而影响吸入方式的正确性,从而影响治疗效果。责任护士可建立图文并茂的宣传展示牌、录制小视频、配备常用吸入剂的使用二维码等患者可随时观看,灵活方便。

4. 问题4 责任护士如何给稳定期COPD患者进行饮食指导

解析:COPD患者因呼吸困难,食量偏少,应选营养丰富的食

物,以高蛋白、高脂肪、丰富维生素、低糖类的饮食为主,少量多餐,忌辛辣、忌烧烤、忌酒。尽量多喝水,吃易消化的食物,以利湿化痰液,及时排痰,当痰多时应停进肉类、油脂。主食尽量用糙米、黄小米或全麦类,尽量不用白米、白面、精白米。糖类过高可造成体内二氧化碳生成增多,加重呼吸衰竭。

5. 问题5　为什么COPD患者需要心理护理

解析:COPD患者由于疾病持续进展,肺功能不断下降,生活自理能力明显下降,常需要家人照顾,增加经济负担,常有自责感,多数患者会出现焦虑、抑郁心理,不配合肺康复及其他治疗。由此可见心理护理的重要性。心理护理前首先要对患者心理障碍程度进行评估,通过与患者交流,采用诱导、启发、激励等心理支持方法,帮助患者树立信心,积极进行肺康复治疗,提高生活质量。

参 考 文 献

[1]　孙楷,聂红玉,刘泳,等.肺康复对慢性阻塞性肺疾病患者运动能力和生活质量的影响[J].中国呼吸与危重监护杂志,2014,13(5):459-463.

[2]　王玉英.呼吸功能锻炼结合饮食护理干预对慢性阻塞性肺疾病患者生活质量及圣乔治呼吸问卷评分影响研究[J].山西医药杂志,2020,49(4):496-499.

[3]　李玮,赵亚楠.品管圈在COPD患者吸入治疗中的应用[J].当代护士(下旬刊),2018,25(6):162-164.

[4]　宋杰,宋远春,杨忠宝.结合肺功能检查慢性阻塞性肺疾病的临床治疗措施[J].临床医药文献电子杂志,2017,4(63):12282.

[5]　郑进平.慢性阻塞性肺疾病的肺功能检查中FEV1与IC的临床应用[J].中国实用内科杂志,2014,S1(11):1-4.

[6]　梁娜,潘成梅,蒋维娜.集束化干预预防ICU病人呼吸道多重耐药菌感染/定植的临床研究[J].蚌埠医学院学报,2018,43(5):680-682.

案例 13　1 例 90 岁高龄慢性阻塞性肺疾病行机械通气治疗患者的护理

一、案例简介

本案例探讨的是 1 例高龄 COPD 患者行机械通气治疗的护理。患者为一位 90 岁高龄的男性,慢性支气管炎 30 余年,2018 年诊断为 COPD。因病情恶化先后行有创机械通气和无创机械通气治疗。就医过程中,经历了气管插管接呼吸机辅助通气、拔除气管插管后改无创机械通气、行血流动力学监测、床旁电子支气管镜检查等一系列场景,以及在此背景下医护人员与家属、患者之间的沟通。此案例主要明确 COPD 的概念、发病机制及治疗要点、人工气道的管理要点、气管插管拔管指征、无创呼吸机适应证及应用,并在此过程中体会医护合作和护患沟通的要点,为患者提供更优质的护理服务,提高护理专业的临床质量。

二、案例教学目标

(一)识记

1. 人工气道的管理要点。

2. COPD 的概念、发病机制及治疗要点。

3. 气管插管拔管指征。

4. 无创呼吸机适应证及应用。

(二)理解

1. 人工气道建立的指征及意义。

2. 床旁电子支气管镜检查时机及意义。

3. 连续心输出量监测技术概念及意义。

三、案例情境

(一)情境 1

患者,男,90 岁。20d 前出现间断发热,体温最高 37.9℃,不伴寒战等表现,自行口服左氧氟沙星片 3d 后体温恢复正常。于 5 月 10 日活动后出现严重喘憋就诊某三甲医院急诊科,给予化痰、止咳等对症处理。于 5 月 11 日晚变换体位后出现严重呼吸困难、咳白色黏痰,监测血氧饱和度为 70%,无胸痛、咯血,无恶心、呕吐等不适。急查血气,PaO_2 76 mmHg,$PaCO_2$ 64 mmHg,pH 7.24,SpO_2 87%。立即行气管插管术,复查血气,pH 7.41,PaO_2 128 mmHg,$PaCO_2$ 43 mmHg,后给予注射用头孢哌酮钠舒巴坦钠抗感染等,现患者生命体征平稳,以"慢性阻塞性肺疾病"转入呼吸与危重症医学科。

1. 问题 1　该 COPD 患者有哪些临床症状? 发病机制及治疗要点是什么

解析:根据《慢性阻塞性肺疾病基层诊疗指南(2018)》,COPD 症状为慢性咳嗽、咳痰,少数可仅咳嗽不伴咳痰,甚至有明显气流受限但无咳嗽症状。痰为白色泡沫或黏液性,合并感染时痰量增多,转为脓痰。典型症状为气促或呼吸困难,早期仅于剧烈活动时出现,后逐渐加重,甚至发生于日常活动和休息时。晚期常有体重下降、食欲减退、精神抑郁或焦虑等,合并感染时可咳脓痰。后期出现低氧血症和高碳酸血症,可并发慢性肺源性心脏病和右心衰竭。该患者 5 月 11 日晚变换体位后出现严重呼吸困难、咳白色黏痰,监测血氧饱和度为 70%,无胸痛、咯血,无恶心、呕吐等不适,急查血气分析示,$PaCO_2$ 76 mmHg,$PaCO_2$ 64 mmHg,pH 7.24,SpO_2 87%。发病机制:慢性阻塞性肺疾病的发病机制复杂、尚未完全阐明。吸入烟草烟雾等有害颗粒或气体可引起气道氧化应激、炎症反应以及蛋白酶/抗蛋白酶失衡等多种途径参与 COPD 发病。此外,自身免疫调控机制、遗传危险因素以及肺发育相关因素也可能在 COPD 的发生发展中起到重要作用。治疗要点:COPD 急性加重期支气管扩张药的使用常选择单用短效 β_2 受体激动药或联用短效抗胆碱能药物。全身糖皮质激素和抗菌药物的使用可以缩短恢复时间,改善肺功能(FEV_1)和低氧血症(PaO_2),减少早期复发和治疗失败的风险,缩短住院时间。目前不推荐应用抗病毒药物治疗。

2. 问题 2 对于该患者来说气管插管的指征及意义是什么

解析:《急诊气道管理共识》指出,人工气道包括无创气道和有创气道。无创气道包括经口/经鼻气管插管、声门上技术(喉罩等)等。有创气道包括气管切开、环甲膜穿刺/切开等。其中气管插管是建立人工气道的主要方法。气管插管的适应证:患者突然发生病情变化,根据经验判断患者不能维持气道通畅;不能有效通气或不能维持基本氧合。对患者进行人工气道的建立可以确保气道通畅和流通,这种方法能有效地纠正患者的缺氧状态,清除气道中的分泌物,对维持患者的正常生命指标具有重要的意义。

3. 问题 3 对于该患者如何进行人工气道管理

解析:根据《成人危重症患者气道管理的最佳证据总结》推荐意见,对于该患者主要从气道评估、气道吸引时机、气囊管理、气道湿化、气道吸引、口腔护理几个维度来进行管理。

4. 问题 4 在人工气道管理中气道吸引时机到底是该按时吸痰还是按需吸痰

解析:根据《成人危重症患者气道管理的最佳证据总结》推荐意见,在临床实践中,传统的按时气道吸引是遵医嘱间隔 2h 进行常规吸痰,为了保证气道分泌物得到有效清除,按需吸痰已成为国内外的临床共识。何时吸痰需要临床护理人员判断患者是否达到吸痰的指征,吸痰次数过多易导致患者呼吸道黏膜损伤、气道痉挛,吸痰次数过少易导致气道阻塞等并发症,因此,掌握危重症患者气道吸引时机非常重要,能及时有效地清除患者气道内分泌物,以保证患者气道通畅,可避免相关并发症的发生,提高护理工作者的工作效率。

(二)情境 2

患者入科时脉氧饱和度 99％左右,调整呼吸机模式 P-SIMV,设置参数 PEEP 5 cmH_2O,控制压 $7cmH_2O$,吸气压 $12cmH_2O$,呼吸频率 10/min,FiO_2 40％,潮气量波动于 420～470ml。查血气分析,pH 7.402,$PaCO_2$ 39.5 mmHg,PaO_2 144 mmHg,氧合指数 360mmHg,生命体征平稳,自主呼吸可,给予调整模式为 PSV,设置参数 PEEP $5cmH_2O$,吸气压 $12cmH_2O$,逐渐下调氧浓度至 25％,脉氧饱和度 92％,夜间持续呼吸机辅助通气,病情平稳,呼吸频率 12～24/min,潮气量波动于 420～470ml,脉氧饱和度波动于 93％～97％,心率 85/min,血压 140/60mmHg,综合考虑患者目前条件符合气管插管拔管指征,该患者通过自主呼吸试验及漏气试验后,次日上午 10:30 行气管插管拔管术,过程顺利,患者无特殊不适,拔管后复查血气分析,血乳酸 0.5mmol/L,钙 1.38mmol/L,PaO_2 64.1mmHg,SaO_2 94.2％,氧合指数 194mmHg,应密切关注患者拔管后病情变化,及时复查血气分析、血常规、血生化及感染指标。

1. 问题 1　何为气管插管拔管指征

解析:根据《机械通气临床应用指南 2006》,导致机械通气病因好转或祛除后,应开始进行撤机的筛查试验,筛查试验包括 4 项内容。①导致机械通气的病因好转或祛除。②氧合指标,氧合指数≥150～300mmHg,PEEP≤5～$8cmH_2O$,氧浓度≤40％,pH ≥7.25;对于 COPD 患者,pH＞7.30,氧浓度＜35％,PaO_2＞50mmHg。③血流动力学稳定,无心肌缺血动态变化,临床上无明显低血压。④有自主呼吸能力。

2. 问题 2　机械通气患者撤机前怎样进行自主呼吸试验

解析:根据《机械通气临床应用指南 2006》,目前较准确的预测撤机的方法是 3min 自主呼吸试验(SBT),包括 3min T 管试验和 CPAP 5cmH$_2$O/PSV 试验,实施 3min SBT 期间,医师应在床旁密切观察患者的生命体征,当患者情况超出下列指标时应中止 SBT,转为机械通气。①浅快呼吸指数<105;②呼吸频率>8/min 或<35/min;③心率<140/min 或变化<20%,没有新发的心律失常;④自主呼吸时潮气量>4ml/kg;⑤脉氧饱和度>90%。3min SBT 通过后,继续自主呼吸 30~120min,如患者能够耐受可以预测撤机成功,准备拔除气管插管。文献报道,观察 30min 与 120min 的拔管成功率无差异,在 SBT 阶段进行监测评估,可以得到最有用的撤机信息以帮助临床决策。研究发现,通过 SBT 30~120min 的患者至少有 77% 可以成功撤机。因此指南推荐通过撤机筛查试验的患者,应进行 SBT。(A 级)

(三)情境 3

患者行支气管镜检查及肺泡灌洗术,已送检支气管灌洗液细胞计数及分类、细胞病理、快速细胞病理判读、涂片+细菌真菌培养,及时关注指标回报,依据化验指标及时调整治疗方案。

1. **问题 1　患者为什么要进行电子支气管镜检查**

解析:电子支气管镜检查是呼吸系统疾病重要的诊治手段之一,它对于气管-支气管病变、肺部占位病变,尤其是肺门占位病变,以及肺结核、肺不张、肺感染、气管-支气管内异物等疾病诊断及治疗具有十分重要的价值。该患者进行电子支气管镜检查加灌洗液细胞计数及分类、细胞病理、快速细胞病理判读、涂片+细菌真菌培养可以进一步明确致病菌,实现精准治疗。

2. **问题 2　电子支气管镜检查适应证是什么**

解析:电子支气管镜检查适应证如下。①有不明原因咯血、咳嗽、声音嘶哑的患者。②痰中发现癌细胞或可疑癌细胞的患者。③不明原因的肺部各类阴影、肺不张、阻塞性肺炎、炎症不吸收、肺部弥散性病变、肺门和(或)纵隔淋巴结大、气管支气管狭窄等异常改变者。④原有肺结核病灶已稳定,而形态或性质发生改变者。⑤无中毒症状的胸腔积液,尤其是血性进行性增加者,以及原因未明的胸腔积液。⑥胸部外伤、怀疑有气管支气管裂伤或断裂,或疑有气管、支气管瘘的患者。⑦气道吸入异物者。

3. **问题 3** 电子支气管镜检查前需要做哪些准备

解析:①检查前需要详细询问患者病史、过敏史,完善血常规、凝血、传染病排查及心电图检查等。②检查前建议行胸部 CT 检查,以准确判定病变部位。③检查前禁食>4h,禁饮 4~6h,如上午检查建议空腹,以免发生误吸。

(四)情境 4

患者神志清楚,间断低流量吸氧与无创呼吸机交替使用,上午给予鼻导管吸氧 3L/min,观察患者脉氧 95%,呼吸频率在 34~39/min。生命体征:呼吸 22/min,脉搏 104/min,体温 36.7℃,血压 127/53mmHg,脉氧饱和度 91%。

问题 患者拔出气管插管后为什么要使用无创呼吸机

解析:根据《无创正压通气急诊临床实践专家共识》2018 年版,有如下推荐意见。①无创正压通气(NIPPV)主要适用于轻-中度的呼吸衰竭(强推荐,证据等级Ⅰ)。②NIPPV 的临床应用指征主要取决于患者状况和血气分析(强推荐,证据等级Ⅰ)。③NIPPV 的临床应用存在一定禁忌证,使用不当会增加 NIPPV 治疗失败或可能导致患者损伤的风险(强推荐,证据等级Ⅰ)。④NIPPV 的应用时机多采用个体化试验治疗结合动态评估反应的临床决策(强推荐,证据等级Ⅰ)。

(五)情境 5

考虑患者近期存在失代偿性心衰,并有容量不足的可能性,5月 20 日行脉搏指示连续心输出量(pulse indicator continuous cardiacoutput,PICCO)监测患者血流动力学,密切监测各项指标变化。监测提示:中心静脉压(CVP)18cmH$_2$O、心输出量指数(CI)3.67、全心舒张末期容积指数(GEDI)973、血管外肺水指数(ELWI)6、每搏量变异(SVV)13%、肺血管通透性指数(PVPI)0.9。昨日入量 1836ml,出量 750ml。

1. 问题1 什么是 PICCO

解析：PICCO 是结合经肺热稀释法和动脉脉搏轮廓分析技术，实现对患者血流动力学全面监测的方法。

2. 问题2 对于该高龄患者进行 PICCO 监测的优点有哪些

解析：根据 PiCCO 监测的相关参数能够相对准确地评价心脏功能、容量及压力负荷等情况，临床医师可根据其数值综合分析患者的心功能和血流动力学特点，并以此为依据进行合理、有效的个性化液体管理，制定最优化治疗方案，从而使患者从中受益，并减少不良预后的发生。对液体负荷过重，尤其是老年人伴心功能下降的患者，可根据全心射血分数（GEF）、心功能指数（CFI）等参数评价患者的心脏收缩功能，评价实施当前治疗计划后患者心脏功能的动态变化，指导液体复苏以及判断是否使用强心药等。并尽可能地在维持组织基础灌注的基础上，减少液体入量，减轻容量负荷，改善肺水肿严重程度。通过动态监测心脏舒张末总容积（GEDV）、胸腔内总血容量（ITBV）数值变化能直观、及时地反映体内液体的变化及分布。可根据监测的全身血管阻力指数（SVRI）调节血管活性药物使用的剂量，并能在维持有效循环血量、各脏器特别是重要脏器有效灌注的同时兼顾减轻心脏压力负荷、减少应用血管活性药物不良反应的发生，有效缩短治疗时间。同时，根据 PICCO 监测的心功能指标，找出影响患者心功能的因素，如血管张力下降、前负荷不足或心肌收缩力下降，帮助医务人员查找病因并根据病因制订及时、有效的个性化治疗方案。

参 考 文 献

[1] 金泉.解读《慢性阻塞性肺疾病基层诊疗指南》[J].江苏卫生保健,2020(3):50-51.

[2] 严玉娇,丁娟,刘晃含,等.成人危重症患者气道管理的最佳证据总结[J].护理学报,2021,28(3):39-45.

［3］　中国医师协会急诊医师分会,中国医疗保健国际交流促进会急诊急救分会,国家卫生健康委能力建设与继续教育中心急诊学专家委员会.无创正压通气急诊临床实践专家共识(2018)[J].临床急诊杂志,2019,20(1):1-12.

［4］　张家平,王唯依.脉搏轮廓心排血量监测技术在严重烧伤治疗中应用的全国专家共识(2018版)[J].中华损伤与修复杂志(电子版),2018,13(06):416-420.

案例14　1例肺动脉高压伴慢性肺源性心脏病合并心力衰竭患者的护理

一、案例简介

本案例探讨的是1例肺动脉高压伴慢性肺源性心脏病患者的护理。患者系一位76岁老年男性,诊断为肺动脉高压伴慢性肺源性心脏病,有40年的慢性阻塞性肺疾病病史。就医过程中,分别经历感染加重并发心力衰竭、呼吸衰竭、入住监护室、无创呼吸机辅助通气,出现肺性脑病、出院健康指导等一系列场景,以及在此背景下医护人员与家属、患者之间的沟通。此案例主要考查肺动脉高压、慢性肺源性心脏病、心力衰竭的概念、诊断依据的认识及理解发病机制、并发症的护理要点、机械通气的注意事项、人工气道的安全护理、健康教育在临床中的应用,并在此过程中体会医护合作和护患沟通的要点,提高护理人员对危重患者治疗护理中的评判性思维和解决临床实际问题的能力,以及对患者进行个性化人文关怀的能力。

二、案例教学目标

(一)识记

1.肺动脉高压、慢性肺源性心脏病的概念、诊断依据。

2. 洋地黄类药物应用注意事项。

3. 机械通气的相关适应证、禁忌证、并发症和护理要点。

4. 家庭氧疗的注意事项,并确保患者能正确复述。

(二)理解

1. 肺动脉高压形成机制、慢性肺源性心脏病的发病机制。

2. 肺动脉高压、慢性肺源性心脏病相关体格检查和实验室检查的特征。

3. 机械通气的参数设置和常见报警处理。

4. 健康教育的相关理论和实践。

(三)应用

1. 落实感染监控相关措施,合理使用抗生素控制感染。

2. 早期识别肺性脑病的发生。

3. 做好与医师、患者的有效沟通。

4. 正确有效地做好患者的出院指导。

三、案例情境

(一)情境 1

患者男性,76 岁,既往有慢性阻塞性肺疾病病史 40 年,1 个月前因受凉感冒后出现咳嗽、咳痰加重,并自感胸闷、心悸、气短,在当地医院检查治疗,给予抗炎、止咳、化痰药物治疗后好转。10d 前上述症状再次加重伴双下肢重度水肿,收入我院进一步治疗。急诊完善相关检查示,体温 39.6℃,心率 125/min,胸部 CT 示肺气肿改变,两侧轻度胸膜粘连增厚,主动脉壁部分钙化;心脏彩超示主动脉内径轻度增宽,伴肺动脉高压,左室射血分数 41%,左心室舒张功能减退,拟"肺动脉高压伴慢性肺源性心脏病"收入呼吸科重症监护室。

1. 问题 1 结合患者的临床表现及实验室检查等,医师诊断为肺动脉高压、慢性肺源性心脏病的依据是什么

解析:患者有慢性阻塞性肺疾病病史,胸部 CT 示肺气肿改

变,两侧轻度胸膜粘连增厚,主动脉壁部分钙化。心脏彩超示主动脉内径轻度增宽伴肺动脉高压,左心室射血分数41%、舒张功能减退,双下肢重度水肿可明确诊断。

2. 问题 2　患者由慢性阻塞性肺疾病进展为肺动脉高压伴肺源性心脏病的机制是什么

解析:缺氧是形成肺动脉高压的最重要因素,缺氧时收缩血管物质增多,如白三烯、5-羟色胺、血管紧张素Ⅱ等使肺血管收缩,血管阻力增加,长期反复发作的慢性阻塞性肺病,使肺血管阻力增加。慢性缺氧产生继发性红细胞增多,血液黏稠度增加,缺氧使肾小动脉收缩,肾血流量减少加重钠、水潴留,血容量增多,可使肺动脉压升高。肺循环阻力增加导致肺动脉高压,右心发挥代偿作用,以克服肺动脉压升高的阻力而发生右心室肥厚。随着病情进展,肺动脉压持续升高,右心失代偿而致右心衰竭。由于缺氧、高碳酸血症、酸中毒、相对血流量增多等因素,使左心负荷加重,如病情进展,甚至导致左心衰竭。

3. 问题 3　患者并发心力衰竭的诱因是什么?应用洋地黄类药物的注意事项是什么

解析:患者并发心力衰竭的诱因是感染加重。应用洋地黄类药物的注意事项:①洋地黄中毒、心源性休克、室性心动过速或室颤、心率<50/min、二度以上房室传导阻滞及对洋地黄类药物过敏者应禁用。②肾功能不全及孕妇、哺乳期妇女、早产儿及老年人应慎用。③洋地黄中毒易发生于低钾、缺氧、心肌缺血、用药剂量过大等情况。④早期中毒症状为恶心、呕吐、色视、室性期前收缩、心力衰竭、心律不齐。⑤中毒治疗:停药、利尿、心电监护,保持血钾正常水平。

(二)情境 2

患者收入呼吸监护室,复查动脉血气分析,pH 7.19,PaO_2 50mmHg,$PaCO_2$ 70mmHg,HCO_3^- 20mmol/L,BE＋0.5mmol/L。血常规,白细胞计数 24.9×10^9/L,C 反应蛋白 14.39mg/dl。说

明患者存在Ⅱ型呼吸衰竭,医嘱给予无创呼吸机面罩辅助呼吸,ST模式,FiO₂ 45%,呼吸频率12/min;留置胃管及尿管;给予以抗感染、止喘等对症治疗。

1. 问题1 本案例中,患者初期使用无创呼吸机因感不适配合较差,呼吸机频繁报警,出现了什么情况? 出现该情况是否应马上停止使用呼吸机? 在使用过程中,责任护士应重点监测哪些内容有助于患者有效地使用无创呼吸机

解析:无创机械通气患者初期常会因配合差而发生人机对抗,此时不应立即停止使用呼吸机,需重点关注以下情况。①病情监测,注意监测患者的意识、生命体征、呼吸困难和呼吸窘迫的缓解情况、呼吸频率、脉搏、血氧饱和度、血气分析、心电图、面罩舒适度和对呼吸机设置的依从性。②治疗有效的指标监测,气促改善、呼吸频率减慢、辅助呼吸肌运动减少、反常呼吸消失、血氧饱和度增加、心率改善;血气分析是 PaO_2、$PaCO_2$ 和 pH 改善。③通气参数的监测,包括潮气量、通气频率、吸气压力、呼气压力等参数的设置是否合适,是否有漏气及人机同步性如何等。

2. 问题2 我们知道无创机械通气使用时,患者的配合对治疗效果至关重要,为保证有效地通气,护士应重点教育患者的内容是什么

解析:①告知患者治疗的作用和目的。②告知患者治疗过程中可能出现的各种感觉和症状,帮助患者正确区分正常和异常情况。③告知患者治疗过程中可能出现的问题及相应措施,如面罩可能使患者面部有不适感,使用时要闭口呼吸,减少漏气等。④指导患者有规律地放松呼吸,以便与呼吸机协调。⑤鼓励患者主动排痰并指导吐痰的方法。⑥嘱咐患者如出现不适,应及时告诉医护人员。⑦告知患者如何有效预防鼻面部压力性损伤的发生。

3. 问题3 在保持通气效果的同时,如何做好患者鼻面部压

力性损伤的预防

解析:无创机械通气压力性损伤主要发生在鼻面部,主要以预防为主,可使用透明贴、泡沫敷料等。最重要的就是要注意压迫位置的减压,再者就是营养支持。

4.问题4　患者加用激素和升级抗生素级别,要注意什么

解析:遵医嘱应用抗生素,严格无菌操作,防止交叉感染,同时注意防止口腔真菌感染,观察口腔有无口腔黏膜白斑、声音嘶哑、菌群紊乱。

(三)情境3

患者次日晚约 23:30 出现头痛、烦躁不安、表情淡漠,急查动脉血气分析,pH 7.11,PaO_2 38mmHg,$PaCO_2$ 82mmHg,HCO_3^- 23mmol/L,BE $+2$mmol/L。当班护士立即汇报床位医师。

问题　此时患者可能出现了什么并发症? 怎么处理

解析:患者可能出现了肺性脑病。患者绝对卧床休息,呼吸困难时取半卧位,应用呼吸兴奋药,观察药物的疗效和不良反应。出现心悸、呕吐、震颤、惊厥等症状,立即通知医师。定期监测动脉血气分析,密切观察病情变化,患者出现嗜睡和昏迷等症状时,及时通知医师并协助处理。

(四)情境4

患者经过 1 个月的连续治疗及精心护理,现神志清楚、精神好,白天给予鼻导管吸氧 2L/min,咳嗽咳痰,可自行咳出少量黄色黏痰。无畏寒发热,无胸痛咯血。已拔除胃管,经口进食无呛咳。查口腔黏膜,未见明显黏膜白斑,继续使用碳酸氢钠注射液漱口。夜间使用家用无创呼吸机,监测数据示生命体征平稳。

1.问题1　患者病情已明显好转,但仍有咳嗽咳痰,对此可以做哪些指导

解析:有效地协助患者咳嗽咳痰,患者尽可能采用坐位,先进行深而慢的腹式呼吸 5～6 次,然后深吸气至膈肌完全下降,屏气 3～5s,继而缩唇,缓慢地经口将肺内气体呼出,再深吸一

口气,屏气 3～5s,身体前倾,从胸腔进行 2～3 次短促有力的咳嗽,咳嗽的同时收缩腹肌,或用手按压上腹部,帮助痰液咳出。也可让患者取俯卧位屈膝位,借助膈肌、腹肌收缩,增加腹压,咳出痰液。

2. 问题 2　患者及其家属考虑近期出院,医师建议患者长期家庭氧疗,但患者及家属不是很理解,主动咨询责任护士。对此,责任护士应怎样回答

解析:护士应告知患者及其家属慢性肺源性心脏病患者出院后长期家庭氧疗可提高生活质量和生存率,其对血流动力学、运动能力、精神状态产生有益影响。

3. 问题 3　对该患者而言,除上述指导外,还可以指导患者采取哪些措施来促进健康的恢复

解析:保持口腔健康。保持良好的手卫生习惯,有咳嗽、喷嚏等呼吸道症状时戴口罩或用纸巾遮挡,防止呼吸道感染病原体播散,掌握家庭氧疗的指征及注意事项。具体指征:一般用鼻导管吸氧,氧流量为 1～2L/min,吸氧时间 10～15h/d。目的是使患者在静息状态下,达到 $PaO_2 \geqslant 60mmHg$ 和(或)使 SaO_2 升至 90% 以上。

参 考 文 献

[1]　中华医学会. 临床诊疗指南[M]. 北京:人民卫生出版社,2009:129-160.

[2]　基层医疗卫生机构合理用药指南编写专家组. 慢性肺源性心脏病基层合理用药指南[J]. 中华全科医师杂志,2020,19(9):792-798.

[3]　无创正压通气急诊临床实践专家共识(2018)[J]. 中华急诊医学杂志,2019,28(1):14-24.

[4]　中国医师协会急诊医师分会. 急诊氧气治疗专家共识(2018)[J]. 中华急诊医学,2019,39(4):1-11.

案例 15 1 例急性肺血栓栓塞患者的护理

一、案例简介

本案例探讨的 1 例肺血栓栓塞(PTE)患者的护理。患者系一位 49 岁中年男性,诊断为急性肺栓塞。因病情恶化进行一系列治疗,分别经历了急性肺血栓栓塞的诊断、介入溶栓治疗、出现并发症、出院健康指导等一系列场景,以及在此背景下医护人员与患者、家属之间的沟通。此病例主要考查肺血栓栓塞的一般护理、溶栓、抗凝的护理及血栓的预防,了解医护合作的要点,提高护理人员在治疗护理中评判性思维和解决实际问题的能力,以及对患者的人文关怀。

二、案例教学目标

(一)识记

1. 肺栓塞的适应证、禁忌证、并发症和护理要点。

2. 介入溶栓的观察要点和护理要点。

3. 肺栓塞的概念及诊断依据。

4. 抗凝的护理措施。

5. 血栓的预防。

(二)理解

1. 肺栓塞的主要、次要诊断依据。

2. 肺栓塞的相关体格检查和实验室检查。

3. 溶栓常见并发症的处理。

4. 抗凝期间的凝血功能的监测。

5. 介入治疗血栓的方法及优点。

6. 健康教育的相关理论及实践。

（三）应用

1. 做好血栓的预防和肺栓塞处理措施。
2. 正确有效地做好患者的出院指导。
3. 做好护士与医师、患者的有效沟通。
4. 早期识别肺栓塞的发生。

三、案例情境

（一）情境 1

患者，男，49 岁。于入院前 10d 着凉后间断咳嗽咳痰，自服止咳化痰药物治疗，无发热。于入院前 2d 锻炼下肢时突发喘息，伴心悸，患者立即停止活动，双手扶于支撑物上，后出现一过性晕厥，持续时间不详，发作时伴意识丧失，双膝跪地。患者恢复意识后，稍活动即出现喘息症状，休息 3～5min 喘息症状可缓解。患者就诊于我院急诊，查血常规白细胞升高、BNP 正常、D-二聚体升高，肺动脉造影示血管腔欠充盈、血液中断局部血容量较少，诊断为急性肺血栓栓塞收入我科。

1. 问题 1　诊断急性肺血栓栓塞需要注意从哪些方面进行鉴别诊断

解析：结合现有的病情和已有的检查，判断其诊断依据是否成立，要注意对类似的病因进行鉴别，可从临床表现、实验室检查、影像检查等方面加以区别。

2. 问题 2　结合患者的病情，还可能出现哪些并发症

解析：①急性肺栓塞会影响肺功能，在肺栓塞后，肺的血管堵塞会导致肺组织的坏死，然后导致肺梗死。②肺栓塞后，由于其肺组织的损伤、坏死，最后可能导致肺动脉压力升高，会导致右心衰竭，而右心衰竭会导致患者水肿、肝大、腹水的形成。③心衰后容易导致心律失常，如期前收缩或室性心动过速等。④由于肺呼吸功能的减退，可能会复发肺栓塞的情况。⑤右心衰竭后可出现致残甚至致死的情况。

3. 问题3 结合该病例患者现有的病情,还需要做哪些检查进一步支持诊断

解析:进行血气分析检测,可以有效判断患者的缺氧程度,呼吸衰竭及酸碱失衡的严重程度,对下一步治疗有导向作用。

(二)情境2

患者出现胸闷、憋气、呼吸困难,值班医师立即询问患者家属病史并做相关检查。实验室检查示,D-二聚体增高,白细胞计数 $12×10^9/L$,结合患者病史考虑患者急性肺栓塞,医嘱予以留置尿管,拟行介入溶栓治疗。

1. 问题1 患者除介入溶栓治疗外,还有哪些治疗方法

解析:可口服抗凝药物,如利伐沙班 10mg,口服,1/d;硫酸氢氯吡格雷 75mg,口服,1/d;注射用低分子肝素钙 4250U,皮下注射,1/12h;氯化钠注射液 100ml+注射用尿激酶 40 万 U(30min)泵入,2/d。

2. 问题2 溶栓后的并发症和治疗措施有哪些

解析:溶栓治疗后,可能会出现出血、再灌注损伤、血管再闭塞和变态反应等并发症,应根据具体情况采取相应的措施。①出血,如果溶栓治疗的患者出现严重出血性并发症,应马上停止溶栓药和抗凝药,给予支持治疗,包括扩容和补充凝血因子。如果可行,应直接在局部加压来控制出血。如果患者已经接受过肝素治疗,应使用硫酸鱼精蛋白来逆转肝素的影响。每 1mg 硫酸鱼精蛋白可中和约 100U 的肝素。②再灌注损伤,是指遭受一定时间缺血的组织细胞恢复血流(再灌注)后,组织损伤程度迅速增剧的情况。一旦出现再灌注损伤,应该针对损伤导致的临床症状进行针对性治疗。③血管再闭塞,血栓形成与溶解为一动态过程,血栓溶解后可使血管内粥样硬化斑块表面暴露,极易再次形成血栓。对于这种情况,可在溶栓后 24h 内给予低分子肝素抗凝治疗。④溶栓治疗的其他并发症,包括发热、过敏反应、低血压、恶心、呕吐、肌痛、头痛。如果出现严重过敏反应,患者需停用溶栓

药物,并给予地塞米松等抗过敏治疗,同时继续使用抗凝药物治疗。

(三)情境3

护士巡视病房,观察患者术后出现血尿、穿刺点敷料被血液浸透,患者面色苍白,主诉心悸,报告值班医师,遵医嘱给予更换穿刺点处敷料,静脉输入止血药物。

1. 问题 1　患者出现血尿、穿刺点渗血等情况,应如何向患者和家属进行解释

解析:患者术后出现血尿和渗血是因为溶栓治疗所致,少量出血属正常现象,一般持续 3d 左右症状自行缓解。

2. 问题 2　患者术后 24h 出现体温升高、寒战,是什么原因所致

解析:溶栓后发热是由于无菌坏死物吸收引起的,一般持续 3~5d。

3. 问题 3　患者及家属十分紧张,作为责任护士,这时可以为患者采取哪些护理措施

解析:此时患者和家属是处于高度紧张和焦虑状态的,要及时做好解释沟通,告知患者和家属目前对症治疗方案,以及病情的转归,减轻患者焦虑。同时注意医护团队合作,做好患者的病情观察,及时向医师汇报,注意治疗操作的规范性,并对治疗措施的有效性进行判断,避免护患纠纷的发生。

(四)情境4

护士值班时病房传来一阵吵闹声,与家属了解后,原来是患者想下地上厕所、散步,但此时患者术后敷料还未拆除。

1. 问题 1　护士应如何与患者有效沟通并采取哪些护理措施

解析:应告知患者在敷料还未拆除前应严格卧床休息,一是防止穿刺点还未完全愈合导致出血,二是防止小血栓移动引起其他部位栓塞。护士应注意观察患者穿刺点敷料的包扎固定情况,

有无渗血、渗液,遵医嘱给予心电监护加血氧饱和度监测,持续低流量吸氧(2L/min),给予补液、抗凝等治疗,嘱患者术侧肢体制动24h,24h内严格卧床休息,在此期间需家属床旁陪护。

2. 问题2 护士针对该患者应如何做好静脉血栓的预防及出院指导

解析如下。

(1)静脉血栓的预防指导:①基础预防。抬高患肢,禁止腘窝及小腿下单独垫枕;避免下肢静脉穿刺,特别是反复穿刺;日常注意适度补充水分,增加血液循环;戒烟、戒酒,控制血糖、血脂,多吃水果蔬菜;手术患者鼓励尽早下床活动。②物理预防。踝泵运动、弹力袜、气压式血液循环驱动器。③药物预防。口服药物有阿司匹林、硫酸氢氯吡格雷等;皮下注射药物有低分子肝素钙、那曲肝素钙等;静脉输注药物有尿激酶等。

(2)出院指导:①休息与活动,出院1周内绝对卧床休息,禁止离床活动,待病情稳定后方可逐渐增加活动量,以防发生意外。②注意保暖,预防感冒,减少去人员密集场所,注意个人防护,避免呼吸道相关感染加重肺部原发病。③少食多餐,每餐不宜过饱,以低盐、低脂、清淡易消化为宜,多食新鲜蔬菜和水果。以防燥护阴,滋阴润肺为基本原则,多食芝麻、核桃、鲜藕、梨、蜂蜜、银耳、绿豆等食物,以起到滋阴润肺养血的作用。

参 考 文 献

[1] 中华医学会心血管病学分会肺血管病学组.急性肺栓塞诊断与治疗中国专家共识(2015)[J].中华心血管病杂志,2016,44(3):197-211.

[2] 王玲玲,李来有,黄景香,等.下肢深静脉血栓合并大面积肺栓塞1例[J].河北医药,2022,44(16):2559-2560.

[3] 刘云.COPD急性发作合并呼吸衰竭患者的护理[J].护理实践与研究,2013,10(2):62-64.

[4] 刘莹,李宝丽.急性肺栓塞介入治疗的围手术期护理干预[J].健康必读,2022(17):119-121.

[5] 苏杰,王琼萍,顾红.综合护理干预在急性肺栓塞患者静脉溶栓治疗中的应用[J].护理实践与研究,2018,15(13):53-54.

[6] 王全华,王占宇,孙红伟.责任制护理在急性肺栓塞溶栓治疗护理中的作用及对患者呼吸动力学的影响[J].国际护理学杂志,2021,40(9):1687-1690.

[7] 冯涛,谭茜.尿激酶静脉溶栓治疗急性肺栓塞护理效果研究[J].养生保健指南,2021(28):208.

[8] 曾红.急性肺栓塞患者静脉溶栓治疗的重症监护护理研究[J].养生保健指南,2021(29):171.

[9] 庄晓云.急性肺栓塞的护理[J].饮食保健,2019,6(39):132.

案例 16　1 例肺腺癌伴全身转移患者的护理

一、案例简介

本案例探讨的是 1 例肺腺癌伴全身转移患者的护理。该患者系一位 70 岁老年女性,诊断为左上肺高分化腺癌。因病情进展先后行多次放疗、靶向治疗。治疗过程中分别经历了胸腔穿刺置管引流术、基因检测、免疫组化等一系列场景,以及在此背景下医护人员与患者及家属的沟通。此案例主要考查对肺腺癌的认识,以及放化疗后护理要点、靶向药物的护理要点及胸腔引流管术后的临床应用,并在此过程中了解心理护理的重要性,提高应对突发病情变化的处理能力。

二、案例教学目标

(一)识记

1. 肺腺癌术后护理。

2. 胸腔置管引流术的护理。

3. 口服靶向药物的不良反应及对症护理。

4. 放疗与化疗的区别及放疗的不良反应。

(二)理解

1. 肺腺癌的概念、病因及诊断依据。

2. 肺腺癌的诊疗方法。

(三)应用

1. 规范做好家庭康复训练,以及自我评价效果。

2. 正确有效地做好患者出院指导。

三、案例情境

(一)情境 1

患者,女,70 岁。患者于 2012 年 7 月体检时行胸片检查发现左上肺占位,直径约 2cm,边缘毛糙,可见毛刺。8 月于当地医院查肺 CT 示,左肺上叶结节影,不除外肺癌。在肿瘤医院行 PET-CT 检查示,左肺上叶下舌段结节,最大 SUV 分别为 2.6cm×3.4cm,2.2cm×2.0cm,远端可见条索影,牵拉邻近胸膜,病变邻近斜裂。左肺上叶舌段支气管扩张。左肺上叶多发小结节,双腋窝小淋巴结,双肺门、纵隔未见明确肿大淋巴结。患者于 2012 年 9 月 10 日于某医院行左上肺切除＋纵隔淋巴结清扫术,手术过程顺利,术后恢复良好。术后病理回报,左上肺高分化腺癌,局灶有微乳头分化,紧邻胸膜,淋巴结未见转移癌。术后患者未行化疗及服用靶向药治疗,定期复查肺 CT。

1. 问题 1 结合该例患者现有的病情,还需要做哪些检查进一步支持诊断

解析:为明确诊断,进一步行 PET-CT 检查。

2. 问题 2 PET-CT 明确诊断后给予什么治疗方法

解析:肺癌早期的最佳治疗方法是手术治疗,应力争根治切除,以达到切除肿瘤、减少转移和复发。

3. 问题3　肺癌如何临床分期

解析:肺癌 TNM 分期是按肺癌发生部位、大小及扩散程度的一种临床分期。1985 年第四届肺癌国际会议公布的肺癌分期标准如下。T:代表原发肿瘤。Tx:支气管-肺分泌物中找到癌细胞,X 线检查(－),纤维支气管镜检查(－)。T0:找不到原发灶。Tis:原位癌。T1:肿瘤≤3cm,无周围转移。T2:肿瘤≥3cm,或向肺门扩散伴肺不张。T3:肿瘤已累及胸膜、横膈及纵隔或距隆突不到 2cm。T4:肿瘤已侵犯纵隔、心脏、大血管、食管、椎体、隆突或出现胸水。N:代表所属淋巴结。N0:无淋巴结转移。N1:支气管周围或同侧肺门淋巴结转移。N2:同侧纵隔或隆突下淋巴结转移。N3:对侧肺门、纵隔或斜角肌、锁骨上淋巴结转移。M:代表远处转移。M0:无远处转移。M1:有远处转移。肺癌分期。隐性癌(TxN0M0)。原位癌(TisN0M0)。Ⅰ期(T1～2N0M0)。Ⅱ期:(T1～2N1M0)。ⅢA 期:(T3N0M0;T1～3N2M0)。ⅢB 期:(T1～4N3M0;T4N1M0)。Ⅳ期:(T1～4N1～3M1)。

4. 问题4　什么是肺腺癌? 其病因及诊断依据有哪些

解析如下。

(1)概念:肺腺癌是非小细胞肺癌的一类,多数起源于支气管黏膜上皮,少数起源于大支气管的黏液腺,主要来自小支气管的黏液腺体,3/4 以上患者病灶发生在外周,空洞形成罕见。该病进展较缓慢,初期症状一般不明显。

(2)病因:研究表明肺腺癌的发生可能与下列因素有关,如吸烟、大气污染、室内微小环境的污染、职业危害、慢性肺部疾病、遗传因素。

(3)诊断依据:检查和诊断肺腺癌的主要方法是通过影像学检查来初步诊断,做胸部 CT 检查或胸部增强 CT 检查、MRI、PET-CT 检查都可以初步判断肺部恶性肿瘤的存在。如果要确诊还需要做穿刺活检,通过病理诊断确诊,也可以做电子支气管镜检查,取病理诊断来确诊。

5. 问题 5 肺腺癌术后护理要点有哪些

解析如下。

(1)术后生命体征、体位、疼痛的护理要点:①监测生命体征。术后注意监测生命体征,注意有无呼吸窘迫的现象,如有异常应及时告知医师并协助处理。②给予合适体位。根据手术部位采取合适体位。③控制疼痛。当患者主诉疼痛时,全面评估疼痛,合理控制疼痛。

(2)术后休息活动与饮食营养、胸腔引流、预防感染的护理要点:①休息活动与饮食营养。术后应保证身心休息,合理营养。必要时早期提供肠内和肠外营养支持,以维持营养和水电解质平衡。②维持胸腔引流通畅。密切观察引流液量、色和性状,当引流液量多且为血性时(每小时 100~200ml),应考虑有活动性出血,需立即告知医师并协助处理。③术后预防感染。对患者进行有效的术前指导;保持呼吸道通畅,注意观察痰液的量、颜色、黏稠度及气味,观察切口的渗血、渗液情况,保持伤口敷料的干燥;注意切口的温度、湿度,同时加强皮肤和口腔护理。

(3)心理与社会支持护理要点:①保持积极态度与患者及其家属讨论和解决遇到的问题。②提供更多资源,如友好访视,介绍抗癌协会,提供有关抗癌的资料及活动等信息。③切实帮助患者安排好日常的生活、休息、饮食和活动等。

(二)情境 2

2015 年 10 月 27 日患者因胸闷、胸痛伴喘憋,行超声引导下左侧胸腔穿刺置管引流术,术后胸闷、喘憋症状好转。2012 年手术蜡块行 EGFR 基因检测及 ALK 免疫组化示 Exon 21 L858R(2573T>G)突变,2015 年 11 月 13 日开始口服吉非替尼 0.25g,1/d 靶向治疗,治疗后出现散在皮疹。肺部 CT 复查示,左侧胸腔积液较前明显减少;全身骨扫描未见明确骨转移征象;行颅脑 MRI 提示,右侧颞叶、顶叶转移瘤。

1. 问题1　患者胸闷、胸痛,如何处理

解析:给予鼻导管吸氧,氧流量 2L/min,并给予镇痛药物,行超声引导下左侧胸腔穿刺置管引流术。

2. 问题2　胸腔引流管护理要点有哪些

解析:①保持管道的密闭和无菌。胸腔引流管临床上常使用的是胸腔闭式引流管,在使用前需要检查引流装置的密封状况,胸壁伤口引流管周围用敷料包扎严密。24h 需要更换引流瓶,更换时注意无菌操作,防止感染。②维持引流通畅。胸腔闭式引流主要靠重力引流,水封瓶液面应低于引流管胸腔出口平面,一般是 60cm,同时需要注意检查引流管的通畅状况,以防血凝块堵塞管口。③观察记录。观察引流液的量、颜色、性状、水柱波动范围,同时要注意观察患者生命体征、是否有缺氧状况。

3. 问题3　口服靶向药物的作用有哪些

解析:一般情况下,靶向药的功效与作用主要是抑制或杀死癌细胞。靶向药物通常是针对特定的靶点来起到作用,通常在治疗前需要根据基因检测去寻找其特异性的治疗靶点。在患者应用靶向药物治疗之后,靶向药物会直接作用到其靶点的癌细胞,从而杀死或抑制癌细胞。但部分靶向药物属于多靶点或多激酶的抑制药,此时无须进行基因检测,该类药物可以同时抑制多个靶点,从而抑制癌细胞生长。

4. 问题4　本案例中,患者出现皮疹如何治疗

解析:通常主要是采用局部抗过敏类药物,以及糖皮质激素类药物等进行治疗,必要时需要在医师指导下更换靶向药物。①抗过敏类药物,如患者的皮疹情况不严重,暂时未对生活、病情等造成影响,可继续服用靶向药物进行治疗。针对有皮疹的病灶部位涂抹抗过敏类药物进行治疗即可,临床上较为常用的药物有盐酸氯环利嗪乳膏、地奈德乳膏等,治疗一段时间后症状可逐渐好转,甚至消失。②糖皮质激素类药物,如皮疹病情发展迅速,在这段时间内病灶范围不断增大,已经形成明显的药疹,同时还有

局部液体渗出、发热的情况,需要暂停靶向药物的服用。同时使用糖皮质激素进行治疗,可遵医嘱口服地塞米松片,也可以通过静脉滴注醋酸氢化可的松,控制炎症发展缓解皮疹情况。治疗期间建议患者保持充足睡眠及良好的饮食,避免食用刺激性辛辣食物,以免加重症状。

(三)情境 3

2016 年 4 月 5 日凌晨患者出现左侧肢体抽搐,持续约 5min,无意识丧失,给予"丙戊酸镁缓释片 0.25g,口服,晚间 1 次"治疗。行胸腹部 CT、头颅 MRI 等检查,提示病情稳定,继续口服吉非替尼、丙戊酸镁缓释片控制病情。

1. 问题 1　患者左侧肢体抽搐,是什么病的症状

解析:是癫痫局灶性发作的症状,表现为一侧面部或肢体发生不自觉的抽动。

2. 问题 2　抽搐时应该怎么做

解析:①立即将患者放倒平躺,头偏向一侧并略向后仰,颈部稍抬高,将患者领带、腰带等松解,注意不要使患者跌落在地上。②迅速清除口、鼻、咽喉分泌物与呕吐物,以保证呼吸道通畅,防止舌根后坠。避免用纱布或者毛巾等塞入患者口中,以免堵塞气道以及损伤牙齿,也要避免用手指掐压人中、合谷等穴位。③将患者周围物体清空,防止患者在剧烈抽搐时与周围硬物碰撞致伤,绝不可用强力把抽搐的肢体压住,以免引起骨折。④在患者抽搐时切记不能喂药、食物及水,避免误吸,甚至导致窒息死亡。不能因为着急而把手指放入患者口中,以免咬伤手指出现流血,引起患者呛咳甚至窒息。

(四)情境 4

2018 年 1 月,复查头颅 MRI、腹部 CT 示,病灶稳定,但胸部 CT 示病灶较前增大,不除外吉非替尼耐药的可能性致疾病进展,后行左肺局部放疗。2018 年 7 月 18 日入住生物治疗科,复查胸部 CT,与 2018 年 4 月 7 日片对比,左肺术后改变、左侧胸膜增

厚,左肺上叶部分不张、病灶范围较前增大。

1. 问题 1　什么是分子靶向药物

解析:分子靶向药物是治疗恶性肿瘤的一大类药物,靶向药物可以准确地识别肿瘤细胞,它在杀灭肿瘤细胞的同时,对人体正常细胞影响比较小。靶向药物的应用是基于人体的基因突变,在应用靶向药物的时候,要做基因突变的检测。靶向药物可以分为小分子类药物,这些小分子药物可以与发生基因突变的恶性肿瘤细胞相结合,其中包括表皮生长因子受体抑制药,以及血管内皮生长因子受体抑制药,这类药物可以阻断肿瘤细胞的生长以及增殖。其次,常见的靶向药物治疗就是单克隆抗体,它可以用于乳腺癌及结直肠癌等恶性肿瘤的治疗。这类药物的作用机制主要是通过抗原抗体的特异性结合,来识别恶性肿瘤细胞,从而阻断恶性肿瘤的增殖,达到杀伤和杀死恶性肿瘤的目的。

2. 问题 2　分子靶向药物耐药后进一步治疗措施有哪些

解析:患者使用靶向药物治疗出现耐药后,可以通过更换药物、更换治疗方法等手段继续治疗,同时还应注意日常生活管理。

3. 问题 3　放疗的作用有哪些

解析:①杀死癌细胞,放疗主要是利用放射线对肿瘤进行局部治疗。放射线采用的是高能量射线,能够间接或直接性杀死癌细胞。②控制肿瘤增长,放疗能够抑制癌细胞的繁殖,降低癌细胞的活性,定期进行放疗,可以控制肿瘤生长,防止癌细胞转移。③减轻患者痛苦,放疗具有镇痛的功效。癌症晚期癌细胞发生远处转移,会引起全身性疼痛,通过放疗能够减轻患者的痛苦。④延长生存期,放疗对治疗癌细胞有一定的效果,配合医师定期进行放疗,可以延长患者的生存期。

(五)情境 5

2018 年 10 月,患者开始出现左侧下肢活动不利,跛行步态加重,10 月 29 日查颅脑 MRI 提示,脑内多发转移瘤,病变周围组织水肿,查胸部 CT 提示病灶较前增大,不除外吉非替尼耐药的可能性,给予甘露醇降颅压、吉非替尼片及贝伐珠单抗治疗。2018 年 11 月完善相关检查,评估吉非替尼耐药,送检基因检测示 EGFR T790M 突变阳性,2018 年 11 月 22 日调整为口服甲磺酸奥西替尼 80mg(1/d)治疗。

1. 问题 1　基因检测,EGFR T790M 突变阳性什么意思

解析:T790M 的突变属于有非小细胞肺癌的患者,在经过针对 EGFR 基因敏感突变的小分子的酪氨酸激酶抑制药物治疗之后,经常出现的一种耐药性突变。如果在针对 EGFR 基因治疗之后出现了 T790M 突变的话,往往意味着对原来的小分子酪氨酸激酶抑制药出现了耐药的现象,这个时候就需要停止原来的小分子酪氨酸激酶抑制药的治疗,而换用能够对 T790M 突变有效的新的小分子酪氨酸激酶抑制药,比如可使用第三代的药物进行治疗。

2. 问题 2　颅内压增高有哪些表现

解析:颅内压增高的表现主要有视神经乳头水肿、头痛、呕吐等情况。

3. 问题 3　常用的降颅内压的药物有哪些

解析:首先可以使用甘油盐水治疗,这是一种无色黏稠液体,具有脱水的作用;乙酰唑胺是一种利尿药,它可以减少脑脊液的产生,对于脑积水、脑炎、脑肿瘤等引起的颅压高具有较好的效果。但是,颅内压高一般会出现恶心、呕吐,如果发生呕吐,失去药效或降低药效,所以大多数是非口服治疗,比如使用甘露醇、甘油果糖脱水。甘露醇属于脱水药,对于各种原因引起的脑水肿有一定的改善,能够降低颅内压,防止脑疝。甘油果糖是一种复方制剂,是一种高渗透性脱水药,能够参与脑代谢过程,改善脑代谢。

(六)情境 6

2018 年 11 月 26 日与 12 月 17 日,进行贝伐珠单抗治疗,过程顺利。2019 年 2 月活动后气短不适,给予奥西替尼抗肿瘤,格

列美脲联合二甲双胍降糖,苯磺酸氨氯地平片降压,丙戊酸镁缓释片控制癫痫发作,甘露醇、甘油果糖脱水降颅压,碳酸钙 D3 片补钙,参芪扶正,胸腺五肽增强免疫力等对症治疗。

1. 问题 1　血管靶向药的作用有哪些

解析:贝伐珠单抗是一种大分子抗血管生成类的药物,可以有效地选择性结合血管内皮生长因子,从而抑制肿瘤新生血管的形成,起到抗癌的作用。该药物可用于复发性胶质母细胞瘤的治疗。

2. 问题 2　贝伐珠单抗,血管靶向治疗优势有哪些,为什么要密切监测血压

解析:贝伐珠单抗是多种肿瘤的靶向药物,可以减少肿瘤患者微血管的生成,并抑制转移灶。贝伐珠单抗的不良反应是血压升高,应给予定时监测血压,患者出现头晕、头痛症状后应告知医师,应用降压药对症处理,可以长期应用降压药,但一定要定时监测血压,防止发生低血压危象。

(七)情境 7

2019 年 9 月患者因走路不稳,自觉腰部及下肢有不被支配感觉,于 2020 年 10 月 19 日行 ECT 检查提示,肺癌伴多发转移;胸骨放射性浓聚影,考虑骨转移。余全身骨扫描未见骨转移征象。2020 年 10 月 21 日,使用唑来膦酸治疗,以及继续口服奥西替尼80mg/d 靶向治疗。患者无明显不适,请康复科给予康复治疗后出院。

1. 问题 1　唑来膦酸有什么作用及出现高热反应如何处理

解析:唑来膦酸主要是用于治疗恶性肿瘤溶骨性骨转移引起的骨痛,临床药理学研究表明,唑来膦酸主要是抑制骨吸收,可抑制破骨细胞活动,诱导破骨细胞凋亡,还可通过与骨的结合阻断破骨细胞对矿化骨和软骨的吸收等。输入唑来膦酸后患者出现高热,给予物理降温或是遵医嘱应用退热药物。

2. 问题 2　患者病情稳定,家属考虑出院,家属希望回家后

继续康复锻炼,但是患者年龄大,记不住动作,护士应该怎样办

解析:护士应该在下次康复科来做康复指导时进行学习,记住动作后教会患者回去怎么做,或者拿着患者手机记录下康复科做的康复锻炼的动作,让患者回去看着手机慢慢学习。

3.问题3　对该患者而言,除上述指导外,还可以指导患者采取哪些措施来促进健康的恢复

解析:指导患者做好肺炎的预防措施。①戒烟、避免酗酒、保证充足的营养。②保持口腔健康。③保持良好的手卫生习惯。④有咳嗽、喷嚏等呼吸道症状时戴口罩或用纸巾遮挡,防止呼吸道感染。

参 考 文 献

[1]　姜安丽.新编护理学基础[M].北京:人民卫生出版社,2010:249-253.

[2]　朱家恺,黄洁夫,陈积圣.外科学辞典[M].北京:科学技术出版社,2003.

案例17　1例肺黏液腺癌患者的护理

一、案例简介

本案例探讨的是1例肺黏液腺癌患者的护理。该患者系一位51岁中年男性,2012年病理确诊右肺黏液腺癌。因病情进展行多次化疗、放疗、靶向治疗。治疗过程中分别经历了多种组合化疗、不同部位放疗、血管靶向治疗、颅脑转移瘤的不同处理等一系列场景,以及在此背景下医护人员与患者及家属的沟通。此案例主要考查对肺黏液腺癌的认识、化疗后护理要点、放疗后护理要点、颅脑转移的护理要点及健康教育在临床的应用,并在此过程中了解心理护理的重要性,提高应对突发病情变化的处理

能力。

二、案例教学目标

(一)识记

1. 化疗放疗不良反应的护理措施。

2. 颅脑转移的并发症与护理。

3. 疼痛的护理。

(二)理解

1. 肺黏液腺癌的概念、病因及诊断依据。

2. 肿瘤不同程度分期及对应的治疗。

3. 化疗联合血管靶向治疗。

4. 放疗的相关知识。

(三)应用

1. 正确有效地做好饮食指导、健康宣教。

2. 化疗联合口服靶向治疗的护理。

三、案例情境

(一)情境 1

患者男性,51 岁,患者于 2012 年 4 月 10 日单位组织体检时,行胸正位片检查示"右肺体积缩小,右侧胸膜病变"。2012 年 4 月 25 日就诊于本院,门诊行肺 CT 检查示"右肺占位、右侧胸腔积液"。自诉剧烈活动时憋气,无发热,偶有咳嗽、咳黄痰。入院后行右侧胸腔穿刺置管引流术,引流出浅黄色胸腔积液,胸水化验为渗出液;胸水送细胞学检查 3 次均见腺癌细胞。既往史:有吸烟史 30 年,吸烟指数为 600 支·年。辅助检查:肺 CT 检查,右肺中叶、右肺下叶高密度影,右侧胸腔积液。心电图检查,窦性心动过缓伴不齐、左心室高电压。糖类抗原 CA125 47.89U/ml。全身骨扫描未见明确骨异常浓聚征象。脑部 MRI 平扫及 DWI 未见明显异常。门诊以"右肺占位、右侧胸腔积液"收入院。

1. 问题1　结合患者胸部CT及实验室检查,为明确诊断下一步应该做什么检查

解析:CT提示肺部占位、胸腔积液,癌胚抗原测定结果,考虑为肺癌。

为明确诊断,下一步应该进行肺部穿刺活检,做病理以明确诊断。

2. 问题2　怎么获取样本

解析:通过病理组织活检发现癌细胞,获取样本途径如下。

(1)病变位置靠近气管、主支气管,可以经气管镜针吸活检术。

(2)病变位置在外周或靠近胸壁,则通过CT引导下经皮肺穿刺活检。

(3)病变位置在深部,通过电磁导航支气管镜穿刺活检。

(4)经胸腔镜取肺组织。

(5)开胸肺活检。

(6)痰液细胞学检查。

(7)体腔积液沉渣病理检查。

3. 问题3　肺癌的不同阶段分别有哪些症状

解析如下。

(1)原发肿瘤局部生长引起的症状:①咳嗽,是最常见的早期症状,由于肿瘤的生长部位、方式和速度不同,咳嗽表现不尽相同,常表现为无痰或少痰的阵发性刺激性干咳。②痰中带血或咯血,是最有提示意义的肺癌症状,以中央型肺癌多见,表现为特征性的间歇性或持续性的痰中带血或小量咯血,偶尔有大咯血。③呼吸困难,表现为气短、喘息,偶尔出现喘鸣音,听诊时呈局限性或单侧哮鸣音。④发热,肿瘤阻塞气管,继而引发阻塞性肺炎、肺不张或肿瘤组织坏死,引起发热症状。

(2)肿瘤侵犯邻近器官组织引起的症状:①胸痛,常表现为胸部不规则隐痛或钝痛,咳嗽时疼痛加重。当出现持续、剧烈、不易

被药物所控制的胸痛时,常提示肿瘤广泛侵犯胸壁组织。当出现肩、胸背部持续性疼痛时,则提示肿瘤可能向胸壁外组织侵袭。②声音嘶哑,常因肿瘤直接侵犯压迫纵隔、淋巴结大、压迫喉返神经,从而导致声带麻痹。③胸腔积液,提示肿瘤转移使胸膜或肺部的淋巴回流受阻。④上腔静脉阻塞综合征,肿瘤直接侵犯纵隔或转移的增大的淋巴结压迫上腔静脉导致上腔静脉回流受阻。

(3)肿瘤远处转移引起的症状:肺癌最常转移到中枢神经系统及骨组织,症状与转移部位的功能密切相关。

(4)肺外症状:肺癌能产生激素、抗原、酶等具有特殊活性的物质,出现肥大性骨关节病、肿瘤相关异位激素分泌综合征、其他心血管系统、血液系统疾病等。

4. 问题4　患者剧烈活动时憋气,原因是什么? 如何处理

解析:患者憋气主要原因是胸腔积液、肺功能下降。应避免剧烈活动,循序渐进地锻炼呼吸功能,适当的吸氧,以改善这种状况。症状比较严重时,可以进行胸腔穿刺置管引流术,有可能缓解憋气的症状,同时要进行肺癌的病因治疗。

5. 问题5　患者有右侧胸腔积液,实验室检查为漏出液,肺癌患者的胸腔积液的渗出液与漏出液的区别有哪些

解析:肺癌患者的胸腔积液从性质上讲可以分为两大类,即渗出液和漏出液。渗出液从病因上又可以分为肿瘤性和炎症性。肿瘤性主要是癌细胞转移至胸膜,导致胸膜细胞分泌的液体进入胸腔;而炎症性主要与肺癌患者肺部感染有关系,炎症刺激胸膜分泌大量渗出液到胸腔形成胸腔积液。漏出液从病因上说也可以分为两种,即低蛋白血症和心源性,低蛋白血症主要是由于肺癌患者营养状况差,血清白蛋白浓度降低,血浆胶体渗透压下降,血液中的水分漏出到胸膜腔形成的;而心源性主要与患者化疗后或者是肺功能差引起的肺源性心脏病,导致心功能不全、体循环瘀血、毛细血管静水压增加、血液中水分漏出到胸膜腔而形成的。

6. 问题6　胸腔引流管护理要点都有哪些? 如果胸腔引流

瓶脱落该如何处理？如果患者不慎将胸腔引流管拔出应该如何处置

解析如下。

(1)胸腔闭式引流的护理要点如下。

①保持引流管的通畅和密封。

②注意引流液的颜色，是血性的还是黄色的。

③密切观察患者的病情，重点监测生命体征。

④注意保持引流口局部清洁干燥，定期消毒，避免感染。

⑤准确记录引流液的量。

⑥引流管脱落，应该立即报告医师，进行相应的处置。

(2)胸腔引流管和胸腔闭式引流瓶之间连接的接头松开导致胸腔闭式引流管的脱落：胸腔引流管末端接一次性负压接头，胸腔闭式引流瓶脱落时负压接头会自动闭合，所以不用紧张，通知医师用碘伏或者乙醇消毒后，重新更换胸腔闭式引流瓶。

(3)如果胸腔引流管脱落，需要立即应用凡士林纱布外加普通纱布加压覆盖于引流口，减少外界气体进入胸腔，避免引起气胸等并发症，还可以防止感染的发生。根据病情的需要，可以再次置入引流管或重新选择位置进行置管。之后可复查胸部X线或者胸部CT，了解是否出现气胸等情况。需要注意加强护理，密切观察引流管固定的情况。对患者做好健康教育及心理护理。

(二)情境2

2012年5月17日，患者行CT引导下经皮穿刺活检术，术后病理示右肺穿刺组织内见黏液性腺癌。2012年5月24日，给予培美曲塞(1.0 gD1)＋顺铂(40mgD1-3)化疗。化疗后出现大便干燥、面部皮疹，无恶心、呕吐等症状。查体：神志清楚，口唇无发绀，右下肺呼吸音弱，左肺呼吸音清，未闻及干湿啰音，心率72/min，律齐，腹软，双下肢无水肿。化疗过程顺利，无消化道反应，大便干燥，服用麻仁润肠丸及乳果糖口服液后便秘缓解。患者面部皮疹，请皮肤科会诊，口服氯雷他定片及局部用丁酸氢化可的松治疗。患者要求今日出院,请示上级医师,同意患者出院。

1. 问题 1　肺黏液腺癌的概念、病因及诊断依据有哪些

解析如下。

(1)概念:肺黏液性腺癌是属于黏液腺癌,是一种少见的肺腺癌类型,属于肺腺癌的一种特殊亚型,其组织学特点是肿瘤内含有丰富的黏液,具有独特的临床病理特征和免疫表型。

(2)病因:可能与吸烟、环境污染、遗传、特殊职业或者肺部慢性疾病等有关。

(3)诊断依据:①影像学特点主要是结节影、肺实变影(肺炎型)。②肺黏液性腺癌的确诊主要依靠病理学检查。

2. 问题 2　肺癌种类如何划分?肺黏液腺癌对应的治疗有哪些

解析:根据肺癌的分化程度、形态特征和生物学特点,目前将肺癌分为两大类,即小细胞肺癌和非小细胞肺癌,后者包括鳞状细胞癌、腺癌、大细胞癌及其他(腺鳞癌、肉瘤样癌、类癌、唾液腺肿瘤)等。

目前,没有诊断和治疗肺黏液腺癌的指南。一般情况下,可以参考肺腺癌的治疗规范,包括手术、放化疗、靶向、免疫及中医药治疗。

3. 问题 3　肺腺癌化疗方案如何选择

解析:以含铂的双药化疗为主,常见包括 NP 方案、DP 方案、TP 方案、PP 方案。

(1)NP 方案:主要是指长春瑞滨联合铂类药物,铂类药物可以应用顺铂或卡铂等,二者疗效相似,只是不良反应表现不同。

(2)DP 方案:主要是指多西他赛联合铂类药物,铂类药物可以使用卡铂、顺铂。

(3)TP 方案:主要是指紫杉醇联合铂类药物。

(4)PP 方案:主要是指培美曲塞联合铂类药物,此化疗方案主要适用于上述治疗方案效果不佳的患者,PP 方案要略好于

NP、DP、TP 等治疗方案。

4. 问题 4　如何进行化疗周期性用药

解析：与肿瘤的病理分期、患者的身体状况及所用的药物有关。一般来说，化疗周期采用间隔 3 周的方案比较多，也就是 2 次化疗之间间隔 3 周，属于 21 天方案。还有的可能需要采用 28 天方案，也就是中间间隔 4 周。

此患者进行 6 期培美曲塞＋顺铂化疗，化疗周期采用间隔 3 周，属于 21 天方案。

5. 问题 5　出现大便干燥时如何选择药物

解析：按以下顺序选择药物。

(1)容积性泻药：常见的有欧车前、聚卡波菲钙、麦麸等。只适合程度较轻的便秘，且服药期间需要足量饮水，富含纤维素或纤维素衍生物，有很强的吸水膨胀能力，且不会被人体消化吸收。

(2)渗透性泻药：常见的有聚乙二醇、乳果糖和盐类泻药(硫酸镁)。适用于中等程度的便秘，且服药期间需要充足饮水。渗透性通便药在肠内形成高渗状态，进入大肠以后会"阻止"水分被肠壁吸收，从而保留肠内水分，润滑肠道，软化粪便。

(3)刺激性泻药：比沙可啶、蒽醌类药物(如大黄、番泻叶、麻仁丸)、蓖麻油。作用强而迅速，可短期使用，会损害肠神经系统。

(4)润滑性泻药：常见的有甘油、矿物油、液状石蜡及其他植物油等，安全性相对较高，不可长期使用。

(5)促动力药：伊托必利、莫沙必利。

(6)促分泌药：鲁比前列酮、利那洛肽。

(7)微生态制剂：益生菌、益生元、合生元。

(8)中医中药：中药、针灸、按摩推拿。

此患者进一步处理主要选择服用乳果糖口服液 10ml，2/d，必要时服用麻仁润肠丸、开塞露纳肛缓解便秘。

6. 问题 6　本案例患者出现皮疹的治疗措施有哪些

解析：此患者属于化疗药物导致的轻中度颜面部皮疹，日常清水洗脸,清淡饮食,仍未缓解,请皮肤科会诊,口服氯雷他定片及局部用丁酸氢化可的松治疗,有所好转可耐受,未停用化疗药。具体护理措施如下。

(1)让患者减少日晒的时间,注意避光,因为靶向药所致的皮疹都属于光敏性皮疹。

(2)每天保持身体清洁和干燥部位皮肤的湿润,不要接触碱性和刺激性强的洗漱用品,沐浴后要用温和的润肤露、维生素 E 软膏来保持皮肤的湿润。

(3)对于轻中度的皮损,患者可不做任何处理或者局部使用皮炎平、氢化可的松来对症治疗。对于重度的皮损或伴有感染,可选择合适的抗生素进行治疗,必要时可以用甲泼尼龙,并减少靶向药物的剂量,如果用药 2～4 周不良反应仍未缓解,可以考虑暂时停用或终止治疗。

(4)心理护理,护理人员要有高度的同情心和责任感,关心、爱护、帮助患者,每日坚持护理查房,协调护患关系,询问患者的饮食、心理、休息情况,及时为患者排解疑难问题。

(三)情境 3

2015 年 8 月患者出现腰部酸胀感,坐或平躺时疼痛较强烈,腰部放射引起右下肢近端疼痛。复查骨扫描,提示骨转移增多,考虑疾病进展,给予放疗 12 次后缓解,换用"培美曲塞二钠＋卡铂＋唑来膦酸"方案治疗,分子病理检查报告 EML4- ALK 基因融合阳性,口服克唑替尼治疗,复查癌胚抗原有逐渐升高趋势,不排除克唑替尼耐药的可能,停药 2 个月,自行外购 AP26113 口服。

1. 问题 1　疼痛的护理措施有哪些

解析如下。

(1)用药护理:"三阶梯疗法"的原则是口服给药、按时给药、按阶梯给药、药物剂量个体化。第一阶梯——非阿片类药物;第二阶梯——弱阿片类药物;第三阶梯——强阿片类药物;此患者口服双氯芬酸钠肠溶胶囊 75mg,2/d。

（2）病因治疗：给予放疗12次后缓解，换用"培美曲塞二钠＋卡铂＋唑来膦酸"方案治疗。

（3）心理护理：疼痛能增加不良的情绪和应激，不良情绪又能加重疼痛。因此，要做好心理护理，可使用各种心理疗法，如放松、引导想象、催眠、音乐疗法，消除患者不良情绪，增强战胜疼痛的信心。

2. 问题2　放疗的作用有哪些？为什么可以缓解疼痛

解析：放疗对癌症骨转移患者有治疗效果，对患者的骨痛症状也有缓解效果。临床上癌症骨转移患者多表现为不同程度的骨痛。放疗利用射线的电离辐射对癌组织造成破坏，达到杀灭癌细胞的目的，可以杀灭部分发生骨转移的癌细胞，控制癌症病灶，减轻癌细胞对骨组织浸润程度，也能在一定程度上缓解疼痛症状，所以放疗对癌症骨转移骨痛患者有治疗效果。

3. 问题3　骨转移增多时，为什么要加用唑来膦酸

解析：骨转移属于临床中癌症常见并发症，肿瘤细胞转移至骨质造成骨质破坏、溶解，从而引起一系列并发症，如疼痛、活动受限、病理性骨折、血钙增高等。唑来膦酸作为双膦酸盐类药物，能够抑制骨转移，作用机制主要为抑制人体内破骨细胞的活动，减少骨质吸收与破坏，从而缓解患者疼痛症状，同时可降低血液中钙离子浓度，避免血钙增高引起一系列并发症。因此，双膦酸盐不仅能够用于骨转移患者，对于骨质疏松患者也有一定治疗效果，但不良反应比较明显，长期使用唑来膦酸盐可能会造成下颌骨坏死，而短期使用部分患者可能会出现发热、骨痛、胃肠道反应等。

唑来膦酸最常见的不良反应就是一过性高热反应，大多数情况下无须特殊处理，会在24～48h内自动消退。

4. 问题4　为什么进行基因检测？EML4-ALK基因融合阳性怎么用药

解析如下。

（1）靶向治疗是指精准治疗，它可以精准地针对某一些基因，从而达到治疗的效果。做基因检测的目的是在使用靶向药物前，

明确基因突变靶点,不同基因突变对应的治疗方案及药物不同。

(2)ALK 融合基因阳性的患者,可选择阿来替尼、塞瑞替尼、克唑替尼,临床一线已经开始化疗的过程中发现 ALK 融合基因阳性的患者,推荐可完成常规化疗,包括维持治疗后换用靶向治疗或者中断化疗后开始靶向治疗。

5. 问题 5　什么是分子靶向治疗？肺癌前沿治疗又有哪些

解析如下。

(1)分子靶向治疗:指针对明确的致癌驱动基因而研发的药物,药物进入体内后能特异性地作用于肿瘤细胞,使肿瘤细胞死亡。该疗法能够选择性地抑制肿瘤细胞,而不影响正常组织,能显著延长患者的生存期。主要应用于非小细胞肺癌中的腺癌。分子靶向治疗前需要完善组织或血的基因检测,明确是否存在驱动基因及其突变类型,并依据分子分型选择药物。常用药物有以 EGFR 突变阳性为靶点的吉非替尼等;以 ALK、ROS1 重排阳性为靶点的克唑替尼等;以肿瘤血管为靶点的贝伐珠单抗等。

(2)前沿治疗:目前,免疫治疗是研究的热点,已经成为晚期肺癌治疗不可或缺的一部分,特别是 PD-1/PD-L1 抑制药物的应用。临床一线使用 PD-1/PD-L1 抑制药联合化疗能显著提高治疗效率,提高晚期非小细胞癌患者的缓解率和总体生存期。目前国内外有望临床获批或已获批的药物为纳武单抗、派姆单抗、Atezolizumab、Avelumab。

该患者在分子病理检查报告 EML4-ALK 基因融合阳性,可选择口服克唑替尼治疗。

6. 问题 6　该患者在口服克唑替尼治疗,复查癌胚抗原有逐渐升高趋势,不排除克唑替尼耐药的可能,自行外购 AP26113 口服,AP26113 是什么药呢

解析:2017 年 FDA 批准新的 ALK 抑制药布加替尼(Brigatinib)上市,Brigatinib 代号 AP26113,是日本武田药业生产,是第二代的 ALK 靶向药,也是目前唯一获批的能同时针对 EGFR 和

ALK 双靶点抑制药,针对克唑替尼耐药的肺癌患者,有效率
55%,控制率 86%。Brigatinib 是一种处于观察期的口服酪氨酸
激酶抑制药(TKI),对 ALK 重排和 CRZ-耐药突变均具有临床前
活性,该药临床 I / II 期试验均显示了 Brigatinib 的良好前景。

该药的适应证:①为克唑替尼耐药的患者,180mg 剂量更佳;
②为对 9291 耐药后的患者。

(四)情境 4

2018 年 10 月 9 日,患者出现面部抽搐、视物模糊、牙关紧闭、
口齿不清,持续约 20s,立即至我院急诊科,头颅 MRI 提示,颅脑
转移瘤,入院后给予甘露醇脱水降颅压、醒脑静醒脑开窍、注射用
胸腺五肽增强免疫力等对症支持治疗,期间病情加重 1 次,并再
次出现抽搐,左侧肢体肌力明显下降,经神经内科、高压氧科、放
射诊断科会诊,考虑肺癌脑转移、放疗颅脑损伤、继发性癫痫,治
疗基础上给予卡马西平、左乙拉西坦片、地塞米松、高压氧治疗 1
周期,如无出血禁忌可考虑加用激素、贝伐珠单抗,经治疗患者左
侧肢体肌力明显好转,未再出现抽搐。2018 年 12 月 5 日,颅脑
MRI 提示颅脑转移瘤较前增大,脑水肿有改善,CEA 较前有所升
高,考虑病情进展,综合放疗科意见,给予贝伐珠单抗 2 周期治
疗,于 2019 年 1 月 10 日出院。

1. 问题 1 出现颅脑转移的护理要点有哪些
解析如下。

(1)病情观察:①应注意观察患者有无头痛、呕吐,特别是喷
射性呕吐。②注意观察患者瞳孔的变化,有无一侧瞳孔散大或双
侧瞳孔散大,以及对光反射的情况。③同时,还应注意观察患者
意识,有没有嗜睡、迟钝、昏迷等表现。④还应特别注意观察患者
的生命体征,观察患者有无血压升高、心率变慢、呼吸变慢等表
现。因为这些情况有可能提示患者已经出现比较严重的颅内压
增高,甚至会出现脑疝等表现。

(2)用药护理:遵医嘱使用脱水降颅压的药物,如甘露醇、甘

油果糖,定时检测血常规、生化、肿瘤标志物。

(3)心理护理:脑转移瘤患者往往以为自己到了生命尽头,悲观绝望,情绪低落,表现出极度的恐慌,对治疗信心不足。此时对患者应有同情心和高度的责任感,经常与患者交谈,以治疗效果好的病例来鼓励患者,充分肯定治疗效果,帮助他们摆脱顾虑,树立信心。

(4)饮食护理:应注意加强营养,进食高热量、高蛋白、高维生素、清淡、易消化、富含粗纤维、高营养的食物,少食多餐。

(5)康复护理:帮助患者瘫痪的肢体进行被动活动,以防止肌肉萎缩和静脉血栓形成,必要时请康复科或者理疗科协助。

(6)体位护理:卧床时还应注意将床头抬高 $15°\sim30°$,以利于颅内静脉回流,降低颅内压,注意保持患者呼吸通畅,防止呕吐物引起窒息。

(7)环境护理:保持患者的环境安静、舒适,避免噪声,尽量不外出,谨防跌倒。

2.问题 2　再次出现抽搐时应如何应急处置

解析如下。

(1)最主要的是维持患者呼吸道通畅,在头部垫软物,避免在其口腔内塞东西,避免掐人中。在患者全身强直发作结束时,以最快的速度将其换为侧躺的姿势,方便唾液流出,以免患者误吸或者引发吸入性肺炎。

(2)要帮助患者平卧,防止患者跌倒或者是撞伤。

(3)如果患者穿着高领或紧身衣物,应尽快帮其脱掉或者解开,将周围尖锐的物品移开,避免出现撞伤。

(4)在患者还没有完全清醒前,通常不要给予其食物、药物,也不要尝试终止患者发作,只需要做到仔细观察并记录患者发作时的状况即可。

(5)在发作停止后,让患者保持侧卧位至清醒为止,必要时要做好患者保暖措施,并使其保持舒适姿势,在患者尚未完全清醒前不要离开。

3.问题3　贝伐珠单抗血管靶向治疗优势有哪些,为什么要密切监测血压

解析如下。

(1)血管靶向治疗,是目前针对恶性肿瘤的一种新型治疗方式,它的效果显著,目前主要分为两大类,一类是抗血管表皮生长因子受体抑制药单克隆抗体,还有一部分是多靶点的酪氨酸激酶抑制药。前者是以贝伐珠单抗为代表药物与化疗联合应用的,它是一种静脉治疗制剂。其他的多靶点小分子抑制药,临床上目前常应用安罗替尼,甚至包括阿帕替尼,是口服治疗制剂,主要适用于体力状况分析评分比较差,无法耐受化疗的这些情况,能够帮助一部分没有办法进行化疗的患者控制病情。

(2)贝伐珠单抗对肺癌脑转移有一定效果,是一种小分子物质,可以进入到脑内,对肺癌脑转移病灶也有效果,可以缩小脑转移病灶,提高患者生存期。在应用贝伐珠单抗治疗肺癌脑转移时,要注意其产生的一些不良反应。贝伐珠单抗是一种抗血管生成药物,可能会导致血管收缩,使血压升高。若患者血压升高程度不大,可以继续在医师指导下应用;若患者血压升高明显,可以遵医嘱应用药物进行降压等对症治疗。

参 考 文 献

[1] 杨新杰,张卉,张权,等.培美曲塞或吉西他滨联合顺铂一线治疗晚期非小细胞肺癌的临床随机对照研究[J].中华肿瘤防治杂志,2012,19(6):453-456.

[2] 中华医学会肿瘤学分会,中华医学会杂志社.中华医学会肺癌临床诊疗指南(2021版)[J].中华肿瘤杂志,2021,43(6):591-621.

[3] 马超,许玲.中医药治疗肺癌的研究进展[J].中华中医药学刊,2017,35(5):1100-1103.

[4] 王金太,石涛,崔娜,等.浅谈肿瘤化疗副作用的临床护理对策[J].中

华肿瘤防治杂志,2018,25(52):307-309.

[5] 周进,卢俊,石莉,等.癌性疼痛规范化治疗共识解读[J].中国医刊,
2015,50(9):18-22.

[6] 张娣,黄架旗,张初峰,等.PD-1/PD-L1 免疫检查点抑制剂在肺癌中的
研究进展[J].中国肺癌杂志,2019,22(6):369-379.

[7] 陈文杰,李高峰.非小细胞肺癌的分子靶向治疗研究进展[J].现代肿
瘤医学,2017,25(12):1994-1996.

[8] 王淑云,孙玉萍.非小细胞肺癌分子靶向治疗研究进展[J].精准医学
杂志,2019,34(2):99-104.

[9] 毕国放,梁宇光,曲恒燕.克唑替尼在非小细胞肺癌治疗中耐药问题的
研究状况[J].中国临床药理学杂志,2016,32(10):952-955.

[10] 朱礼阳,于忠和.克唑替尼治疗肺癌的疗效及其耐药后的治疗[J].国
际肿瘤学杂志,2016,43(7):532-534.

[11] 陆媛,蔡永广.贝伐珠单抗应用于非小细胞肺癌中的研究进展[J].中
国现代医生,2020,58(8):187-192.

案例 18　1 例肺复合型癌患者的护理

一、案例简介

本案例探讨的是 1 例肺复合型癌患者的护理。患者系一位
51 岁的中年女性,诊断为(左上叶)肺复合型癌,部分为小细胞癌
(60%),部分为腺癌(40%)。因肿瘤进展先后行化疗、手术、靶向
等治疗。就医过程中,分别经历了经皮穿刺肺活检确诊、化疗、手
术切除、再次化疗、肺癌靶向治疗、阿片类镇痛等一系列场景,以
及在此背景下医护人员与家属及患者之间的沟通,患者及家属知
道病情后的心理变化。此案例主要考查对肺小细胞癌及肺腺癌
概念和诊断依据的认识、气管镜检查的认识及护理、心理护理在
肺癌晚期患者中的应用、化疗的护理、手术前后的护理、癌痛的护
理,并在此过程中体会医护合作和护患沟通的要点,提高护理人

员在肿瘤晚期患者行手术及化疗护理中的评判性思维及解决临床实际问题的能力,以及对患者进行个性化人文关怀的能力。

二、案例教学目标

(一)识记

1. CT 引导下经皮穿刺肺活检术的适应证、禁忌证及并发症。

2. 化疗药物的作用、不良反应及并发症的护理。

3. 胸腔镜下肺叶切除术前后的护理。

4. 癌痛的治疗原则。

(二)理解

1. 肺癌概述。

2. 小细胞肺癌、腺癌的特点。

3. 肺癌靶向治疗的适应证、不良反应及护理要点。

4. 非小细胞肺癌分期。

5. 目前常用靶向药物及不良反应。

(三)应用

1. 正确有效地做好肺癌患者及家属的心理护理。

2. 做好护士与医师、患者及家属的有效沟通。

3. 正确评估癌痛的分级,及时给予相应处理。

4. PICC 导管的居家护理。

三、案例情境

(一)情境 1

患者,女,51 岁。患者 2016 年 1 月 27 日在我院查体,行胸部 CT 示左肺上叶结节,考虑为肺癌可能性大,建议行肺穿刺活检检查;右肺上叶、中叶及下叶胸膜下小结节,性质待定,不除外转移;左肺门及纵隔淋巴结转移。小器官超声示颈部淋巴结增大,双侧锁骨上窝多发淋巴结增大。1 月 29 日行 CT 引导下经皮肺穿刺活检术,病理回报(左肺)中分化腺癌。诊断左肺中分化腺癌伴左肺门、纵隔、双侧锁骨上窝淋巴结转移（T1N3M0ⅢB期）右肺转移可能性大，请胸外科会诊，为手术禁忌，建议非手术治疗。基因检测结果回报 EGFR21 突变阳性，给予盐酸厄洛替尼 150mg1/d 靶向治疗，定期复查肺 CT 病灶均有所缩小。2018 年 11 月行 PET-CT 检查提示，肺内病灶增大，来我院肿瘤科门诊建议口服盐酸安罗替尼胶囊 10mg（早餐后，连服 14d 停 7d，此后重复，2018 年 12 月 13 日开始服药）。2020 年 5 月至我院门诊复查胸部 CT 提示，左肺上叶肺癌靶向药物治疗后，与 2019 年 6 月 17 日 CT 片比较病灶轻度增大，其周围炎性病变较前增多。

1. 问题 1　为什么要行 CT 引导下经皮穿刺肺活检术

解析：结合患者 CT 检查结果，行 CT 引导下经皮穿刺肺活检术是为了进行肺实质的活组织检查，对抽吸空洞或支气管腔内的液体进一步检查，以明确诊断；其次通过肺穿刺对某些疾病进行治疗，如对一些引流不畅空洞中的脓液进行抽吸，必要时注入药物达到治疗的目的。此次 CT 引导下经皮穿刺肺活检术为了确诊肺癌，以及明确肺癌的性质、分期等。

2. 问题 2　什么是 CT 引导下经皮穿刺肺活检术

解析：该检查均在 CT 引导下完成，CT 横断层扫描有良好的空间分辨率和密度分辨率，可准确显示病灶的大小、位置及内部情况，以及与血管等周围结构的解剖关系，尤其适用于定位难度大、病灶在肺门及纵隔附近的患者。所以，操作前应先做 CT 扫描确定病灶最佳的穿刺点、进针的深度和角度，然后进行穿刺活检。

3. 问题 3　完成 CT 引导下经皮穿刺肺活检术需要注意哪些事项

解析：CT 引导下经皮穿刺肺活检术胸腔穿刺，是针头通过胸壁、胸膜腔脏层胸膜穿刺入肺。因为穿刺的要求高，医师操作时应细心、认真和快速，尽量缩短时间，所以需要患者的密切配合，呼吸应该保持平稳，尽量不要咳嗽。穿刺前应安排患者接受详细检查，以便能正确定位，以提高穿刺的成功率。

4. 问题4 在什么样的情况下要进行 CT 引导下经皮穿刺肺活检术

解析：①外周肺肿块鉴别困难者。②原因不明的局限性病灶。③不能手术或患者拒绝手术的肺癌,为明确组织类型便于选择治疗方式。

5. 问题5 什么情况下禁止做 CT 引导下经皮穿刺肺活检术

解析：①有出血性疾病或近期有严重咯血。②严重肺气肿,心肺功能不全或肺动脉高压。③肺部病变可能是血管性疾病,如血管瘤或动静脉瘘等。④剧烈咳嗽不能控制,不合作者。⑤严重的凝血功能障碍或活动性大咯血。

(二)情境2

2020 年 6 月 29 日患者再次行 CT 引导下肺穿刺活检,病理回报(2020 年 7 月 2 日,本院),常规诊断(左肺)中-高分化腺癌。免疫组化结果 PD-L1(22C3)(＋40％),分子基因检测提示 EGFR T790M 突变,给予更换为奥西替尼片 80mg 口服 1/d 治疗,2020 年 8 月复查胸部 CT 提示左肺病灶较前缩小。2021 年 3 月在当地行胸部 CT 提示,左肺上叶病灶较前增大,于 4 月 7 日至我科住院,胸部 CT 提示,左肺上叶前段肺癌,与 2020 年 11 月 20 日片对比明显增大。双肺多发小结节,炎性肉芽肿可能性大较前相仿,建议随诊。右肺下叶后基底段局限性慢性炎症,较前相仿。纵隔内淋巴结及双侧腋窝淋巴结较前相仿。评估为疾病进展。

1. 问题1 什么是靶向治疗

解析：所谓靶向治疗,就是在细胞分子水平上,针对已经明确的致肿瘤点的治疗方式(该靶点可以是肿瘤细胞内部的一个蛋白分子,也可以是一个基因片段)。

2. 问题2 什么是靶向药物

解析：靶向药物就是瞄准肿瘤细胞特有的靶点(基因是否突变的状态)对其进行打击的一类药物,进入人体后会特异地选择致癌位点相结合发挥作用,使肿瘤细胞特异性死亡,被形象地称为"生物导弹"。与传统的化疗相比,它的精准性和针对性更强,且不良反应更小,不仅能有效延长肿瘤患者的生存时间,而且可极大地提高患者的生存质量。

3. 问题 3　肺癌常见的基因突变有哪些

解析:EGFR 靶点、ALK 融合、ROS1 基因、RET 融合、c-MET 扩增或 14 外显子跳跃突变、HER2 扩增、BRAF 突变、KRAS 突变、PIK3CA 突变、NTRK1 和 NTRK2 重排、肺鳞状细胞癌的基因突变。

4. 问题 4　怎么发现基因突变呢

解析:常见突变类型有表皮生长因子受体(epidermal growth factorreceptor,EGFR)突变、渐变性淋巴瘤激酶(anap lastic lymphoma kinase,ALK)突变、Kirsten 大鼠肉瘤病毒癌基因(Kirsten rat sarcoma viral onco-gene,KRAS)突变、BRAF 突变、ROSI 突变等,以 EGFR、ALK、KRAS 突变最常见。

5. 问题 5　肺癌患者为何要做基因检测

解析:国内不少患者"盲试"靶向药物,这是非常不可取的。基因突变和靶向药物必须匹配,患者才能获益,否则不仅无效,还会耽误最佳治疗时间,最后结果还不如化疗。因此,如果诊断为非小细胞肺癌,首先考虑的问题之一,就是进行基因检测,而小细胞肺癌由于靶向药物较少,所以基因检测的价值相对较小。

6. 问题 6　所有靶向药都必须进行基因检测吗

解析:不是。针对肿瘤血管生成的靶向药物,这部分药物无须进行基因检测突变,并且这些药物主要是配合化疗联合使用。主要包括针对 VEGF 的靶向药物。VEGF 是人血管内皮细胞生长因子的简称。VEGF 突变会导致新血管的生成,肿瘤的生长和扩散都是靠新血管来实现的。抗 VEGF 抗体能够阻断新血管的生长,从而遏制肿瘤的生长和扩散,如贝伐珠单抗、雷莫芦单抗、尼达尼布等。

7. 问题 7　进行基因检测选择什么标本最合适? 常用的获

取方式是什么

解析:做基因检测是为了检测肿瘤细胞的突变,因此需要获取肿瘤细胞。临床上通常有 3 种方式:①术中肿瘤组织,肺癌手术中(或胸水中)得到病理标本。②穿刺活检样品,通常是在局部麻醉下,使用很细的针刺入疑似肿瘤,来获取少量细胞用于分析。这样创伤很小,可以避免不必要的手术,对患者影响小。③液体活检,肺癌的液体活检,主要是指通过分析血液里的癌细胞或者癌细胞释放的 DNA 进行分析,判断癌症突变类型。这之所以能成功,是因为晚期癌细胞,或者癌细胞的 DNA,会经常跑到血液里面,现代技术有可能把它们捕获,进行分析。

8. 问题 8 "液体活检"的优势是什么

解析:"液体活检"是目前最热门的技术之一,最大的优点是无创,风险小,而且可以反复多次取样,但目前依然以准确度最高的组织病理切片的基因检测为诊断的金标准。虽然液体活检不是 100% 完美(比如还有空间、时间、异质性的问题)。常能遇到患者无法取得足够的组织,或者组织标本年代久远,这类情况下,也可以考虑用血液标本勉强代替。一般推荐的优劣顺序是,最近手术或活检新取的组织标本>1~2 年内的组织标本>最新的血标本>2 年以上的旧的组织标本。

9. 问题 9 有哪些常用的肺癌靶向药物?有何不良反应(见表 1)

表 1 治疗肺癌常用的靶向药物

靶点	化学名(商品名)	用法	不良反应
EGFR 一代	吉非替尼(易瑞沙)	250mg 1/d	腹泻、皮疹
	厄洛替尼(特罗凯)	150mg 1/d	皮疹、腹泻
	埃克替尼(凯美纳)	125mg 3/d	皮疹、腹泻、肝酶升高

（续　表）

靶点	化学名（商品名）	用法	不良反应
EGFR 二代、HER2	阿法替尼（吉泰瑞）	40mg　1/d	腹泻、皮疹、口腔炎、甲沟炎
EGFR 三代、T790M 耐药	奥西替尼（泰瑞沙）（AZD9291）	80mg　1/d	腹泻、皮疹、皮肤干燥、指甲毒性
ALK 一代、ROS1、cMET	克唑替尼（赛可瑞）	250mg　2/d	视觉异常、恶心、腹泻、呕吐、便秘、水肿、转氨酶升高、疲乏
ALK 二代、IGF-R1、InsR、ROS1	Ceritinib（色瑞替尼）（ZYKADIA）可用于脑转移	750mg　1/d	不良反应基本同克唑替尼
ALK 二代、LTK、GAK	Alectinib（艾乐替尼）（Alecensa）可用于脑转移	600mg　2/d	疲乏，便秘，水肿和肌痛严重的有肝毒性、间质性肺病、胎儿毒性、心动过缓
ALK 二代、ROS1、EGFR	Brigatinib（布加替尼）（Alunbrig）	90～180mg 1/d	恶心、腹泻、咳嗽、血肌酸激酶升高、头痛、疲劳
ALK 三代、LTK、FER、FES	Lorlatinib（劳拉替尼）可用于脑转移	10～100mg 1/d	胆固醇升高、外周水肿

10. 问题 10 **该如何选择靶向药物**

解析:靶向药物的使用要与突变位点相匹配才能发挥作用,所以选择靶向药的前提是先进行基因检测,根据突变点位筛选出合适的靶向药物。也就是说,并不是所有的患者都适合靶向治疗,没有基因突变或突变位点无匹配靶向药物的患者应尽快重新选择治疗方案,以免延误治疗。总之,在选择靶向药物治疗前都应该做个基因检测,这样才能做到有的放矢。

11. 问题 11 **什么样的患者可以吃靶向药物**

解析:①基因突变阳性。最好有肿瘤组织标本基因突变的检测结果(肿瘤组织标本包括手术切下的组织、活检穿刺的组织、胸水找到的癌细胞等),如果患者情况较差,不允许行 CT 引导下穿刺活检、EBUS-TBNA 活检或其他活检,抽血行 ctDNA 检测也是可行的。②中晚期的不能手术的患者。主要指肿瘤较大或有转移、不能做手术的 ⅢB~Ⅳ 期的患者,这是靶向治疗最初的适应证。这时可以根据吃药过程中肿瘤大小、淋巴结大小的变化、胸水是否减少,来评估靶向药物是否有效。③做过手术的患者。主要是做完手术,分期为 ⅡA 至 ⅢA 的患者(淋巴结转移阳性者),最新研究表明(ADJUVANT 和 EVAN)这类患者术后辅助靶向药物比化疗更有效。通俗地说,以前做完手术要化疗,现在研究说做完手术不用化疗,用靶向治疗就可以。此时肿瘤已经被切除,吃药过程中如果肿瘤不复发就无法评价靶向药效果。这种患者目前推荐口服两年。④如果患者病情严重,情况实在太差,不做检测也可能直接服用。⑤对于无淋巴结转移的早期患者,目前用不用靶向治疗没有研究证据。但临床上有一些患者双肺有多发的磨玻璃影,考虑为多原发癌。由于身体原因、肿瘤位置的原因不能全部手术切除,那么在对剩下的病灶进行观察的同时,可以考虑行靶向治疗。

12. 问题 12 **什么样的患者不适合吃靶向药**

解析:①经相关检测(基因检测、免疫组化检查等)不符合使用条件。②经评估有某些并发症或禁忌证,如果勉强使用,风险很大。③出现严重的不良反应立即停药。

13. 问题 13　靶向药物使用有哪些注意事项呢

解析:靶向药物的面世的确延长了很多患者的生存期,但它的不良反应同样不可忽略,在患者开始服用靶向药物的同时,就应该了解清楚可能出现的相关不良反应及应对措施,如严重的食欲下降、腹泻、视觉障碍等,有些靶向药物还会引起一系列心血管毒性或者肝毒性,所以在服用靶向药物的同时需要做好心血管和肝的防护工作。定期检查及评估疗效是必不可少的措施。

(三)情境 3

4 月 13 日对患者再次行 CT 引导下肺穿刺活检,病理回报(左肺病变穿刺物)小细胞癌,边缘见少许中分化腺癌。基因检测结果回报 EGFRL858R 突变 T790M 阴性,PET-CT 示左肺上叶肺癌治疗后左肺上叶高代谢结节,考虑肿瘤活性尚存;右肺多发无代谢结节。建议对比既往检查并 CT 随诊;双侧腋窝多发高代谢淋巴结,考虑反应性改变可能性大;余躯干 PET-CT 检查未见明显异常代谢征象。颅脑 MRI 平扫＋增强未见转移灶。4 月 26日、5 月 15 日、6 月 5 日、6 月 24 日给予依托泊苷＋卡铂联合度伐利尤单抗共 4 个疗程化疗,同时应用埃克替尼片 250mg,3/d 靶向治疗。胸外科会诊后于 2021 年 8 月 9 日行胸腔镜下左肺上叶切除、淋巴结清扫术,病理常规诊断(左上叶)肺复合型癌,部分为小细胞癌(60％),部分为腺癌(40％),腺泡型伴黏液形成,极少许微乳头型,肿瘤大小 3cm×2.3cm×1.3cm,癌组织未侵及肺膜。

1. 问题 1　什么是胸腔镜下肺叶切除术

解析:胸腔镜下肺叶切除术是在胸腔镜直视下,切除病变的整个肺叶,包括胸腔镜下解剖性肺叶切除术＋纵隔淋巴结清扫术。

2. 问题 2　胸腔镜下肺叶切除术有何优点

解析:与开放肺叶切除术相比,胸腔镜下肺叶切除术的术中出血量少、并发症少、病死率低,术后胸管留置时间和住院时间缩短,患者可更早接受化疗。同时,可取得与开放手术类似甚至更好的疗效。

3.问题3 胸腔镜下肺叶切除术的适应人群有哪些

解析:①肺部恶性肿瘤且处于 I 期:T1N0M0,I 期 T1N1M0、T3N0M0。②肺部恶性肿瘤处于 Ⅲ A 期 T1-3N2M0、T3N1M0,病灶<5cm 且无淋巴结转移或钙化。

4.问题4 哪些情况不适合做胸腔镜下肺叶切除术

解析:①胸腔严重粘连,肿瘤较大(>6cm)的患者。②中央型肺癌,并纵隔淋巴结转移的患者。③Ⅲ B 期的非小细胞肺癌(NSCLC),侵犯主支气管或肺动脉主干的患者。④不能耐受单肺通气,近期心肌梗死和严重出血倾向的患者。

5.问题5 术前有哪些注意事项

解析:①术前 1d 为患者进行行术前备皮,其范围是患侧腋下至胸骨处;如病情允许,患者可沐浴清洁皮肤,预防感染。②手术当日需禁食、禁水 6~12h,其目的是降低术中胃内容物误吸的危险。③手术当日需留置静脉留置针,保持静脉通畅,必要时留置尿管。

6.问题6 术后有哪些注意事项

解析:①手术结束回病房后,安置舒适体位如平卧位或半卧位,2h 后患者才能进食进水。②连接监护仪监测血压、心率、呼吸、血氧饱和度变化,24~48h 生命体征平稳后停止监测。③术后早期每 30 分钟挤压引流管 1 次,防止堵塞。注意伤口敷料有无渗血、渗液。妥善固定引流管,保持引流通畅,引流瓶应置于患者胸部水平下 60 cm。随时观察引流液量、色、性状,水柱的波动度及气泡逸出情况。④术后嘱患者咳嗽、深呼吸,避免形成包裹性胸腔积液。由于疼痛而害怕咳嗽排痰,可造成肺部感染。指导患者有效咳嗽、咳痰的方法,鼓励早日下床活动,以避免肺不张和肺部感染等并发症。⑤出现意外脱管嘱患者立即用手心捂住伤口,防止气体进入胸腔,引起气胸,并立即呼叫医护人员。

7. 问题7　什么是化疗

解析:化疗是化学药物治疗的简称,通过使用化学治疗药物杀灭癌细胞达到治疗目的。化疗是目前治疗癌症最有效的手段之一,和手术、放疗一起并称癌症的三大治疗手段。手术和放疗属于局部治疗,只对治疗部位的肿瘤有效,对于潜在的转移病灶(癌细胞实际已经发生转移,但因为目前技术手段的限制在临床上还不能发现和检测到)和已经发生临床转移的癌症就难以发挥有效治疗了。而化疗是一种全身治疗的手段,无论采用什么途径给药(口服、静脉和体腔给药等),化疗药物都会随着血液循环遍布全身的绝大部分器官和组织。因此,对一些有全身播散倾向的肿瘤及已经转移的中晚期肿瘤,化疗都是主要的治疗手段。

8. 问题8　为什么要化疗

解析:手术不能清除进入血液的癌细胞,并且对远处转移的肿瘤无效,放疗只作用于放疗区域,对转移的肿瘤也没有疗效,而化疗药物可经血液循环到达全身杀死手术和放疗无法接触到的癌细胞。因此适用于各期肿瘤患者。

9. 问题9　肺癌化疗适应证是什么

解析:小细胞肺癌的化疗由于小细胞肺癌所具有的生物学特点,目前公认除少数充分证据表明无胸内淋巴结转移者外,应首选化学治疗,其适应证如下。①经病理或细胞学确诊的小细胞肺癌患者;②卡氏评分(KPS)计分在60分以上者;③预期生存时间在1个月以上者;④年龄≤70岁者。而非小细胞肺癌的化疗适应证如下。①经病理学或细胞学证实为鳞癌、腺癌或大细胞癌但不能手术的Ⅲ期患者,以及术后复发转移者或其他原因不宜手术的Ⅲ期患者。②经手术探查、病理检查有以下情况者:有残留灶、胸内有淋巴结转移、淋巴管或血栓中有癌栓、低分化癌。③有胸腔或心包积液者需采用局部化疗。

10. 问题10　化疗的禁忌证是什么

解析:①年老体衰或恶病质者,卡氏评分(KPS)>60的患者不宜进行化疗。②肝、肾功能异常,实验指标超过正常值2倍,或有严重并发症,如感染发热,出血倾向者不宜化疗。③化疗过程中考虑换药,治疗两周期后疾病进展,或者病情恶化者。④化疗过程中考虑停药或减量,出现4级的不良反应,或者严重发生对生命有明显威胁时应停药,当不良反应恢复后再化疗时原方案的药物应减量使用。

(四)情境4

2021年9月3日患者行度伐利尤单抗注射液1500mg静脉输注,过程顺利。2021年9月10日无明显诱因出现头部间断性胀痛、后背部间断性钝痛,疼痛评分3~4分,伴喷射样呕吐,自诉双眼视物颜色变暗,当地医院给予甘露醇、甘油果糖脱水治疗后诉头痛症状可缓解;但后背部疼痛未见明显缓解,后长期服用盐酸羟考酮缓释片镇痛治疗疼痛可耐受。2021年10月8日—2022年2月12日分别给予5周期化疗,具体方案为:卡铂注射液4g+依托泊苷注射液0.1g,期间给予经左上臂贵要静脉留置PICC置管。

1. 问题1　怎样进行疼痛评估

解析:疼痛评估分为实时评估和定时评估。实时评估大多为爆发痛,定时评估多为慢性疼痛长期镇痛治疗。实时评估即为护士接收到患者的疼痛相关主诉后对患者进行疼痛评估(包括患者的疼痛部位、性质、疼痛程度),并将评估结果记录于疼痛评估单上;定时评估即为按照常规时间主动对患者进行疼痛评估(包括患者的疼痛部位、性质、疼痛程度),并将评估结果记录于疼痛评估单上。

2. 问题2　WHO疼痛程度是怎样划分的

解析:WHO疼痛程度共分为0~4度:0度,不痛(0分);1度,轻度痛,为间歇痛,可不用药(1~3分);2度,中度痛,为持续痛,影响休息,需用镇痛药(4~6分);3度,重度痛,为持续痛,不用药不能缓解疼痛(7~10分);4度,严重痛,为持续剧痛伴血压、脉搏等变化。

3. 问题3　WHO 三阶梯镇痛的原则是什么

解析:口服首选、按时给药、按阶梯给药、个体化、注意细节为 WHO 三阶梯镇痛原则。①口服首选,简便、无创、便于患者长期用药,对大多数疼痛患者都适用。②按时给药,而非"按需给药"。③按阶梯给药,按患者疼痛的轻、中、重不同程度,给予不同阶梯的药物。④个体化,用药剂量要根据患者具体情况确定,以无痛为目的,不应对药量限制过严而导致用药不足。⑤注意细节,严密观察患者用药后的变化及时处理药物不良反应。

4. 问题4　什么是 WHO 三阶梯给药(见表2)

表2　WHO 三阶梯用药

	阿片类	疼痛等级	使用药物
第一阶梯	非阿片类	轻度疼痛	非甾体抗炎药:扑热息痛、阿司匹林、吲哚美辛、双氯芬酸、布洛芬、塞来昔布 +/- 辅助用药
第二阶梯	弱阿片类	中度疼痛	"弱"阿片类药物:可待因、强痛定、曲马多等 +/-阶梯药物
第三阶梯	强阿片类	重度疼痛	强阿片类:盐酸羟考酮,吗啡,芬太尼等 +/-阶梯药物(改良后:增加选择性神经阻滞神经毁损术)

5. 问题5　PICC 置管的居家护理应注意什么

解析如下。

(1)注意事项:①可以淋浴,用保鲜膜在置管部位缠绕2～3周作为"临时套袖",确保穿刺点和导管接头距离"套袖"边缘3～5cm,两端用胶布固定,并在淋浴时举起置管侧手臂。②可以做一般家务,如煮饭、洗碗、扫地。③为促进血液循环,置管侧手臂可以做握拳、伸展等柔和的运动。④严禁游泳、打球、拖地、抱小孩、拄拐杖、托举哑铃,或者用置管侧手臂支撑着起床。⑤避免盆浴、泡浴。⑥严禁提 5kg 以上重物。⑦衣服袖口不宜过紧。⑧严禁在置管手臂进行血压监测。

(2)若出现以下情况,应及时去医院就诊。①敷料松脱、输液接头脱落、导管体内部分滑出体外。②置管侧手臂麻木、手臂或胳膊、颈部肿胀,臂围(肘窝上 10cm 处)增大 2cm 以上。③感觉气短或胸痛。④体温升高>38℃,导管破损、断裂,导管回血。⑤穿刺部位出现局部红肿、疼痛、有分泌物,穿刺点渗血且按压无效。

(3)突发紧急情况处理:若导管出现断裂或破损,请立即将可见的外露导管打折并用胶带固定立即去当地医院处理。

参 考 文 献

[1]　吴光煜.原发性支气管肺癌//姚景鹏.内科护理学[M].北京:北京大学医学出版社,2006:60-68.

[2]　张彦虎.肿瘤病人的护理//路潜,李建民.外科护理学[M].北京:北京大学医学出版社,2013:146-154.

[3]　陈立,镇痛药//林志彬,金有豫.医用药理学基础[M].6 版.北京:世界图书出版公司北京公司,2013:158-166.

[4]　高才良,刘徽婷.F-FDG PET/CT 代谢参数与非小细胞肺癌常见基因突变类型的相关性研究进展[J].川北医学院学报,2022,37(2):271-274.

案例 19　1 例肺癌晚期经皮肺穿刺氩氦刀冷冻治疗患者的护理

一、案例简介

本病例探讨的是一例肺癌氩氦刀术后患者的护理。患者系一位 53 岁的中年男性。因"活动后气短 2 月余"入院。患者因活动后气短入外院诊疗。2015 年 12 月 22 日外院胸部 CT 提示右肺上叶结节灶,恶性病变不除外,2015 年 12 月 25 日行 PET-CT 示,右上肺高代谢病变,考虑恶性、周围型肺癌可能性大,肺内多发转移并癌性淋巴管炎不除外。结合病史及检查,患者诊断明确,患者肺功能较差,胸外科意见是无手术指征。结合患者实际病情行肺肿瘤氩氦刀手术,术前需向患者家属交代病情及手术注意事项。氩氦刀手术有出现血胸及气胸的可能。同时患者肿瘤肺内转移较多,氩氦刀目的为减轻肿瘤负荷,术后有肿瘤残留。此案例主要考查氩氦刀术前、术中、术后的护理及注意事项,提高护理人员的护理能力。

二、案例教学目标

(一)识记

1. 肺癌患者氩氦刀冷冻治疗的适应证。

2. 肺部肿瘤氩氦刀冷冻治疗前的护理。

3. 肺部肿瘤氩氦刀冷冻治疗的并发症及护理。

4. 肺部肿瘤氩氦刀冷冻治疗术后护理要点。

(二)理解

1. 氩氦刀治疗的优点。

2. 氩氦刀冷冻治疗机制。

3. 单纯肺部肿瘤氩氦刀冷冻治疗疗效欠佳的原因。

(三)应用

1. 肺部肿瘤氩氦刀冷冻治疗前的呼吸训练方法。

2. 肺部肿瘤氩氦刀冷冻治疗穿刺皮肤的护理。

三、案例情境

(一)情境 1

患者,男,53 岁。于 2015 年 11 月 7 日饮酒后步行 500m 后出现胸闷、气短,无胸痛、心悸,无恶心、呕吐;休息后症状可缓解,气短症状多在爬楼梯、负重过程中出现。病程中未出现发热、咳嗽咳痰。2015 年 12 月 22 日患者到医院就诊检查 Cyfra 21-1 5.20ng/ml;CT 肺动脉造影提示右肺上叶结节灶,恶性病变不除外;两肺间质纤维化。2015 年 12 月 25 日,行 PET-CT 检查提示,右上肺高代谢病变,考虑恶性,周围型肺癌可能性大;肺内弥散性病变,间质炎症可能,肺内多发转移并癌性淋巴管炎不除外。电子气管镜示,右上叶尖端支气管黏膜刷片可见中度核异质细胞。右上肺尖段肺泡灌洗液,可见少量轻度核异质细胞。为进一步治疗,门诊以"肺癌"收入院。患者自发病以来精神、食欲尚可,体重无明显变化。入院后行肺穿刺活检,病理结果示肺腺癌。

1. 问题 1　患者确诊肺癌后有哪些治疗方法,氩氦刀适用哪些肺癌患者

解析:目前肺恶性肿瘤治疗的方法包括全身治疗和局部治疗。全身治疗如化疗、靶向治疗、免疫治疗、中医中药治疗等;局部治疗如手术、放疗、介入治疗等。氩氦刀是近年来兴起的肿瘤局部微创治疗技术,通过对局部肿瘤组织进行快速超低温冷冻和急速升温,反复多次冻融,以达到毁损肿瘤的效果。氩氦刀肺部肿瘤的适应证,单发或较为局限的多发的周围型肺癌、肿瘤直径＞1cm;全身状况差、不能耐受外科手术,或外科手术无法切除的肿瘤,放疗、化疗,以及术后复发的肿瘤;可配合放化疗,作为小细胞肺癌的减瘤负荷治疗;原发病灶控制的局限性的转移性肺癌。

2. 问题 2　什么是氩氦刀?氩氦刀如何切除肿瘤

解析:氩氦刀是对氩氦冷冻消融技术的简称,基于焦耳-汤姆逊原理诞生的一种微创超低温冷冻消融技术。因为其具有物理切割实体肿瘤的功能,所以被形象地称为"氩氦刀"。氩氦刀主要依靠一根 1.2mm 的针和氩气氦气共同发挥作用。氩氦刀冷冻手术多为局部麻醉,治疗中,医师在 CT、B 超下,将细针经过皮肤准

确穿入肿瘤中。首先启动氩气,释放的氩气使针尖迅速制冷,可将肿瘤组织冷冻至零下 140~170℃;待冰球形成、覆盖病灶 10~15min,然后关闭氩气,启动氦气,氦气使针尖急速升温,可使处于超低温状态的肿瘤组织升温到零上 20~40℃,从而施行快速热疗;接着再重复以上步骤 2~3 次。此种冷热反转疗法,对病变组织的摧毁尤为彻底。其降温及升温的速度、时间和温度,摧毁区域的尺寸与形状,可由 B 超或 CT 等实时监测,并由计算机精确设定和控制。更重要的是由于氩氦刀制冷或加热只局限在刀尖端,刀杆不会对穿刺路径上的组织产生冷热伤害。氩氦刀是如今唯一可进行微创经皮冷热治疗的仪器。氩氦刀杀死肿瘤的原理是,冷冻时肿瘤细胞内血管被冻成冰晶,快速升温使细胞内的冰晶爆裂,肿瘤细胞因缺血缺氧而死亡。

3. 问题 3　氩氦刀可以治疗哪些肿瘤疾病

解析:氩氦刀适用于早期、中期和晚期各期的除空腔脏器外的所有实体肿瘤治疗。尤其是那些不能手术切除的中晚期患者,或因年龄大身体虚弱等各种原因不愿手术的肿瘤患者,不愿承受放化疗不良反应或放化疗及介入治疗等治疗效果不好肿瘤患者的首选。主要包括如下。①恶性实体肿瘤,包括肝癌、肺癌、脑肿瘤、乳腺癌、胰腺癌、甲状腺癌、前列腺癌、肾及肾上腺肿瘤、腹腔及盆腔肿瘤、骨肿瘤、软组织肿瘤、头颈部及皮肤肿瘤、转移性胃肠肿瘤等。②良性肿瘤及良性增生性病变,如前列腺增生、乳腺良性肿瘤、血管瘤、子宫肌瘤、囊肿、疣、痔疮、复发性癌前病变、口腔白斑病等。

4. 问题 4　氩氦刀能完全替代手术治疗吗

解析:对于早期肿瘤,氩氦刀基本上可以达到手术切除的效果,但对于较大且不规则的病灶,效果不如手术彻底。因此,能手术的还是做手术。若不具备手术切除条件者,如中晚期或因年龄大身体虚弱等各种原因不愿手术的肿瘤患者,则可以选择氩氦刀治疗,以减轻痛苦、提高生活质量。

(二)情境 2

某日下午,患者在 PET-CT 室 CT 引导下行肺部肿瘤氩氦刀治疗术。患者取仰卧位,常规消毒铺巾,CT 检查见肺部占位在右上肺。以 CT 确定病变部位及进针路径以 2% 利多卡因局部麻醉,将 1 把穿刺活检针穿入肿瘤内部,经 CT 确认针尖在肿瘤内部,激发穿刺活检针穿出组织条 1 条,送病理检测。分别将 2 把 1.47mm 氩氦刀插入肿瘤内部,经 CT 确认穿刺针均在肿瘤内,并达到理想位置,同时启动 2 把氩氦刀,降温 15min,复温 2min 后,再次冷冻 12min,复温后治疗结束,拔出氩氦刀,无菌敷料覆盖伤口,术毕。术后复查 CT 气胸 30% 肺压缩,给予以闭式引流术。见图 1。

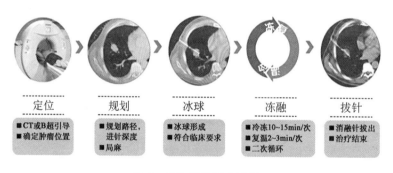

定位	规划	冰球	冻融	拔针
■ CT或B超引导 ■ 确定肿瘤位置	■ 规划路径,进针深度 ■ 局麻	■ 冰球形成 ■ 符合临床要求	■ 冷冻10~15min/次 ■ 复温2~3min/次 ■ 二次循环	■ 消融针拔出 ■ 治疗结束

图 1　冷冻疗法手术过程

1. 问题 1　肺部肿瘤氩氦刀治疗前的准备与护理有哪些

解析:术前常规检查并包括肺功能检查及动脉血气分析,根据患者的基础疾病监测血压、血糖、血氧饱和度或心电图等。无手术禁忌,医师根据影像资料及周围组织结构三维立体解剖关系初步确定氩氦刀治疗方案。术前 1d 嘱患者行体位训练,保持手术体位 30~60min,并练习吸气-屏气(至少 15s)-呼气。术前还应注意患者的心理护理,帮助患者消除担忧,增强治疗的信心,缓解紧张焦虑情绪。

2. 问题2　氩氦刀的工作原理是什么

解析：利用超冷手术器的尖端，当输送常温高压氩气（冷媒）时，尖端在数10 s内急速冷冻病变组织至－140℃以下；当输送常温氦气（热媒）时，尖端快速加热处于结冰状态的病变组织，促使靶区细胞爆裂。重复两次冷冻-复温过程，可使靶区内肿瘤细胞破裂毁损、微血管内膜损伤并栓塞、逆转肿瘤免疫抑制状态。见图2。

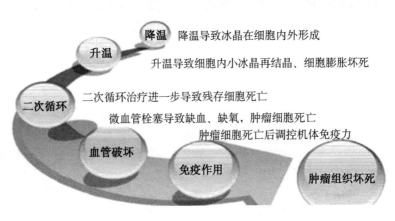

图2　冷冻机制小结

3. 问题3　氩氦刀治疗肿瘤的优点有哪些

解析：①氩氦刀治疗属于物理性治疗，治疗安全可靠，疗效确切，氩氦刀治疗时直达病灶靶区，降温和升温的速度、时间及切除大小与形状，都可以精确设定和控制。其没有不良反应，创伤更小，只有一个小切口用于穿刺针穿过皮肤，并且只需要局部麻醉，相比于外科手术而言，术后疼痛、出血、感染的风险更低。②氩氦刀治疗花费更少。③氩氦刀治疗恢复更快，治疗期限短，一般一次治疗即可结束，观察2～3 d就可出院。④氩氦刀治疗可以与其他治疗相互配合。⑤对于不适合外科手术或者对其他治疗效不佳者,氩氦刀治疗提供了新的选择。

4. 问题4 肺部肿瘤氩氦刀冷冻治疗术中护理有哪些注意事项

解析:首先,术中正确指导患者呼气,避免呼吸对穿刺针的影响;其次,注意患者保暖和防止皮肤冻伤的发生,采取温盐水手套袋保护皮肤,也可以用干纱布隔离皮肤,使其免于冻伤;第三,术中严密监测患者生命体征的变化,及时准确做好手术记录。

(三)情境3

术后第一天病程记录患者在 PET-CT 室行胸部氩氦刀治疗术,术中顺利,术后复查 CT 气胸 30% 肺压缩,予以胸腔闭式引流术,抽出气体约 500ml。给予抗感染、镇痛、止血等对症治疗。患者术后一般情况良好,无明显咳嗽、咳痰,无呼吸困难及平卧受限,无发热。查体:体温 36.6℃,脉搏 76/min,呼吸 20/min,血氧饱和度 98%,血压 138/98mmHg。神志清楚,双肺呼吸音清,未闻及干湿啰音。患者目前无特殊不适,继续应用头孢噻肟钠舒巴坦钠进行术后抗感染治疗,观察病情变化。

1. 问题1 肺部肿瘤氩氦刀术后可能会有哪些并发症

解析:①咯血、痰中带血,穿刺中刺伤小血管和细支气管,出现咯血或痰中带血。②气胸,经皮氩氦刀治疗为非直视下瘤体穿刺,气胸发生率较高。③胸腔积液,冷冻治疗后可刺激胸膜导致胸腔积液,合并出血可致血胸。④发热,部分患者有发热症状,多为肿瘤坏死吸收热,能自行缓解。⑤穿刺处皮肤冻伤。

如发生上述并发症,应强调及时、快速做出相应处理。重要的是精确定位,尽量避开大的血管、支气管,减少并发症的发生。

2. 问题2 肺部肿瘤氩氦刀术后护理有哪些注意事项

解析:①患者回病房后,应卧床休息 6~12 h,持续低流量吸氧,持续心电监护监测,观察患者有无咯血、发热、胸痛、寒战及呼吸困难等表现。②遵医嘱常规使用抗生素、止血药物,剧烈咳嗽

者给予镇咳治疗。③若无异常,24h 后可下床活动,禁食 2～4h
后,如无不适,可进食,以流质或半流质、少油腻的饮食为佳。无
呛咳术后第二天开始逐步恢复正常进食,饮食以优质蛋白、高维
生素、高碳水化合物、低脂低盐为主,禁烟酒、辛辣刺激性食物。
④术后严密防范术后的肿瘤溶解综合征(术后 1～3d 容易出现),
早期利尿及碱化尿液以防止急性肾衰,并严密观察术后容易并发
的气胸和肺部感染等,伤口常消毒并注意保温。接受化疗的患者
注意液体滴速及静脉炎的预防性护理。⑤对常见并发症给予关
注,如手术穿刺或冷冻导致的咳嗽、胸闷、胸痛等,症状明显者遵
医嘱对症处理;对出现咯血者及时给予止血处理,症状可逐渐缓
解,穿刺次数越多的患者越应注意咯血的发生和及时处理;观察
患者是否出现胸闷、气急等症状,瘤体越大,冷冻范围越广,越容
易发生胸腔积液或气胸,出现此症状时应及时汇报,以便及时进
行 CT 复查,早发现早治疗;手术当日或次日患者多出现发热,需
给予适当的降温处理;注意患者排尿颜色,有酱油色尿者提示可
能出现肿瘤溶解综合征,应适当进行利尿治疗以防止急性肾衰的
发生。⑥生活规律,注意休息,保持情绪稳定,适当体力活动,积
极配合术后恢复治疗。

3. 问题 3 肺部肿瘤氩氦刀术后穿刺处皮肤的观察与护理
措施有哪些

解析:注意表皮冻伤。①Ⅰ度冻伤,表现为皮肤暗红、水肿、
有渗出,数天后会消失,不需处理,保持冻伤部位干燥。②Ⅱ度冻
伤,表现为局部水疱,小水疱可自行吸收,大水疱由医师处理。
③Ⅲ度冻伤,表现为表皮苍白,小面积皮下脂肪坏死,通过定期换
药,1 个月后可恢复。

4. 问题 4 为什么肺癌患者氩氦刀治疗还要多联合其他肺
癌治疗方案更好呢

解析:主要是因为单纯氩氦刀治疗效果欠佳有以下几个方面
的原因。①肿块较大,形状不规则,单个冰球难以覆盖肿瘤,多刀

同治冰球与冰球之间不能完全融合,导致少数肿瘤细胞残留。②亚临床病灶的存在,即在可见肿瘤消灭后,肿瘤周边的亚临床病灶因血液供应丰富,出现蓬勃发展之机遇。③肺门淋巴结及纵隔淋巴结大,氩氦刀治疗风险很高,冷冻范围受到限制。④有效冷冻范围是否等于可视冰球范围有待进一步研究。因此联合其他肺癌治疗方案才能有更好的治疗效果。

参 考 文 献

[1] 王洪武,段蕴铀,韩志海.氩氦超导靶向治疗实体肿瘤[N].中国医学论坛报,2002-08-29(6).

[2] 罗凌飞,王洪武,马洪明,等.靶动脉栓塞化疗联合氩氦刀等微创技术治疗原发性非小细胞肺癌 139 例分析[J].中国肺癌杂志,2017,13(1):60-63.

[3] 李泉旺,胡明昕,孙韬,等.氩氦刀冷冻治疗晚期肺癌术后并发症的防治[J].肿瘤防治研究,2011,38(5):554-556.

[4] 冯华松,段舟山,段蕴铀,等.氩氦刀冷冻消融联合化疗治疗晚期非小细胞肺癌 253 例[J].中国肿瘤,2007,16(11):898-901.

[5] 冯华松,段蕴铀,聂舟山,等.氩氦靶向治疗肺部肿瘤 725 例的临床研究[J].中国肿瘤,2007,16(11):906-909.

[6] 刘士榕,肖越勇,吴斌,等.CT 引导下经皮氩氦刀适形冷冻消融治疗非小细胞肺癌的临床研究[J].中华临床医师杂志(电子版),2012,6(2):370-373.

[7] Lang-Lazdunski L. Surgery for nonsmall cell lung cance[J]. Eur Respir Rev,2013,22(129):382-404.

[8] Petre EN,Solomon SB,Sofocleous CT. The role of percutaneous image-guided ablation for lung tumors [J]. Radiol Med,2014,119(7):541-554.

案例 20　1 例肺癌合并上腔静脉综合征患者经大隐静脉置入PICC的护理

一、案例简介

本案例探讨的是 1 例肺癌合并上腔静脉综合征患者经大隐静脉置入 PICC 的护理。患者系一位 67 岁老年男性，因病情需要置入 PICC 导管，此案例主要考查置入 PICC 静脉通路的选择、预防深静脉血栓并发症、康复治疗等，并在此过程中体会临床护理观察是一项系统工程，是护理专业纵深发展的重要组成部分，护理人员能够从患者的角度出发制订科学合理的护理干预对策，进一步地优化患者的舒适度，改善患者症状，促进康复。

二、案例教学目标

(一)识记

下肢留置 PICC 置管预防血栓形成的方法。

(二)理解

1. 上腔静脉综合征的形成原因以及临床表现。

2. 肺癌合并上腔静脉综合征患者静脉通路的选择。

(三)应用

1. 肺康复治疗的内容。

2. 踝泵运动的具体方法。

三、案例情境

(一)情境 1

患者，男性，67 岁。主因无明显诱因干咳，伴有胸闷、轻微胸痛，右侧面部及头痛 1 个月，自行服用头孢及镇痛药物，症状未缓解收入院。2021年1月诊断为右肺上叶鳞癌伴右侧肺门、纵隔淋巴转移（T3N2M0 ⅢB期）、上腔静脉阻塞、癌性疼痛。既往史：高血压病史20年；上腔静脉阻塞1月余。查体：神志清楚，慢性病容，偶有咳嗽、咳痰；体温36℃，脉搏70/min，呼吸18/min，血压100/60mmHg。2021年1月26日胸部增强CT示右肺上叶、纵隔及右肺门旁可见一不规则软组织肿块影，约5.7cm×5.5cm，边界不清，侵犯邻近气管，其内密度不均，增强周边强化。其内低密度坏死未见强化，上腔静脉受压，右头颈静脉可见低密度充盈缺损；两肺局限性肺气肿，右肺下叶感染可能；动脉硬化，心包积液。

问题 上腔静脉综合征的形成原因以及临床表现有哪些

解析：上腔静脉综合征（SVCS）主要是由于上腔静脉受压和胸腔的肿瘤直接侵犯或增大的淋巴结压迫上腔静脉所致，其中由肺癌造成的约占65%。临床表现为呼吸困难、面颈肿胀，严重的头痛、头晕。

（二）情境2

患者右侧颈面部及头痛明显，伴声音嘶哑。查体：眼眶水肿，可见颈静脉怒张，右侧颈部肿胀，结合临床相关检查诊断为右肺鳞状细胞癌伴肺门、纵隔淋巴转移（T3N2M0 ⅢB期），肿瘤侵犯气管及大血管，上腔静脉受压严重，明确治疗方案以化疗联合放疗为主。于2021年2月4日由PICC门诊护士至床旁为患者行超声引导下经左下肢大隐静脉PICC置管穿刺术，术程顺利，置入体内长度50cm，外露4cm，穿刺点给予无菌敷料覆盖。

1. 问题1 患者肺癌合并上腔静脉综合征，其静脉通路如何选择

解析：目前可应用于化疗患者输液方法有留置针、中心深静脉置管（CVC）、输液港、经外周置入中心静脉置管（PICC）等。该患者存在上腔静脉阻塞，一般应避免在上肢、颈外及锁骨下静脉输液，只能选择经下肢建立静脉通路。因化疗药物对血管刺激

大,下肢留置针虽然出血较少、操作时间较短,但药物外渗、静脉炎发生率高,留置时间短,不适合 SVCS 化疗药物输注。下肢股静脉置管(CVC)能解决药物外渗、静脉炎等,但留置时间有限,需每次化疗前反复穿刺,对血管损伤大。经讨论最终选择了穿刺和置管成功率高、留置时间长、导管并发症低,以及舒适度好的经大腿中部大隐静脉置入中心静脉置管(PICC),保证了患者治疗的顺利进行。

2. 问题 2　在下肢留置 PICC 置管期间如何预防血栓的形成

解析:在护理工作中应落实精细化护理管理,为患者提供系统的、连续的、预见性的护理。本例患者 VET 血栓风险评分 5 分,有静脉血栓栓塞症的风险。护理工作中应注意患者主诉,并密切关注患者下肢肿胀及疼痛情况,定期检查血常规、凝血功能、下肢血管超声。结合患者实际情况,经医护共同商讨,最终制订如下个性化治疗方案。

(1)每日测量双侧下肢髌骨上、下 10cm 腿围 1 次并记录,观察下肢血供情况;观察患者沿血管走行有无红肿、压痛等症状并记录。

(2)给予患者低分子肝素注射液 2125U 皮下注射,1/d。

(3)给予多磺酸糖胺聚糖乳膏外用,2/d,预防静脉炎的发生。

(4)正确冲封管及 PICC 维护。

(5)正确指导及监督患者开展下肢踝泵运动,促进下肢血液循环,鼓励患者多饮水,增加蔬果类食物的摄入。

(三)情境 3

患者神志清楚,精神状态好,一般情况稳定,2021 年 11 月 12 日由门诊护士拔除 PICC 置管,过程顺利,无不适主诉,患者出院。

1. 问题 1　如何指导患者进行肺康复治疗训练

解析如下。

(1)呼吸训练:指导患者进行腹式呼吸、缩唇呼吸等以重建呼吸模式及提高肺活量,训练强度为每天 3~4 次,每次 5~10min。

(2)胸腔训练:让患者进行上肢、躯干主动运动,包括将上肢外展及扩胸等,维持躯体与关节的正常活动度,强度为每周 3～5 次,每次 20～40min。

(3)呼吸肌训练:借助呼吸训练器训练,每次训练时间逐渐增加以提升呼吸肌肌力,强度为每天 2～3 次,患者进行主动咳嗽及深呼吸,术后 1～3d 协助患者咳嗽及排痰以促进呼吸功能的改善。

2. 问题 2 如何指导患者预防下肢深静脉血栓形成

解析:患者右下肢留置 PICC 置管,为预防深静脉血栓指导患者进行针对性局部运动。置管后第 2 天开始进行康复训练。

(1)运动方式:双下肢踝泵运动。

(2)运动强度:每天 5 次,每次 20～30min,以促进下肢血液循环。

(3)运动频率:根据患者年龄,运动频率可以调整,不宜太频繁,循序渐进,要坚持不懈。

参 考 文 献

[1] 中华医学会急诊医学分会.淹溺急救专家共识[J].中华急诊医学杂志,2016,25(12):1230-1236.

[2] 张春阳,田光.淹溺与肺损伤及其治疗[J].中国临床医生杂志,2016,44(1):10-12.

[3] 赵书元,王亚丽,裴小红,等.对 SARS 病人实施温馨护理的做法与成效[J].中华护理杂志,2003,38(7):589.

[4] 刘全英,贺彩华,钱佳北,60 例慢性阻塞性肺疾病患者无创呼吸机配合中减少人机对抗的护理[J].贵州医药,2014,38(10):955-956.

[5] 王祝珺,王小琴.天疱疮患者使用糖皮质激素健康教育的探讨[J].现代医药卫生,2014,30(4):597-598.

案例 21　1例肺癌患者免疫治疗后进行胸腔镜右上肺叶切除快速康复的护理

一、案例简介

本案例探讨的是 1 例肺癌患者免疫治疗后进行胸腔镜右上肺叶切除快速康复的护理。患者系一位 59 岁中年男性,诊断为肺恶性肿瘤(术中病理结果为鳞癌)。入院后经一系列检查治疗,首先给予静脉滴注单抗免疫治疗,患者出现白细胞下降等不良反应,给予升白治疗。择日胸腔镜右上肺叶切除,术后快速康复(ERAS)等一系列场景,以及在此背景下患者出现焦虑情绪,护理人员与患者之间的沟通。此案例主要考查对肺癌的概念及分型,免疫治疗的适应证、不良反应及观察要点。胸腔镜肺叶切除术后的护理要点,ERAS 围术期的应用,清理呼吸道的重要性,围术期患者焦虑情绪的干预等一系列护理。在此过程中,可改变护理人员对于单纯的肺叶切除的固有思维,可结合免疫治疗及快速康复,使患者在治疗过程中缩短治疗时长,降低患者的费用,有效解决临床的实际问题的能力,对患者的快速康复起到一定的作用。

二、案例教学目标

(一)识记

1. 肺癌的概念及分型。

2. 免疫治疗(PD-1 或 PD-L1)的临床应用不良反应及护理要点。

3. 胸腔镜肺叶切除术围术期的护理要点。

4. 快速康复(ERAS)在肺癌患者术后的应用。

5. 预防术后并发症,如肺不张、肺部感染、清理呼吸道无效等集束化护理措施。

6. 拔除胸腔闭式引流管的指征。

(二)理解

1. 肺癌的诊断标准。

2. 肿瘤与 PD-1 或 PD-L1 的关系。

3. 免疫治疗常见不良反应的处理。

4. 雾化器的其作用及原理。

5. 住院期间焦虑情绪的干预。

6. 健康教育的相关理论和实践。

三、案例情境

(一)情境 1

患者,男,59 岁,有吸烟史 30 余年。1 个月前查体发现右上肺阴影伴咳嗽,活动后稍有胸闷、憋气,至当地医院就诊,未见明显好转。次日送往三甲医院就诊。入院后予以急查动脉血气及静脉血,氧分压 69mmHg,白细胞计数 $7.9×10^9/L$,完善术前检查,给予支气管镜检查并取活检送检。经一系列检查,首选治疗方案为静脉免疫治疗。用药后当天患者出现面部潮红及全身散在皮疹,遵医嘱给予氯雷他定片口服,次日出现膝关节疼痛,未给予特殊治疗。第 3 日,医嘱查血常规,白细胞计数 $3.1×10^9/L$,给予人粒细胞刺激因子皮下注射。用药后第 5 日,血常规,白细胞计数 $4.6×10^9/L$。

1. 问题 1 肺癌如何分型,何为肺癌诊断的金标准

解析:肺癌的分型如下。

(1)按病理分型,分为小细胞肺癌和非小细胞肺癌。小细胞肺癌是恶性程度最高的肺癌;非小细胞肺癌包括鳞癌、腺癌和大细胞癌。

(2)按照肿瘤生长的部位,分为中央型和周围型,中央型肺癌

主要生长在肺门和肺叶支气管；周围型肺癌是发生在肺段以下的支气管和肺泡。

（3）按肿瘤生长的形态，分为管壁型、管内型、管壁浸润型、结节型、肿块型、弥漫浸润型。

目前病理诊断仍然是肿瘤诊断的"金标准"。任何肿瘤正确的治疗必须建立在准确的病理诊断的基础上。然而病理学诊断是以组织细胞的形态学改变为基础。这种所谓的"金标准"也会随着人们对肿瘤疾病认识的不断深入而有所发展有所变化。因而目前的病理诊断也存在"灰色地带"，即人们尚未能认识的病理改变，即人们所说的"金无足赤"。

2. 问题2　目前我国肺癌的发生率逐年升高，肺癌发生与哪些因素有关

解析：肺癌是肺部的恶性肿瘤，发病率和致死率相当高。肺癌的发病因素有以下几种。①长期吸烟。烟草中含有多种致癌物质，吸入烟草的烟雾或焦油，都可以诱发肺癌，有吸烟习惯者，肺癌发病率比不吸烟者高出10倍。②大气污染。工业和交通发达地区，石油煤炭等化学原料的排放，有毒有害物质的粉尘都会污染大气，使得肺癌发病率升高。③接触放射性物质。④肺部慢性疾病，如肺结核、硅肺、尘肺等都是诱发肺癌的高危因素。⑤自身免疫力差、遗传易感、厨房油烟、二手烟等，都是引起肺癌的重要因素。因此，在日常生活当中，应当避免这些诱发因素。

3. 问题3　患者经一系列检查，为何首先选用免疫治疗，其作用原理又是什么

解析：肿瘤免疫治疗作为一种新型疗法已成为肿瘤治疗研究领域中一大热点，它改变了以往对肿瘤治疗的看法及观念。肿瘤治疗传统方法是依靠外界力量杀死肿瘤细胞，作用靶点是肿瘤细胞，而目前新型肿瘤免疫治疗作用靶点是免疫细胞，即通过动员人体自身免疫系统，抑制或消灭肿瘤细胞。抗体药物属于"被动免疫治疗"药物，免疫刺激抗体和免疫检查点抑制药等

属于"主动免疫治疗"药物。肿瘤靶向抗体药物的作用靶点是肿瘤细胞,通过多种抗体相关机制杀伤肿瘤细胞,阻止肿瘤细胞增殖和转移,从而杀灭肿瘤细胞,而不伤及肿瘤周围组织的正常细胞。

4. 问题4 免疫治疗后护士巡视病房见患者出现面色潮红及全身散在皮疹,出现这种情况,应该考虑什么,如何处理

解析:临床上针对免疫相关不良反应最常用的是激素类药物。对于皮疹的处理,轻度皮疹可继续免疫治疗,推荐局部润肤剂、口服抗组胺类药物;中等强度皮疹,局部糖皮质激素外用治疗。

5. 问题5 除了上述所描述的症状,免疫治疗还会出现哪些不良反应

解析:免疫相关不良反应是自身免疫功能被激活,打破了原有的平衡,理论上存在免疫组织的器官都有可能出现相关不良反应。①眼:巩膜炎、结膜炎、虹膜炎、葡萄膜炎。发生率约1%。②内分泌:甲状腺功能减退、甲状腺功能亢进、下垂体炎、糖尿病、肾上腺功能不全,发生率约10%。③心脏:心包炎、心肌炎、心力衰竭。心肌炎发生率约0.06%,5级毒性反应发生率<0.01%。④肺:非感染性肺炎、弥漫性肺泡炎。发生率约3%,3～4级发生率约3%,>4级毒性反应发生率1%。⑤肾:间质性肾炎、肾小球肾炎、肾衰竭。⑥神经肌肉:神经炎、脑膜炎、吉兰-巴雷综合征、肌无力综合征、肌炎、关节炎、关节痛。神经毒性发生率约3%,3～4级毒性反应发生率1%。⑦皮肤:瘙痒或斑丘疹、白癜风、滤泡性或荨麻疹性皮炎、红斑/苔藓性皮疹、Sweet综合征、全层坏死松解症。皮肤毒性发生率约17%,3～4级毒性反应发生率2%。

(二)情境2

患者免疫治疗后不良反应症状均消失,恢复正常,主管医师拟于次日在胸腔镜下行右上肺叶切除术,完善术前准备,患者焦

虑情绪明显增加,担心手术风险与后续治疗效果,不爱与人沟通。根据 SAS 焦虑评价表,患者得分为 68 分,属于中度焦虑。经一系列护理连续性心理干预,患者接受自己的情况,并表示很好地配合后续治疗及护理。

1. 问题 1　SAS 焦虑评价表的判定标准是什么

解析:SAS 采用 4 级评分,主要评定症状出现的频度,其标准为,"1"表示没有或很少时间有;"2"表示有时有;"3"表示大部分时间有;"4"表示绝大部分或全部时间都有。20 个条目中有 15 项是用负性词陈述的,按上述 1～4 顺序评分。其余 5 项(第 5,9,13,17,19)注 * 号者,是用正性词陈述的,按 4～1 顺序反向计分。

SAS 标准分的分界值为 50 分,其中 50～59 分为轻度焦虑,60～69 分为中度焦虑,70 分以上为重度焦虑。见表 1。

表 1　Zung 自评焦虑量表(SAS)

1. 我感到比往常更加敏感和焦虑	11. 我因阵阵的眩晕而不舒服
2. 我无缘无故感到提心吊胆	12. 我有阵阵要晕倒的感觉
3. 我容易心烦意乱或感到恐慌	13. 我呼吸时进气和出气都不费力 *
4. 我感到身体好像被分成几块,支离破碎	14. 我的手指和脚趾感到麻木和刺痛
5. 我感到事事顺利,不会有倒霉的事情发生 *	15. 我因胃痛和消化不良而苦恼
6. 我的四肢抖动或震颤	16. 我常常要小便
7. 我因头痛、颈痛和背痛而烦恼	17. 我的手总是温暖而干燥 *
8. 我感到无力且容易疲惫	18. 我觉得脸发烧发红
9. 我感到很平衡,能安静坐下来 *	19. 我容易入睡,晚上休息很好 *
10. 我感到我的心跳较快	20. 我做噩梦

* 未标明反向计分。

```
         Zung 自评焦虑量表(SAS)的结果解释
                ┌ 分界值为 50 分
         结果解释 ┤ 50～59   轻度焦虑
                │ 60～69   中度焦虑
                └ 69 分以上  重度焦虑
```

2. 问题 2　焦虑情绪对于患者术后的影响有哪些方面

解析:焦虑可能影响脑干网状结构恶心、呕吐动作的调节控制,增加喉咽部、消化道等相关高级中枢的敏感性,进而增加术后恶心、呕吐发生率。肺癌术后心律失常发生率为 4%～20%,焦虑情绪增加肺癌术后心律失常发生率的机制,而焦虑情绪较严重者其交感神经张力升高,迷走神经兴奋性下降,可能增加心律失常风险。术后合并焦虑症会影响胸腔镜肺癌根治手术早期康复效果,如增加术后早期疼痛感,延长住院时间,增加并发症发生率等。

3. 问题 3　个性化心理护理现已纳入快速康复的重要部分,如何更好地应用于临床

解析:护理人员要根据患者病情及心理状态,与患者进行面对面深入沟通,了解患者的想法,缓解患者心理压力,沟通过程中要语气柔和,降低患者心理防备,使患者了解自身病情、治疗过程及注意事项,逐渐提高患者护理的依从性,增加其配合度。护理人员根据患者喜好,为患者准备可以转移患者注意力的书籍、音乐等,并为患者讲解康复良好的患者案例,了解患者焦虑、抑郁等负面情绪,联合家属鼓励患者配合治疗,积极做化疗、康复训练,将每天的好转情况告知患者,增加患者治疗信心,提高患者治疗依从性,使患者积极面对手术治疗。

(1)饮食护理:肺癌患者常常因化疗等引起味觉改变、食欲减退,甚至恶心呕吐等,导致营养不良,因此该类患者营养管理非常关键。术前患者饮食必需营养全面,维生素与蛋白质含量要相对较高,脂肪和含盐量要低,辛辣、油腻等不健康的食物要禁食,每日进餐要定时,且餐量要合理,营养搭配均衡易消化吸收,可根据患者喜好搭配,以促进患者食欲。术后患者饮食主要以流食或者半流食为主,多食蔬菜、水果等富含维生素的食物,如橙子、西红柿等,每日少食多餐,多饮水、绿豆汤、果汁等,加快患者体内代谢毒素排出体外,增强患者免疫力,促进患者恢复。

(2)环境护理:护理人员每日需根据患者病情,为患者调整病房温度和湿度,给病房通风换气、消毒,保持病床干净整洁,让患者居住舒适,从环境舒适体验度上降低疾病给患者带来的痛苦程度。护理人员安排好家属及亲属的探视时间,保持病房安静,保证患者睡眠时间,有利于缓解患者心理压力,使患者积极面对治疗。

(3)呼吸功能训练:肺癌患者手术治疗过程中需切除肺叶,容易导致患者呼吸道内的分泌物形成堆积,使其术后并发症发生率升高,出现肺不张、感染等。因此,护理人员需每日为患者清除呼吸道分泌物及痰液,促进患者康复。护理人员还需为患者制订康复运动计划,鼓励患者下床运动,协助其进行锻炼,加强体质管理,提高其机体免疫力,减少术后并发症的发生。

(三)情境3

患者在全麻下行胸腔镜下右上肺叶切除术,术中病理结果为鳞癌(T1aN0M0),术后伤口仅 5cm,留置镇痛泵、负压引流管 1 根,结合快速康复理念应用于临床,术后患者 VTE 评分为 6 分,协助穿抗血栓压力带。患者术后当天即进食清淡食物,协助患者床旁活动。第二天患者出现体温升高(38.6～39.3℃),痰液黏稠,排痰困难,主诉憋气,查血结果示白细胞计数 15.2×10^9/L,氧分压为 65mmHg,患者自主咳嗽方式不正确,协助排痰效果不佳,给予振动排痰仪辅助排痰,应用气溶胶(Aerogen)雾化器湿化气道,患者咳出陈旧性暗红色血痰,予以冰毯物理降温,患者主诉以上症状缓解,体温恢复正常。

1. 问题1 快速康复与常规术后康复的区别之处,现国内开展快速康复的趋势如何

解析:ERAS通过有效、合理、适度地改良常规治疗流程,能减轻手术应激反应,减少手术并发症的发生,降低手术风险,从而加快患者术后的恢复、缩短术后住院时间、减少住院费用、提高术后患者的生活质量、改善患者手术体验和提高满意度。ERAS的核心是尽量减轻术中机体的应激反应,阻断传入神经对应激信号的传导,从而减轻患者心理及机体的损伤。

ERAS、微创外科和人工智能是引领21世纪现代外科技术进步的三个重要发展方向。ERAS并不是一项新的手术技术,而是一种围术期管理的全新理念,是对传统外科学的重要补充。ERAS的核心原则是通过多模式方法减轻手术应激反应,进而降低并发症风险。ERAS运行模式是多学科协作(MDT),包括外科、麻醉、护理、手术护理、营养、心理、康复等学科,以及患者和其亲属的配合,这是进行ERAS的前提。这里必须强调患者及其亲属积极参与配合的重要性,否则无法充分发挥ERAS的效果。MDT中各学科优化围术期管理措施及手术流程的再造,常用的措施包括术前宣教、术前评估及预防并发症、缩短术前禁食水的时间、鼓励使用微创手术、短效全麻药及局部麻醉、多模式镇痛、尽量不放置引流管、术后早期经口进食、早期下床活动、早期拔除导尿管等。每一项优化措施均应有循证医学证据的支撑,在术前、术中、术后的管理中,围术期MDT组合应用于同一患者,密切协作、贯穿始终,以取得最佳效果,达到减少疼痛和降低风险,实现快速康复的目的。

2. 问题2 振动排痰仪的治疗原理是什么? 较叩背排痰相比较,其优势在哪些方面

解析:振动排痰仪代替传统的人工胸部叩击、震颤、定向挤推进行的体位引流,可将长期滞留于肺部或较深层积液经多方

位震动、挤压并定向引液,使痰液排出体外。除此以外,其还有最独特功能,即可以改善肺部血液循环,预防静脉淤滞,松弛呼吸肌,改善全身肌张力,增强呼吸肌力产生咳嗽反射,有利于机体康复。该排痰法不受患者体位的影响,力量均匀、持续,频率稳定,患者身体摆动较少,不易发生脱管,耐受程度较好。传统的拍背排痰法,拍背时使肺泡或细支气管内的痰脱落,流入气管而被咳出。但是用手拍打背部的力度是不均匀的,轻轻拍打是达不到好的效果的。强度过大的患者不容易接受,也增加了护士的工作强度。

排痰机基于物理定向叩击原理,对分泌物和代谢废物的排出和移动有明显作用。可同时提供两种力,即垂直于体表的垂直力,帮助支气管黏膜表面的黏液和代谢物松弛液化;另一种是平行于体表的水平力,帮助支气管内液化的黏液向选定的方向排出体外。

排痰机具有穿透力强、操作简单、可以选择简单的振动、简单的敲击,或者两者的混合模式。因为动作在排痰机中渗透很深,无论是叩击力、振动力还是两者的结合,都能激发患者的排痰机制,将痰咳出体外。

3. 问题3 肺癌患者术后肺叶部分切除,对于肺复张极其重要,如何指导患者以达到肺复张的效果呢

解析:研究结果表明,肺癌术后患者主动循环呼吸技术(ACBT)开始介入的最佳时间为患者生命体征平稳、麻醉清醒后6h,72h是肺功能恢复最快的时间点,证实ACBT可提高患者早期肺功能的恢复速度和水平。麻醉清醒后6h开始指导患者有意识控制呼吸肌、用力深呼吸和哈气同时,维持了患者气道内低水平的呼气末压力,保持一定水平的肺泡膨胀压,达到了促进肺复张的目的,最大限度避免因肺泡随呼吸周期性反复闭合与开放产生的剪切力加重损伤肺泡,避免诱发急性呼吸衰竭。这种清醒意识下的自主呼吸控制与清醒意识下的无创机械通气比较,更符合

人体的呼吸生理力学,能够降低因术后呼吸道管理不善导致后期机械通气的干预风险。术后 7d 左右,胸部呼吸肌的急性创伤逐渐恢复、胸腔留置引流管基本拔除、引起患者疼痛而导致限制性呼吸障碍。研究结果提示,ACBT 能够提高肺癌术后患者第 1～4 天气道分泌物清除效果。

4. 问题 4　气溶胶雾化器与普通雾化器的区别,雾化效果有何不同

解析:①高效,肺沉积率高,药物残留量小。②安全,置于回路上方,无须取下,闭环设计,无交叉感染风险。③适合患者的全程治疗,节省患者费用并且增加医院病床周转率。

5. 问题 5　针对于胸腔肺叶切除患者,术后观察的要点还有哪些方面

解析:肺切除手术后注意事项主要包括以下几种。

(1)监测生命体征:术后需注意观察患者的血压、心率、脉搏,以及心血管系统相关的状况,防止出现急性失血或急性呼吸循环衰竭。

(2)保持呼吸道通畅:患者需要保证呼吸道通畅,可以充分咳痰,尽量将气道内的分泌物咳出。

(3)肺部复张:患者需通过下床活动以促进肺部复张。

6. 问题 6　如何预防下肢静脉血栓形成

解析如下。

(1)基本预防措施:主要指针对高危因素的基础预防措施。①手术操作尽量轻柔、精细,避免静脉内膜损伤;规范使用止血带。②术后抬高患肢,防止深静脉回流障碍。③常规进行静脉血栓知识宣教,鼓励患者勤翻身、早期功能锻炼、下床活动、做深呼吸及咳嗽动作。④术中和术后适度补液,多饮水,避免脱水。⑤建议患者改善生活方式,如戒烟、戒酒、控制血糖及控制血脂等。⑥股静脉置管的 DVT 发生率较锁骨下静脉置管患者明显增加,因此建议应尽量选择锁骨下静脉置管。⑦机械通气时间的延

长与 VTE 的发生有明显的相关性,应尽量缩短置管时间。⑧对于病情重、活动困难、恢复时间长的患者,应采取更加积极的预防措施。

(2)物理预防措施

①使用原则:有药物预防禁忌证的患者,建议使用间歇式加压装置(IPC)或梯度弹力袜(GCS),并建议 IPC 优于 GCS。建议在高危患者中使用 IPC 而不是 GCS,建议对高出血风险患者单独使用间歇式加压装置 IPC 进行机械预防。物理预防前,需评估患者是否存在禁忌证。GCS 潜在禁忌证,包括严重的下肢水肿、严重的周围神经病变、肺水肿、腿部畸形或腿部皮炎,严重的下肢动脉疾病等;IPC 潜在禁忌证,包括疑似或确诊为急性期 VTE,对腿套严重过敏,下肢存在感染、丹毒、急性淋巴管炎或开放性伤口,合并严重的心力衰竭或下肢动脉缺血性疾病等。取得患者知情同意并告知其原理和正确的使用方法。

②GCS:大腿长度 GCS 联合药物治疗比膝长型 GCS 联合药物治疗更有效,在患者能耐受的情况下,建议白天和晚间都穿着GCS,直到活动量不明显减少或恢复至疾病前水平,并根据说明书正确测量患者腿围。每天检查皮肤完整性和保持腿部卫生,对于特殊患者(如腿部肿胀)每天应检查皮肤 2~3 次,若出现皮肤损伤,要停止使用,做好记录并及时告知医师。

③IPC:在无使用禁忌的情况下,建议外科患者术后即刻使用IPC。推荐采用便携式、可记录使用时间的机器,并尽可能在双腿实施。腿套长度选择大腿型或膝下型均可,充气压力 5~40mmHg,约 10s/min,一旦患者可以下地活动即可停止。使用IPC 时,应注意腿套上充气管保持在腿套外表面以避免器械相关性损伤,操作过程中注意患者保暖,防止体温过低。

(3)药物预防措施

①使用原则:使用抗凝药物前进行肾功能、凝血功能的评估,并评估其与药物预防相关的禁忌证;若无相关禁忌证,所有接受

胸部恶性肿瘤相关手术者都应接受预防血栓栓塞的治疗。接受胸(腹)腔镜手术或检查,或开胸时间>30min者,除非有活动性出血或出血高风险,均应接受低剂量普通肝素或低分子肝素治疗。

②使用时机与药物选择:抗凝治疗应在术前给予并且术后尽早实施,尤其对于高危患者。术后应用抗凝药物至少持续7～14d。对于高危患者,包括术后有残留病灶、肥胖或既往有VTE史者,抗凝治疗应延长至术后4周。抗凝药物一般首选低分子肝素,若不能耐受低分子肝素或普通肝素,可考虑使用磺达肝癸钠或华法林。

③注意事项与不良反应观察:在应用针剂抗凝药物时,选择适宜的注射部位,并规律更换注射部位。口服抗凝药需指导患者规范服用,避免随意停药。同时,护理人员应对患者进行出血风险评估,密切观察患者皮肤、黏膜、术后出血量、引流量及伤口血肿情况,以及有无消化道应激性溃疡发生。对接受药物抗凝的患者,需重点关注血管穿刺、置管和拔管与抗凝药物的用药时间间隔。护士开展药物抗凝策略时,应动态监测患者凝血指标的变化,并做好健康宣教工作,保障患者安全。

(四)情境4

患者经过数天的连续治疗与精心护理,现生命体征平稳,血常规基本恢复正常,CT结果显示肺复张,给予拔除胸腔引流管,伤口无红肿,咳痰效果佳,指导深呼吸训练等一系列增加肺功能的训练,患者均能掌握,焦虑情绪逐渐消失,对治疗效果满意。

1. 问题1 肺癌术后患者拔除胸腔引流管指征是什么

解析:胸腔闭式引流管拔除的指征是,肺膨胀良好,引流液每天<100ml,咳嗽时水封瓶内无气泡溢出,复查胸片肺膨胀良好,没有明显的压缩缘,胸液颜色比较淡,比较清亮,没有明显的血性积液。

除自发性气胸患者,咳嗽时无气泡自水封瓶溢出,24h后就可以拔除胸腔引流管了,拔管后告诉患者应卧床休息 2～4h,观察有无胸闷、呼吸困难,以及切口有无漏气、渗液、出血、皮下气肿。要避免剧烈咳嗽、吹气球,以免再次出现气胸。

2. 问题 2　对于肺叶切除术后患者出院回家后,应注意哪些方面

解析:①认真遵照医师的出院医嘱和注意事项,尤其是后续治疗的时间。一般说来手术后的辅助放化疗在术后 1～2 个月开始。②预防感冒。因为刚做完手术,此时感冒,可能出现病毒性肺炎。③适量的运动。因为术后 1～2 个月是快速恢复期,适量的运动能促进恢复。运动的原则,是以身体能承受为度,不要勉强。运动量逐渐增加。④警惕可能出现的远期并发症。如果出院恢复期出现中-重度发热(＞38.5℃),或较大量的咳痰,或痰液有明显的臭味,或有明显的气短等情况要和手术医师联系。⑤要定时回医院复查,一般手术后如果没有后续的放化疗的患者,第 1 年要求每 3 个月复查 1 次,第 2、第 3 年要求每半年复查 1 次,3 年后可以每 1 年复查 1 次。

3. 问题 3　针对此患者情况,延续性护理的重要性体现在哪些方面

解析:延续性护理并不强调为出院后的患者直接提供长期护理,而是帮助患者及家属提高自我护理能力,对患者的指导内容以循证为依据,通常包括以下方面。①服药指导(如药名、不良反应、服药方法、协调用药等)。②饮食指导(根据患者的病情、饮食习惯、支付能力等提供个性化指导)。③症状管理与识别(出院后病情恶化症状识别及应对)。④居家环境指导(提供相应建议、辅助器具的使用、康复的训练等)。⑤社区资源的利用,对有需要的患者及家属帮助联系居家护理及社工等。⑥电话随访,这是肿瘤患者家庭基本都会接收到的一种延续性护理方式。大家心中会有一个疑惑,为什么是家庭而不是患者呢？正如上述所说,延续性护理的对象既包括患者,也包括患者家属。电话随访虽然只是

对患者及家人进行一番简单的问候,但是这不仅是医护人员掌握患者近期状态较为直接的一种方式,也能使患者在离开医院之后感受到关怀,具有抚慰患者心灵的作用,同时还可指导患者保持健康的生活方式。⑦建立医院微信公众平台,在信息化技术较为普及的今天,这种方式也是医院常采用且受患者喜爱的一种方式,具有既方便又快捷的特点。

参 考 文 献

[1] 闫国荣,高晶晶,郭佳康.快速康复外科理念对比常规护理对胸腔镜肺癌手术围术期护理效果及生活质量的影响[J].系统医学,2021,6(20):183-186.

[2] 张砾,邵佳康,闫文姬,等.PD-L1抑制剂治疗小细胞肺癌的有效性和安全性分析[J].解放军医学院学报,2022,43(5):524-530.

[3] 成丽娅,孙岑晨,李少波,等.综合干预对肺癌放化疗患者不良情绪及生活质量的影响[J].中国健康心理学杂志,2019,27(3):404-407.

[4] 曾红梅,李欣.贝伐珠单抗靶向治疗方案治疗晚期非小细胞肺癌的疗效观察[J].中国药物滥用防治杂志,2022,28(3):308-312.

[5] 高山,高岩,杨俊省,等.晚期非小细胞肺癌患者肿瘤组织、血液、胸腔积液 EGFR 基因突变一致性研究[J].中国药物滥用防治杂志,2021,27(6):956-959.

案例22 1例胸腔积液合并脓胸患者手术治疗的护理

一、案例简介

本案例探讨的是 1 例胸腔积液合并脓胸患者手术治疗的护理。患者系一位 19 岁的年轻女性,诊断为胸腔积液。因左侧胸腔积液引流术后伴邻近肺组织膨胀不全,胸膜增厚。目前留置胸腔引流管,每日可引流 100～300ml 胸水。就医过程中,分别经历了经肋间胸腔闭式术留置胸腔引流管、胸腔穿刺活检、气管镜检查、抗结核治疗、左侧脓胸病灶清除、胸膜剥脱术、出院健康指导等一系列场景,以及在此背景下医护人员与家属、患者之间的沟通。此案例主要考查对胸腔积液、脓胸概念和诊断依据的认识、并发症护理要点、术后的注意事项、胸腔闭式引流瓶的安全护理、健康教育在临床中的应用,并在此过程中体会医护合作和护患沟通的要点,以及对患者进行个性化人文关怀的能力。

二、案例教学目标

(一)识记

1. 脓胸清除、胸膜剥脱术的相关适应证、禁忌证、并发症和护理要点。

2. 术后胸腔闭式引流瓶的观察要点与护理重点。

3. 胸腔积液、结核性脓胸的概念及诊断依据。

4. 术后患侧肢体的康复。

5. 术后肺康复锻炼的注意事项。

(二)理解

1. 胸腔积液发展成为脓胸的诊断标准。

2. 胸腔积液合并脓胸相关体格检查和实验室检查的特征。

3. 应用外科手术的指征。

4. 术后促进肺复张的意义及方法。

5. 健康教育的相关理论和实践。

6. 家属支持在家庭护理中的作用。

(三)应用

1. 各种管路的护理。

2. 做好护患、医护间的有效沟通。

3. 做好患者出院指导及注意事项。

4. 并发症的护理。

三、案例情境

（一）情境 1

患者，女，19 岁。4 个月前无明显诱因咳嗽，咳白痰，伴呼吸困难，无发热、腹痛、腹胀等不适，于当地某诊所诊治，给予口服药物治疗（具体用药不详），咳嗽好转，仍有呼吸困难。3 个月前咳嗽、咳痰、呼吸困难加重，还在多个诊所多次就诊，给予解痉等药物治疗（具体不详），咳嗽稍好转，仍呼吸困难。20d 前就诊于某县医院，胸片示左侧胸腔大量积液，未诊治。到上一级医院就诊，CT 示左侧胸腔大量积液，诊断肺结核、结核性多浆膜炎，给予异烟肼、利福平、乙胺丁醇、吡嗪酰胺抗结核治疗。为进一步检查及治疗门诊以"胸腔积液，结核性多浆膜炎"于 6 月 19 日入院。留置胸腔引流管，每日可引流 100～300ml 胸水。为了更好地了解胸腔积液，现特附图 1。

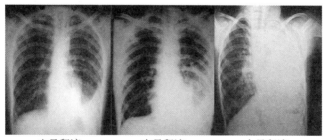

少量积液　　　　中量积液　　　　大量积液

图 1　X 线下胸腔积液

1. 问题 1　结合患者临床表现及实验室检查，医师诊断为胸腔积液（TPE）及结核性多浆膜炎的依据是什么

解析：临床上 TPE 通常是通过流行病学、患者的临床表现和胸腔积液理化指标来诊断的。胸腔积液中腺苷脱氨酶（ADA）是诊断 TPE 较为准确且被临床认可的辅助指标之一。结合影像学

示胸腔积液,血白细胞不高,红细胞沉降率及 C 反应蛋白(CRP)高,血 T-SPOT. TB 阳性,PPD 阳性,胸水、腹水化验为渗出液,ADA、LDH 高,诊断结核性多浆膜炎。

2. 问题2　腺苷脱氨酶(ADA)、CRP 在胸腔积液中鉴别诊断的意义是什么

解析:ADA 在结核性胸腔积液及化脓性胸腔积液明显升高,在癌性胸腔积液明显偏低。CRP 在化脓性胸腔积液升高最明显,在结核性胸腔积液次之,在癌性胸腔积液中值最低,三者之间比较有显著差异。ADA、CRP 联合监测对胸腔积液的鉴别诊断有较好的意义。

3. 问题3　胸腔积液,胸膜增厚明显,行活检明确诊断的意义是什么

解析:经皮胸膜活检对明确胸腔积液的病因、鉴别良恶性胸腔积液有重要意义。对原因不明的胸腔积液或经一般检查方法,未能确认者,该检查可以使部分患者得以明确诊断。凡是胸膜活检者均应当送胸膜组织做结核菌培养,活检部位用墨水标记,如果诊断为恶性间皮瘤,1 个月以内需要做局部放疗,以防止肿瘤侵袭该部位。影像学指导下的针刺胸膜活检的阳性率高于盲目的经皮胸膜活检。胸膜活检的禁忌证有胸腔积液为漏出液、胸膜粘连、胸膜腔消失、凝血机制障碍及肺功能严重受损。

4. 问题4　如何进行超声引导下左侧胸膜穿刺活检术

解析:患者进入超声室,于左侧胸腔腋中线第 9 肋间定位,常规消毒皮肤,局部麻醉,B 超引导下,用 18G 一次性活检穿刺枪进入左侧胸膜部位,进针 2 次,共切割出组织 2 条,送病理,整个过程顺利,遵医嘱监测血压、脉搏 8h。术后安返病房。

5. 问题5　胸腔积液不及时治疗有哪些并发症

解析如下。

(1)由各种原发病引起的胸腔积液,如因结核病、胸膜炎、肿瘤、病毒性肝炎、肝脓肿等引起的胸腔积液,胸腔积液本来就是原

发疾病的并发症之一,如果不治疗,积液量过大对脏器血管压迫,使患者呼吸困难、胸闷、气急,又对原发病产生很大负面影响。

(2)由外伤损伤导致的胸腔积液,如由食管破裂、胸导管破裂、胸主动脉瘤破裂等导致的胸腔积液,如果不治疗可能导致并发症有乳糜性胸腔积液、血胸、脓胸。

(3)胸腔积液不治疗可能产生的其他并发症,如阻塞性肺炎、肾衰、心衰、贫血、休克、肺水肿等。

6. 问题 6 胸腔积液发展成为脓胸后行外科手术的指征是什么

解析:患者左侧胸腔积液,经抗结核治疗后,病灶未见明显吸收,且治疗期间出现胸廓变小,胸部 CT 可见左侧胸膜增厚、液气胸,患者有手术指征,各项术前检查已完善,未发现明显手术禁忌证,拟行左侧脓胸病灶清除、胸膜剥脱术,并准备胸廓改形术,术中根据探查情况决定手术方式。

7. 问题 7 结合该例患者的现有病情,还需要做哪些检查进一步支持诊断

解析如下。

(1)进行血气分析检测,可以有效判断患者的缺氧程度、酸碱失衡的严重程度,对下一步治疗有导向作用。

(2)进行电子气管镜检查术,观察隆突、气管及各段支气管状况,留取灌洗液送检,检查细菌、真菌、抗酸染色等。

(二)情境 2

患者左侧脓胸,经抗结核、胸腔穿刺置管引流治疗 20d 后,期间胸管不慎脱落后医师为其重新置管,患者左胸病灶未见明显吸收,且治疗期间出现胸廓变小,胸部 CT 可见左侧胸膜增厚、液气胸。患者有手术指征,拟行手术治疗,术前向患者及其家属交代病情及预后,签署手术知情同意书。

1. 问题 1 患者抗结核治疗一般会给予怎样的治疗方案

解析:遵守全程用药,早期、联合、适量、规律是疾病治疗的

关键。

(1)早期:一是于病变早期阶段开始治疗,二是已确诊的排阳患者尽早开始治疗,早期炎症,局部循环好,吞噬细胞活跃,空洞细菌繁殖旺盛,药物易发挥杀菌作用,效果好。

(2)联合:是利用多种药物的交叉杀菌作用防止耐药的产生,并对已耐少数药物的菌株也能杀灭。

(3)适量:在于防止剂量不足,诱发耐药,又要防止过大剂量引起的不良反应,应按患者年龄、体重,参照剂量表选取适当剂量。

(4)规律:严格按方案规定的用药次数、间隔和用药时间,避免漏服、中断而保持稳定有效的血药浓度,防止过高过低。

(5)全程:要求完成 6 或 8 个月疗程,或根据病情确定疗程。

2. 问题 2　脓胸的致病菌及主要病因是什么

解析:胸膜腔被致病菌感染,产生脓性胸腔积液积聚在胸膜腔内称为脓胸,按其起病缓急和病程,大致分为急性和慢性脓胸。

脓胸主要病因为肺部或邻近器官的化脓性感染,直接向胸膜腔蔓延,如肺脓肿、肺炎、支气管扩张、肺结核、肝脓肿、膈下脓肿、化脓性心包炎等;败血症也可经由血行播散而引起脓胸;胸部外科手术后亦可并发脓胸。但目前脓胸最多见的原因为肺结核、肺脓肿或支气管扩张感染直接蔓延波及胸膜所致。

引起脓胸的病原体以化脓性的葡萄球菌、链球菌为常见,其次为厌氧菌、肺炎球菌、乙型溶血性链球菌、结核杆菌及革兰阴性杆菌,如大肠埃希菌、副大肠埃希菌、肺炎克雷伯菌等;肺吸虫、放线菌和真菌感染较少见;阿米巴肝脓肿向膈上溃破,原虫到达胸膜腔亦可引起脓胸。儿童脓胸最常见的病原菌为金黄色葡萄球菌,成人脓胸至少有 1/4 的患者查不到确切的病原菌,因诊断时多已用过抗生素。

3. 问题 3　患者胸腔积液发展成为脓胸后,需给予怎样的治疗

解析:脓胸特别是慢性脓胸是一种消耗性疾病,因此应高度

重视支持治疗。给予高能饮食,补充损失的蛋白质,维持水、电解质、酸碱平衡,少量间断输血或血浆等在治疗中甚为重要。还应积极使用支气管解痉药,以利祛痰,以及中医药治疗等。

4. 问题4　患者留置胸腔闭式引流管脱落护士应怎么处理

解析:在实施留置胸管的过程中,患者很容易出现一些意外情况,患者脱管处理时引流管从胸腔内脱出,护理人员应立刻用敷料按压其切口,监测生命体征,并通知医师,之后遵医嘱进行处理,期间对患者及其家属进行安慰。

(三)情境3

患者左胸病灶未见明显吸收,且治疗期间出现胸廓变小,胸部 CT 可见左侧胸膜增厚、液气胸,患者有手术指征,拟行手术治疗,术前向患者及其家属交代病情及预后,签署手术知情同意书。

1. 问题1　脓胸的治疗原则是什么

解析:治疗的主要原则是控制感染,及时排脓,关闭脓腔,同时加强支持疗法。

2. 问题2　治疗急性脓胸的关键及应遵循的原则是什么

解析:控制感染是治疗脓胸特别是急性脓胸的关键。应遵循如下原则。

(1)对已明确病原菌者,应依照药敏试验正确选择抗生素。

(2)在致病菌明确前或无明确病原菌者,应尽早采用经验用药,经验用药时应考虑下列因素。①原发病的情况;②疾病的严重程度;③疾病发生的地点(社会、家庭或医院);④初始治疗地点、用药时间及所用药物。

(3)用药原则,联合应用抗生素,以静脉用药为主,辅以胸腔内直接注射抗生素,保证足够的疗程,持续至少数周,对结核性脓胸应用药 18 个月。

3. 问题3　排出脓液的方法是什么

解析:及时排出胸腔脓液,不仅可以迅速改善全身症状,还能促使肺早日复张,减少并发症发生。脓液稀薄者,可每日或隔日用粗针做胸腔穿刺,尽量多抽脓。若效果不明显且脓液仍稀薄时,可安置肋间硅胶管,行水封式引流,且每日另用注射器从引流管抽吸脓液,有时也可连通吸引装置进行排脓。黏稠脓液可用无菌 0.9%氯化钠溶液低压冲洗脓腔,直至液体流出不再混浊时注入适当抗生素。急性大量脓胸并发支气管胸膜瘘或食管胸膜瘘时,特别是急性腐败性脓胸,应行脓腔切开安置闭式引流管,尽快尽多清除积脓。对于慢性的黏稠脓胸,抽脓困难时可注入溶纤维素酶注射液,使脓液变稀,便于吸引。

4. 问题 4 脓胸手术的手术方式有哪些

解析:①胸膜切除术。适合于一般情况好、肺内无严重疾病的病例。如果肺内慢性病变不能复原者(如肺脓肿、支气管扩张、肺结核等),应将病肺一并切除(胸膜肺切除术)。②瘘管结扎术。有支气管胸膜瘘者,应做瘘管结扎术。一般情况差、不能承受胸膜剥离等大手术者,可将部分肋骨去除,安置引流管,肺内病变可考虑在情况改善后再予切除。③胸廓改形术或带蒂大网膜移植术。为了消灭残留脓腔,部分患者还需进行胸廓改形术或带蒂大网膜移植术。对年老体弱或有手术禁忌证的患者,应坚持长期积极的内科治疗。

(四)情境 4

7 月 14 日完善相关检查,在全麻下行左侧开胸探查、脓胸病灶清除、胸膜剥脱术,并备以胸廓改形术。整个手术过程顺利,麻醉效果满意,出血约 600ml,输异体红细胞悬液 2 单位,切除之病理标本送病理科检查。术后患者清醒后安返病房,给予抗结核、抗炎、化痰、止血治疗及对症治疗。

1. 问题 1 患者术后治疗上主要有哪些注意事项

解析:①出血,术后给予止血治疗,密切观察患者引流量变化。②肺部感染,术后给予抗感染处理,并加强雾化、排痰处理,密切观察患者体温、心率变化,复查血常规及血生化。

2. 问题2　患者术后护理上主要有哪些注意事项

解析如下。

(1)生命体征的监测:①心电监护。②严密观察体温、脉搏、呼吸、血压的变化,预防及早期发现出血性休克。

(2)保持呼吸道通畅:①鼓励患者深呼吸、有效咳嗽、咳痰。②观察呼吸频率、幅度、节律,有无气促、发绀等。③氧气雾化吸入。④必要时气管镜吸痰。

(3)合适体位:①麻醉未清醒前,去枕平卧位,头偏向一侧。②生命体征平稳后取半卧位。③注意术式与体位。

(4)疼痛护理:①疼痛知识宣教。②舒适的体位。③减轻伤口疼痛方法。④适当予以镇痛药或用镇痛泵。

(5)休息与活动:①鼓励患者早期下床活动。②术后肩关节活动。③床上下肢活动。④下床活动。

(6)深静脉血栓的预防:①穿弹力袜。②药物预防。

(五)情境5

患者术后留置胸腔闭式引流瓶,引流液呈血性,术后主诉伤口疼痛,睡眠较差,未能有效咳嗽。听诊右肺呼吸音清晰,左肺呼吸音减弱,可闻及胸膜摩擦音及少量痰鸣音。抽血化验结果回报,白细胞计数 $12.39 \times 10^9/L$。术后生命体征平稳,白细胞明显偏高,胸部摄片可见左肺膨胀较差,咳嗽时仍可见少许气体逸出,继续抗结核、抗炎、化痰治疗,定期予以机械排痰仪治疗。术后20d,患者生命体征平稳,因家庭经济原因,要求带管出院治疗,目前患者引流液明显减少,无发热、咳嗽、咳痰不适,安排其出院治疗,嘱其出院后继续抗结核治疗。

1. 问题1　患者术后肺膨胀较差,应给予什么措施

解析:采取加强呼吸功能锻炼的方式,改善患者的肺功能,促进肺复张。术前教会患者有效咳嗽、咳痰的方法,采用雾化吸入、爬楼梯及呼吸体操的方法提高患者的肺功能,术后遵医嘱给予双鼻导管持续氧气吸入 2～4 L/min。为了防止痰液黏稠引起患者剧烈咳嗽加重肺漏气,给予生理盐水 6ml 或乙酰半胱氨酸注射液 3mg,雾化吸入每日 2 次,每次 15min。给予机械排痰仪治疗帮助患者进行有效的咳嗽、咳痰。指导患者进行腹式呼吸、缩唇呼吸锻炼、吹气球等增加肺复张。

2. 问题 2　术后伤口疼痛,影响患者睡眠,应采取哪些措施缓解

解析:让患者根据笑脸谱来判断自身的疼痛程度(图 2),术后麻醉科给予留置静脉镇痛泵,设定好速度,可以缓慢泵入,术后回到病房,常规给予患者多头胸带加压包扎胸部,可定时给予静脉输注镇痛药物,告知患者在患侧出现轻度疼痛时可口服镇痛药物或者肌内注射镇痛药物,晚间可提前给予安眠药物,促进晚间睡眠质量。

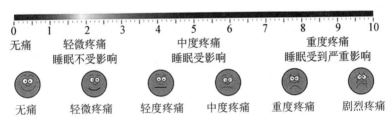

图 2　疼痛判断脸谱

3. 问题 3　患者带管出院回家后对于胸腔闭式引流管如何护理

解析:确认管路是否通畅,密切观察引流瓶内是否有气泡逸出,水柱波动是否正常;密切关注引流液的颜色、性状和量;引流瓶保持直立,避免气体反流进入胸腔;定时挤捏胸管,避免阻塞、打折、脱出;更换引流瓶时注意无菌操作,防止逆行感染。如出现导管脱落,及时医院就诊。

4. 问题 4　患者出院前应给予哪些健康指导

解析:出院前提醒患者按时复查,给予饮食、生活指导,宜进

高热量、高蛋白食物,保证营养均衡;适当运动,不从事重体力劳动。引导患者形成良好的生活习惯,避免不良的生活方式对身体造成刺激,影响预后效果。出院后继续抗结核治疗,定期复查肝肾功能,1个月后返院复查,期间有任何不适,及时医院就诊。

参 考 文 献

[1]　游涛,严奇峰,肖碧华.超声引导下经皮穿刺治疗脓胸32例[J].福建医药杂志,2004(3):205.

[2]　杨艳丽,邓秀兰,蒋妮军,等.肺脓肿相关性脓胸危险因素的评估及其量表的设计应用[J].实用医学杂志,2020,26(12):1693-1695.

[3]　张露铭,江泽伟,蔡兴东,等.26例肺脓肿相关性脓胸的临床及影像学特征[J].实用医学杂志,2019,35(10):1697-1698.

[4]　杨江明,王红芝,罗遐杰.胸水C反应蛋白在脓胸诊治中的价值[J].临床肺科杂志,2012,17(2):338-339.

[5]　张雪漫,王廷杰.46例脓胸的临床分析和诊治体会[J].临床肺科杂志,2005(2):234.

[6]　李治,李田.微创管大量冲洗胸腔治疗脓胸[J].临床肺科杂志,2013,18(9):1702.

案例23　1例自发性气胸患者的护理

一、案例简介

本案例探讨的是1例自发性气胸(PSP)患者的护理。患者系一位年轻女性,诊断为自发性气胸。治疗过程中经历非手术治疗,氧疗无效后行胸腔闭式引流,以及在此背景下医护人员与患者之间的沟通。此案例主要考查对自发性气胸概念和诊断依据的认识、管路的护理要点、健康宣教在临床中的应用,提高护理人员在自发性气胸患者护理中的评判性思维和解决临床实际问题的能力,以及对患者进行人文关怀的能力。

二、案例教学目标

(一)识记

1. 自发性气胸的概念。

2. 自发性气胸的临床表现。

3. 胸腔闭式引流的观察要点。

4. 拔管指证。

(二)理解

1. 自发性气胸的诊断依据。

2. 自发性气胸氧疗依据。

(三)应用

1. 规范指导患者行肺功能锻炼。

2. 做好气胸患者出院指导。

三、案例情境

(一)情境 1

患者,女,34 岁,身高 165 cm,体重 40 kg。傍晚与家人争吵后突然出现呼吸困难,送至某三甲医院就诊。急诊行 X 线胸片示,右侧气胸。急诊以"右侧气胸"收入呼吸内科治疗。

1. 问题 1　气胸的典型症状有哪些

解析:气胸的典型表现为胸痛,患者突感一侧针刺样或刀割样胸痛,持续时间较短,继而出现胸闷、呼吸困难。呼吸困难严重程度与有无肺基础疾病及肺功能状态、气胸发生速度、胸腔内积气量及压力 3 个因素有关。若气胸发生前肺功能良好,尤其是年轻人,即使肺压缩 80 %也无明显呼吸困难。如原有严重肺功能减退,即使少量气胸,也可出现明显呼吸困难,患者不能平卧或取被迫健侧卧位,以减轻呼吸困难。大量气胸,尤其是张力性气胸时,由于胸膜腔内压骤增、患侧肺完全压缩、纵隔移位,可迅速出现呼吸循环障碍,表现为烦躁不安、挣扎坐起、表情紧张、胸闷、发绀、冷汗、脉速、虚脱、心律失常,甚至休克、意识丧失和呼吸衰竭。

2.问题2　结合患者临床表现及检查结果医师诊断自发性气胸的依据是什么

解析:X线胸片检查是诊断气胸的重要方法,并可显示肺压缩程度、肺内情况及有无胸膜粘连、胸腔积液及纵隔移位等。典型表现为被压缩肺边缘呈外凸弧线状阴影,称为气胸线,线外亮度增高,无肺纹理。见图1。

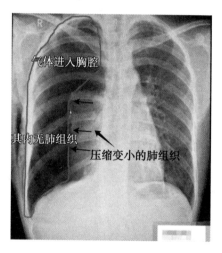

图 1　X 线胸片

3.问题3　何为自发性气胸

解析:胸膜腔为壁层胸膜与脏层胸膜之间的密闭腔隙,内部不含气体,呈现负压,当外界环境中的气体进入胸膜腔造成积气状态时,称为气胸。自发性气胸是指肺组织及脏层胸膜的自发破裂,或胸膜下肺大疱自发破裂,使肺及支气管内气体进入胸膜腔所致的气胸。

(二)情境 2

入科后给予患者鼻导管吸氧 4 L/min,患者呼吸困难症状稍有缓解。

问题　自发性气胸患者为何要高浓度吸氧

解析:由于胸膜腔内气体的吸收有赖于胸膜腔内气体分压与毛细血管气体分压的压力梯度,高浓度吸氧(面罩吸氧 10 L/min 的氧)能加大压力梯度,可加快胸膜腔内气体的吸收。高浓度吸氧后胸腔气体分压下降,有利于闭合性气胸胸腔气体的吸收和患肺复张。

(三)情境 3

患者入院第二天大便后突然喘息明显,血氧饱和度下降至76%、血压下降至 88/42 mmHg,值班医师立即给予行胸腔闭式引流穿刺术,术后 5 min 患者经皮测血氧饱和度升至 93%,喘息症状缓解。

问题　胸腔闭式引流术后有哪些护理及观察要点

解析如下。

(1)保持引流装置安全:所有接口地方要使用胶带加固,防止脱开。引流瓶应放在低于患者胸部且不易绊倒的位置,任何时候都应保持直立、其液平面都应低于引流管出口 60 cm,以防瓶内液体反流进入胸腔。引流管长度适宜,妥善固定于床旁,既要便于患者翻身活动,又要避免过长扭曲受压。密切观察水封瓶液面,确保水封瓶内长管末端始终在液面下 1~2cm。

(2)保持引流管通畅:密切观察引流管内的水柱是否随呼吸上下波动及有无气泡自水封瓶液面逸出。必要时,请患者做深呼吸或咳嗽,如水柱有波动,表明引流通畅。正常情况下水柱在 4~6 cm 范围内波动。如果波动过高,则可能肺不张,无波动则表示引流不畅或肺已复张。如同时引流液体,应定时观察和记录引流液的量、颜色和性状。

(3)防止胸腔积液或渗出物堵塞引流管:引流液黏稠或为血

液时,应根据病情定时挤捏引流管,注意挤压方向应由胸腔端向引流瓶的方向挤压。

(4)防止意外:搬动患者时需要用两把止血钳将引流管双重夹紧,防止在搬动过程中发生引流管滑脱、漏气或引流液反流等意外情况。若胸腔引流管不慎滑出胸腔时,应嘱患者呼气,同时迅速用凡士林纱布及胶布封闭引流口,并立即通知医师处理。

(5)引流装置及伤口护理:严格无菌操作,引流瓶上的排气管外端应用防尘帽覆盖好,避免空气中尘埃或污染物进入引流瓶内。一次性引流装置可一周更换 1 次,但非一次性闭式引流系统需每天更换引流瓶,更换时应注意连接管和接头处的消毒,更换前双钳夹闭引流管近心端,更换完毕检查无误后再放开,以防气体进入胸腔。伤口敷料每 1～2 天更换 1 次或根据敷料说明书建议的更换时间更换敷料,有分泌物渗湿或污染时及时更换。

(6)肺功能锻炼:鼓励患者每 2 小时进行 1 次深呼吸、咳嗽和吹气球练习,协助患者更换体位,病情允许时可协助患者在床上坐起或下地走路,以促进受压萎陷的肺扩张,加速胸腔内气体排出,促进肺尽早复张。

(四)情境 4

患者行胸腔闭式引流术后第 2 天,水封瓶内无明显气体逸出,X 线胸片显示肺压缩面积并没有明显减少,于是采取了负压引流的方式,水封瓶内可见大量气泡逸出。

1. 问题 1　负压引流装置的原理是什么

解析:负压引流的方法由于存在一定压力,可以使患者胸腔内滞留的积血、积气及时被引流出来,防止患者出现长时间胸腔积血或者积气反流的情况,从而有助于加快患者恢复。使用负压引流时,一定要做好每一个细节处理,在调压腔内倒入适量无菌的生理盐水,连接负压吸引器,调节负压到 8～12 cmH_2O。只有调节到适宜压力时引流才有效。

2. 问题2 患者症状明显好转询问什么时候可以拔管

解析：一般置管48～72h后，水柱无波动，同时X线胸片提示患者的肺部已复张，此时可以先夹管24h，当患者未再出现气急等不适，表示病情已经稳定，可进行拔管操作。拔管时，嘱咐患者深吸气然后屏住呼吸，医护人员则迅速拔除引流管，同时使用无菌纱布覆盖。拔管后还需要继续认真观察患者是否存在胸闷、呼吸困难、切口漏气及渗液、皮下气肿等症状。

(五)情境5

患者顺利拔除胸腔闭式引流管康复出院。

问题 出院前应向患者交代哪些注意事项

解析：气胸容易复发，督促患者戒烟，存在肺部慢性疾病的患者建议尽快进行精确诊断和针对性治疗，同时指导患者避免气胸诱发因素，如患者须多喝水，保持大便通畅，另外注意不要提重物等，避免再次出现剧烈咳嗽、突然用力等各种不利因素诱发气胸，减少复发。注意劳逸结合，在气胸痊愈后的1个月内，不进行剧烈运动，如跑步、打球等。保持心情愉悦，避免情绪波动。同时告知患者一旦出现突发性胸痛，随即感胸闷、气急时，可能为气胸复发应立即就诊。

参 考 文 献

[1] 张正峰,李祥彤,刘林祥.自发性气胸定量诊断的研究进展[J].医学影像学杂志,2022,32(1):160-163.

[2] 谷松涛,李月川,贾玮,等.吸氧对特发性自发性气胸胸腔气分压的影响及其临床意义[J].天津医药,2021,49(2):175-178.

[3] 刘芳,刘丽,杨丽.胸腔闭式引流病人的观察与护理[J].养生保健指南,2016,2(28):121.

[4] 王书华.针对性护理干预在自发性气胸患者胸腔闭式引流术中的应用观察[J].现代医用影像学,2018,27(5):1819-1820.

[5] 穆海拜提·图尔苏,孙丽萍.34例自发性气胸患者行胸腔闭式引流术

后护理体会［J］.世界最新医学信息文摘,2019,19(1):276.

案例 24　1 例自发性气胸反复发作治疗期的护理

一、案例简介

本案例讨论的是一例原发性自发性气胸(PSP)反复发作的围术期的护理。患者系一位 65 岁的老年男性,诊断为自发性气胸。因病情恶化先后行非手术治疗、胸腔闭式引流、手术治疗。在就医过程中,分别经历了非手术治疗、胸腔闭式引流术、手术治疗、并发肺漏气、患者出现心理问题、出院指导等一系列场景,以及在此背景下医护人员与家属、患者之间的沟通。此案例主要考查对反复发作自发性气胸的概念和诊断依据的认知、胸腔闭式引流护理、围术期护理、并发症护理、健康教育在临床中的应用,并在此过程中体会医护合作和患者沟通的要点,提高护理人员在反复发作气胸治疗过程中的要点及护理,以及对患者行个性化护理及关怀。

二、案例教学目标

(一)识记

1. 自发性气胸的原因、并发症及护理要点。

2. 数字胸腔闭式引流的护理要点。

3. 大量皮下气肿的治疗。

4. 肺漏气的治疗。

5. 患者患侧肢体的康复。

(二)理解

1. 自发性气胸的诊断。

2. 数字胸腔闭式引流对比传统胸腔闭式引流的优势。

3. 大量皮下气肿的原因及护理要点。

4. 肺漏气的临床表现及护理。

5. 自发性气胸患者反复发作的心理护理。

6. 置管术后患侧肢体康复。

7. 健康宣教的相关知识和实践。

(三)应用

1. 正确应用数字胸腔闭式引流和术后护理。

2. 做好与患者的有效沟通。

3. 早期识别并发症的发生。

三、案例情境

(一)情境 1

患者,男,65 岁。主因反复咳嗽、咳痰、喘息 10 余年,加重 3d,不能活动,咳中等量黄色黏痰,痰不易咳出,自行口服止咳化痰药物治疗,症状未见缓解。既往有慢性阻塞性肺疾病 10 余年,否认高血压、糖尿病、冠心病等病史。有"青霉素类"药物过敏史。查体:体温 36.5℃,脉搏 78/min,呼吸 17/min,血压 122/65mmHg。桶状胸,左侧呼吸运动及语颤减弱,未触及胸膜摩擦感。左肺叩诊呈过清音,听诊左肺呼吸音低,未闻及干湿性啰音。辅助检查,血气分析 pH 7.29,PaO_2 87mmHg,$PaCO_2$ 68mmHg,SaO_2 95%,HCO_3^- 32.7mmol/L,BE 6.1mmol/L。心电图示窦性心动过速,室性期前收缩。胸片示左侧气胸;双侧胸膜增厚、粘连;慢性支气管炎、肺气肿征象。胸、腹部超声示双侧胸腔积液。为进一步诊治收入呼吸与危重症胸外病区。

1. 问题 1 气胸的临床表现及诊断依据是什么

解析:结合患者的病情和已有检查等,对其进行系统的评估。气胸的诊断标准是通过症状和检查结果判定,气胸的症状一般会表现为呼吸困难、胸痛、胸闷和咳嗽等,通过做胸片和彩超检查,能有效诊断气胸的病情程度。

2. 问题 2　结合上述问题，导致自发性气胸发生的因素有哪些

解析：①因疾病原因致肺组织自行破裂者称为自发性气胸。多数临床研究认为，与 PSP 复发相关的因素有年龄、性别、吸烟史、家族史、患者体型特点（瘦高体型）、气胸影像学特征、气胸大小、细胞因子、基因改变和 α1-抗胰蛋白酶缺乏等。②诱发因素主要是气压骤变、剧烈咳嗽、喷嚏、屏气或高喊大笑、举手欢呼、抬举重物等用力过度。自发性气胸常继发于慢性阻塞性肺疾病，其次是特发性气胸。

3. 问题 3　患者入院后的治疗有哪些

解析：①一般治疗：卧床休息，少讲话，减少肺活动，有利于破口愈合；吸氧治疗；预防感染。②排气治疗（肺压缩＞20%，症状明显）。采用紧急排气（锁骨中线第 2 肋间或第 4、5 肋间）、人工排气（一次排气量＜1000ml）等。

胸腔闭式引流见图 1。

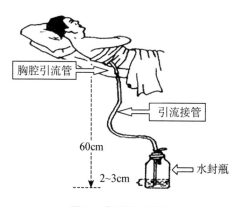

图 1　胸腔闭式引流

4. 问题 4　自发性气胸不及时治疗会引起哪些并发症

解析：不及时治疗可能会出现脓气胸、血气胸、皮下气肿、纵隔气肿甚至呼吸衰竭等。

5. **问题 5** 护士发现患者呼吸急促、胸闷、胸痛明显,指氧饱和度为 90％,护理措施是什么

解析:结合临床表现,患者可能气胸加重,应遵医嘱吸氧,协助医师行胸腔闭式引流排气。

6. **问题 6** 结合该例患者的现有病情,还需要做哪些检查进一步支持诊断

解析:行血气分析,可以有效判断患者的缺氧程度、酸碱失衡的严重程度,对下一步治疗有导向作用。

(二)情境 2

9 月 6 日,因患者胸闷、喘憋,胸片示左侧肺被压缩 60％,主治医师为其行左侧胸腔闭式引流术,于 9 月 9 日肺复张良好并为其拔除引流管,9 月 11 日患者再次出现胸闷、憋气,胸片示肺压缩 50％,主治医师再次行左侧胸腔闭式引流术。

1. **问题 1** 患者为什么第一次拔管后,再次出现气胸

解析:经非手术治疗而痊愈的自发性气胸患者,有 20％～60％的患者会复发,首次气胸后同侧气胸复发率为 25％,而第 2 次发作气胸患者中,约 50％患者将会有第 3 次复发。

2. **问题 2** 自发性气胸的发病机制是什么

解析:肺大疱为自发性气胸发作和复发的主要危险因素。肺大疱的形成可能与非特异性炎症引发细支气管纤维组织增生、瘢痕、肺弹力纤维先天发育不良、萎缩及遗传因素等有关。肺大疱邻近区域脏胸膜的多孔性可能是气胸的病因,小气道阻塞加上炎症细胞的介入可能造成小气道早期阶段的"气肿样改变",也与气胸形成有关。

3. **问题 3** 患者留置胸腔闭式引流管期间护士应注意什么

解析:①密切观察引流瓶内是否有气泡逸出,水柱波动是否正常。②密切关注引流液的颜色、性状、量。③引流瓶保持直立,避免气体反流进入胸腔。④定时挤捏胸管,避免阻塞、打折、脱出。⑤更换引流瓶时注意无菌操作,防止逆行感染。

4. 问题 4　患者留置胸腔闭式引流管突然出现意外情况护士应怎么处理

解析：在实施胸腔闭式引流的过程中，患者很容易出现一些意外情况，如复张性肺水肿、脱管处理时引流管从胸腔内脱出、水封瓶引流液减少，以及皮下气肿等。因此，护理人员应定时对患者进行巡查，如果患者出现呼吸困难、咳痰等情况，疑似复张性肺水肿，应及时关闭引流管，进行处理。如果引流管从胸腔内脱出，护理人员应立刻用敷料按压其切口。对于出现水封瓶引流液减少的情况，应及时查找原因，更换水封瓶。在紧急护理过程中，护理人员需要采用灵活的护理方式，在相关护理规范的引导下，根据患者的实际情况，制订灵活性的紧急护理方案，以科学应对各类突发情况，保证护理工作的有序开展，增强护理工作的安全性与有效性，保证临床治疗的水平。

(三)情境 3

患者于 9 月 12 日在全麻下行胸腔镜下左肺大疱结扎术＋胸膜摩擦术，手术过程顺利，术后返回病房，给予鼻导管吸氧，留置胸管，医嘱给予抗炎、化痰等治疗。

1. 问题 1　非手术治疗及排气治疗效果不好应手术治疗，其手术指征是什么

解析：①持续胸腔闭式引流排气 1 周以上仍不能复张者。②两次或两次以上同侧复发的自发性气胸。③慢性自发性气胸 3 个月以上肺不复张或有支气管胸膜瘘者。④并发血胸、脓胸内科治疗无效者。

2. 问题 2　胸腔闭式引流术后为什么还要行手术治疗

解析：自发性气胸一般是因为肺大疱破裂引起，经胸腔闭式引流术治愈后复发概率较高，此患者两次置管效果均欠佳。因此通过手术将肺大疱切除，通过胸膜摩擦封闭胸膜腔，能大幅度降低气胸复发概率。

3. 问题3　肺大疱切除术后,护理上应当注意什么

解析如下。

(1)手术后严密监测患者生命体征的变化。患者应平卧,头偏向一侧,防止呼吸道分泌物引起窒息情况。

(2)术后环境护理,术后一定要保障患者所处的环境干净,保障阳光充足、空气清新,定期对病房实施通风,保障病房的温度和湿度,同时要为患者播放一些舒缓的音乐,为其营造一个安静、舒适的病房环境。

(3)术后加强病情观察,监测患者生命体征,做好引流管护理,注意观察引流液情况,发现异样时立即告知医师,并协助处理;确保引流管顺畅,提醒患者避免导管打结、受压等。

(4)协助和鼓励患者早日起床,指导患者进行肺功能锻炼,及时咳痰。加强呼吸功能锻炼,改善患者的肺功能,促进肺复张。

(5)术前教会患者有效咳嗽、咳痰的方法,采用雾化吸入、爬楼梯及呼吸体操的方法提高患者的肺功能。

(6)术后遵医嘱给予双鼻导管持续氧气吸入 2～4 L/min。为了防止痰液黏稠引起患者剧烈咳嗽加重肺漏气,给予生理盐水6ml 或乙酰半胱氨酸 3 mg,雾化吸入每日 2 次,每次 15min;帮助患者进行有效的咳嗽、咳痰;指导患者进行腹式呼吸、缩唇呼吸锻炼增加肺复张,避免吹气球等用力屏气动作,以免加重肺漏气。

4. 问题4　引流气体时护士应该怎么指导患者咳嗽

解析:引流气体时,根据引流口气泡排出的情况对患者进行深呼吸指导及咳嗽方式指导。如果是中小气泡逸出,说明肺裂口较小,在短期内能停止排气,如果是大量气泡逸出,提示肺裂口较大,应尽量减少患者咳嗽次数、深呼吸及屏气等动作。

(四)情境 4

9 月 12 日 8:00,查房时发现患者咳嗽时胸腔闭式引流瓶可见气泡溢出,指导患者有效咳嗽。当晚患者平静呼吸时发现大量气泡溢出。医师将无菌引流瓶更换为负压引流瓶。

1. 问题1 术后为什么会看见气泡溢出

解析如下。

(1)目前,手术仍然是治疗气胸的有效方式,胸腔镜手术以其创伤小、恢复快、操作简便以及视野清晰等优势,逐渐取代了传统的开胸手术。但胸腔镜手术仍存在包括肺漏气、肺不张、乳糜胸、胸腔积液等并发症。其中持续性肺漏气(prolonged air leak,PAL)是常见并发症。PAL 是指肺泡与胸腔之间存在异常通道,导致气体经肺泡进入胸腔,引起气胸甚至肺不张,发生率为 8%～26%。尽管肺漏气有自愈的可能性,临床可不予特殊处理,但肺漏气的存在影响了患者康复的进程。

(2)对于 PAL 的定义暂无统一标准。有学者将其定义为肺漏气 3～7d,也有将胸腔镜手术肺漏气>5d,开放性手术肺漏气>7d 定义为 PAL,但目前较多的研究将术后肺漏气存在时间>5d 定义为 PAL。

2. 问题2 术后肺漏气怎么分级

解析:术后 PAL 的判定标准,0 级,无漏气发生;Ⅰ级,用力咳嗽时出现漏气表现;Ⅱ级,轻咳或者深呼气末出现漏气表现;Ⅲ级,平静呼气末即可出现漏气表现。

3. 问题3 医师为什么将无菌引流瓶更换为负压引流瓶

解析:负压吸引可促使脏层胸膜和壁层胸膜贴合,使肺复张、残腔缩小而逐渐解决肺漏气,是针对气胸或胸腔手术后肺膨胀不全的一种有效治疗方法。通常在肺破损、漏气严重、肺复张不良的情况下使用。使用负压吸引时,需严格按医嘱调节负压数值,保持有效的负压,密切观察患者的病情变化,及时给予处理。胸片显示肺复张良好后即可停止负压吸引,以减少患者的不适,尽早下床活动,加速康复。

4. 问题4 术后肺漏气护士有哪些对策

解析如下。

(1)戒烟:为了减少术后并发 PAL,针对术前有吸烟史的患者,医护人员要指导并鼓励患者正确戒烟。《多学科围手术期气道管理中国专家共识(2018 版)》明确提出,吸烟指数≥800 年·支、吸烟指数≥400 年·支且年龄≥45 岁以及吸烟指数≥200 年·支且年龄≥60 岁的患者至少戒烟 2 周,原因是吸烟使老年患者肺气肿患病率更高,肺功能更差。针对上述患者,医护人员可以在其入院前建立医患互助的戒烟监督平台,患者分享每天戒烟过程、心得及在戒烟中遇到的困难,家属对戒烟患者进行日记式记录;护士每天督促并鼓励,做好总结并让优秀的戒烟患者进行分享。通过正确戒烟,改善患者术前肺功能,从而减少术后 PAL 的发生。

(2)加强术前预康复训练:既往有慢性阻塞性肺部疾病的老年患者,应加强其术前预康复训练。术前预康复训练不仅能减少术后肺部并发症包括术后肺漏气的发生,而且能为有慢性阻塞性肺部疾病病史的患者争取更多的手术机会,使其能适应手术的应激及创伤。临床上针对康复锻炼方案各有不同,需根据患者自身情况,因人而异制订锻炼方案。

(3)加强营养:肺手术患者常发生营养不良,术前早期识别并进行针对性的营养治疗,可以增加患者术前的营养储备,减少术后肺漏气发生。术前给予包括口服营养补充或药物支持,能提高患者术前的营养状况,为术后分解代谢提供能量储备,加速术后康复。欧洲临床营养与代谢学会指南明确指出,营养不良会增加患者术后并发症的发生,对于任何有营养风险的手术,早期的口服营养补充是重中之重。在临床中,针对营养不良或营养低下的患者,需要给予一个明确的诊断标准,并在围术期及时做好高蛋白饮食宣教,或给予口服营养素改善患者术前营养状况。

(五)情境 5

9 月 15 日早查房时发现患者左侧胸部胸腔闭式引流处周围部分皮肤肿胀,触之有捻发感,平静呼吸时即可看见大量气泡溢出,当晚患者喘憋加重,并出现颜面部、眼睑、胸壁下大量皮下气肿,医师将负压引流瓶更换为数字化引流瓶。

1. 问题1 患者置管后为什么会出现大量皮下气肿

解析如下。

(1)皮肤松弛:老年患者,体态消瘦,皮下组织疏松,皮肤松弛,与引流管不能紧密贴合,胸腔内压力增大时,大量气体经过疏松的组织进入皮下,而机体不能完全吸收,导致大量气体残存于皮下。

(2)引流管材料:以往胸腔闭式引流管是采用塑料导管,材质较硬,而目前运用硅胶导管,患者舒适度增加;但由于硅胶管较柔软,缝线缝合时不能使劲牵拉,以避免管道的扭曲、变形,从而影响引流通畅性,因此也导致引流管与皮肤的贴合不紧密。

(3)手术切口:胸腔闭式引流术时切口小,肋间肌层薄,弹性差,当肌层钝性分离后,肋间肌不能紧密包裹引流管,致使胸腔内压力增高时气体沿着引流管进入皮下。

(4)压力增高:咳嗽、便秘等均会导致胸腹腔内压力增高,而用力咳嗽时突然的胸腔内压力增高,大量气体不能瞬间完全从引流管排出,则沿引流管被挤向皮下。

2. 问题2 发生皮下气肿时护士应该怎么护理

解析如下。

(1)常规护理:患者术后要绝对卧床休息,予半卧位,低流量给氧,清淡饮食,少食多餐,密切观察患者呼吸及缺氧情况有无缓解与改善,做好记录。

(2)引流管的护理:引流管应妥善固定,避免移位与滑脱,水封瓶内是否有气泡溢出,确保引流的密闭性。更换水封瓶时应严格无菌操作,用双止血钳夹紧引流管,水封瓶置于胸腔 60cm 以下,水封瓶长管没入水中 2～3cm。保持胸壁伤口敷料清洁干燥,一旦渗液污染,及时更换。加强对引流液和水柱波动的观察,应及时报告医师妥善处理。

(3)皮下气肿的护理:双侧锁骨上凹皮肤切口碘伏消毒后无

菌纱布覆盖,每日使用挤压排气法3~4次,从肢体远端用力挤压皮下气体至切口排出,皮下气肿较多时可适当增加挤压次数。每次挤压完毕清洁消毒伤口后,更换无菌纱布。密切观察皮下气肿的范围情况,如有扩大应及时通知医师。

(4)适当活动:鼓励患者咳嗽及深呼吸,促进肺组织复张及皮下气肿的消退。嘱患者避免进行各种不必要的活动和导致皮下气肿增加的因素,如用力排便、大声说笑、用力咳嗽等。

(5)心理护理:由于胸管一端置入胸腔,患者持续疼痛,给予心理安慰,必要时告知医师使用药物镇痛。皮下气肿导致躯干、颈部等部位肿胀,患者不仅痛苦而且易出现焦虑、恐惧,护士应加强与患者沟通,做好解释工作,让其了解气肿发生的原因,消除其思想包袱。

3. 问题3 为什么要用数字化引流瓶

解析如下。

(1)目前,临床上普遍使用的胸腔闭式引流装置多为一次性使用的水封式胸腔引流装置,该装置是由 Deknatel 在1967年提出,并一直沿用至今。因为普通的胸腔闭式引流装置管比较粗,材质硬,存在引流不彻底,易造成疼痛等一系列的不足之处。所以会引用一种新的引流方式,比如插一根细管或者材质比较软的导管代替胸腔闭式引流管进行引流。2008年,瑞士研发出了一种数字化的胸腔引流装置(图2),这种装置除了具备传统水封瓶的作用外,还具有主动提供负压、显示和记录即时漏气速度、自动智能报警等一系列优点,已经在欧美国家广泛使用。

(2)在传统的胸腔闭式引流的治疗过程中,护理人员每30分钟会挤压引流管1次,检查管道是否阻塞,但挤压过程中会造成患者的疼痛,更有可能会因为虹吸作用而产生正压,使引流出的液体倒灌回胸腔,引起感染等并发症的发生。而在日常护理中,对于引流液量的统计,只能通过观察大致判断和估算。对于患者的康复情况评估及对拔管时机的选择,主要依靠对引流瓶内液体的观察辅以影像学检查,并没有精确的量化指标。目前临床上使用的负压吸引装置,需要通过中心负压系统进行引流,无法做到精细地调节,有时还会出现负压不稳定等问题。另外,由于目前使用的传统装置体积过于庞大,便携性极差,且对患者的体位要求较为严格,对患者的日常活动造成较大的困扰,也给日常的护理工作造成了极大的挑战。与传统的胸腔闭式引流装置不同,数字化胸腔闭式引流系统可以自动监测管路通畅与否、引流瓶是否已满等情况,并做出相应的警报,既可以减少护理人员的工作强度,又可以及时有效地提醒护理人员做出合理处理,并且由于无须挤压管道,避免了正压的产生,减少了患者发生疼痛、感染的风险。

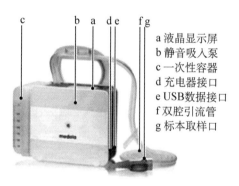

a 液晶显示屏
b 静音吸入泵
c 一次性容器
d 充电器接口
e USB数据接口
f 双腔引流管
g 标本取样口

图 2　数字化引流系统

4. 问题 4　数字化引流瓶的优点有哪些

解析:数字化胸腔闭式引流系统可以记录连续的漏气曲线(图 3),为判断患者伤口愈合情况和确定拔管时间提供了客观而精确的判断依据。与传统引流瓶相比,应用数字引流瓶患者术后的排气时间、拔管时间都明显缩短,并且术后住院时间也有明显缩短。这说明利用数字化胸腔闭式引流系统能够更加准确判断拔管时间,加快患者的恢复,进而缩短住院时间,有效降低患者的医疗支出。另外,由于数字化胸腔闭式引流系统的体积较小,且可以主动给予负压,因此对患者的日常活动限制较小,利于患者术后多下床活动,促进机体恢复、预防粘连、减少疼痛。

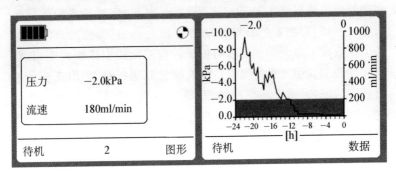

图3 数字引流系统显示界面

(六)情境6

患者术后并发肺漏气,然后又出现皮下气肿,患者逐渐出现焦虑,夜间入睡困难,不愿意活动,出现患侧肢体活动不便。

1. 问题1 当患者出现焦虑时护士应该怎样进行心理护理

解析如下。

(1)成立心理护理小组:小组成员由临床经验丰富、工作能力强的医师、护士长及护士组成,收集患者所有的临床资料,并与患者进行全面的交谈,对患者的情绪状态、心理变化过程和规律特点进行全面的分析,并基于此制订切实可行的心理护理方案和计划,以提高整体护理干预的效果。

(2)分析患者心理问题:以温和的语气、和蔼的态度、同情的心理、合适的交流方式与患者进行深入的沟通和交流,运用相应的心理学知识和工具,对患者的心理问题进行深入的分析。胸腔镜术后,患者会承受比较大的疼痛,加之过度担心预后效果,很容易出现焦虑、抑郁等一系列不良情绪,导致患者的依从性和配合度降低,使正常治疗护理方案无法有效开展,影响术后恢复效果。因此要鼓励患者说出自己内心真实的想法,允许患者表现自己的真情实感,以释放内心的压力。不同患者之间,其年龄、受教育水平、理解能力,以及沟通能力均存在一定的差异,要根据患者的具体情况,以合适的方法与患者进行沟通,以达到较好的心理护理效果。

(3)家属教育:患者家属与患者的沟通模式和相处方式,对患者的心理状态有很大的影响作用。因此有必要对患者家属进行高效的教育,指导家属要理解患者不良情绪的存在,并通过合适的方式与其进行沟通,给予其强大的情感支持。让患者感受到来自家庭的力量,以缓解患者的不良情绪,提高其战胜疾病的信心。同时也要让患者家属意识到,患者良好的心理状态对其睡眠、饮食以及整体恢复效果的影响。家属应与护理工作者共同配合,最大限度地提高患者的健康状态。

2. 问题2 患者术后患侧肢体活动障碍的原因有哪些

解析:气胸手术采用的切口为胸部外侧切口,术后患者患侧上肢由于术后疼痛不敢活动上肢;手术的创伤往往破坏了正常的血管、神经和肌肉,使部分患者在术后出现肩部僵硬,肌肉萎缩,上肢功能障碍。

3. 问题3 早期如何进行肩关节、肩胛骨、肘关节大弧度范围功能锻炼才能避免术后出现肩部僵硬,肌肉萎缩,上肢功能障碍

解析如下。

(1)术后6h全麻清醒后至胸腔闭式引流管拔除,鼓励患者用患侧手握拳或握弹力橡胶圈,加强上肢肌肉锻炼,每2小时锻炼10～15次,每天3～4次。

(2)术后引流管拔出至拆线,协助患者进行患侧上肢的肩关节、肩胛骨、肘关节3个部位同时进行功能锻炼。①胸廓运动:手臂分开,扩大胸廓,最大吸气,手臂交叉,使胸腔容积减少,最大的呼气,每2小时锻炼10～15次,每天做3～4次。②正确姿势教育:照镜子,站直以后,看一下自己的眼睛、耳朵是否对称,重心在

两腿中心。

（3）拆线至出院继续进行肩关节、肩胛骨、肘关节的功能锻炼，爬墙运动，旋转运动，摸后背，肩关节内旋运动和外旋运动，并在此期间，鼓励患者生活自理，如用患侧上肢穿衣服、吃饭等。每项运动每次 8～12 次，每天 2～3 次。

（4）床上下肢活动。护士按照渐进式患侧上肢功能锻炼的操作流程，进行健康教育，先进行被动运动，逐步过渡到主动运动，并以患者自主功能锻炼为主，采取个别辅导，纠正各种偏差，如姿势偏差，必须指导患者进行锻炼。锻炼动作不能过大、过急。否则会造成不良后果，甚至因牵拉过度，造成伤口疼痛，使患者产生畏惧心理而拒绝锻炼。

4. 问题 4　护士应该怎样指导患者预防术后深静脉血栓

解析：深静脉血栓的预防：指导患者穿弹力袜、踝泵运动（图4）。①协助患者取平卧位，双腿伸直，大腿放松。②趾屈，指导患

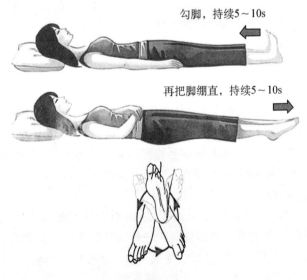

勾脚，持续5～10s

再把脚绷直，持续5～10s

图 4　踝泵运动

者缓缓勾起脚尖,尽力使脚尖朝向自己,脚与小腿间的角度<90°,至最大限度保持5～10s,以患者感到酸胀感为有效。③背伸,指导患者脚尖缓缓下压,脚与小腿间的角度大于直角,至最大限度保持5～10s,以患者感到酸胀感为有效。④绕环,指导患者一侧肢体以脚踝关节为中心,踝关节的跖屈、内翻、背伸、外翻组合在一起的"360°环绕运动",尽力保持动作幅度最大化,旋转一圈后放松。

(七)情境7

患者经过1个月的连续治疗及精心护理,患者现心情好转,精神状态好,皮下气肿逐渐消失,肺漏气逐渐好转,胸片显示肺复张良好,医师为其拔除胸腔闭式引流管后,安排其回家休养。

问题　患者病情好转,安排出院,护士应怎么进行指导

解析:出院前提醒患者按时复查,予以饮食、生活指导,宜进高热量、高蛋白食物,保证营养均衡;适当运动,不从事重体力劳动。通过这种护理方式,引导患者形成良好的生活习惯,避免不良的生活方式对身体造成刺激,影响预后效果。同时加强与患者的沟通与交流,帮助医护人员快速掌握患者的基本情况,为后续护理方式的调整与优化提供参考,保证护理的针对性与有效性。

参 考 文 献

[1] 付永惠.自发性气胸采用电视胸腔镜治疗的围手术期护理[J].智慧健康,2022,8(21):92-96+100.

[2] 孙艳.针对性护理干预对非小细胞肺癌胸腔镜手术患者的影响分析[J].智慧健康,2019,5(24):79-80.

[3] 李宝重,张旭刚,李维青,等.自体血"补片"胸膜固定术治疗肺切除术后持续性漏气的疗效分析[J].中国医学科学院学报,2021,43(2):211-215.

[4] 王天佑,李单青,崔永,等.胸外科围手术期肺保护中国专家共识(2019

版)[J].中国胸心血管外科临床杂志,2019,26(9):835-842.

[5] 徐翔,何建明,杨军,等.基于伯努利原理设计的负压吸引装置在胸腔闭式引流中的效果评价[J].实用临床医药杂志,2017,21(21):77-78.

[6] 贾宏超.1例自发性气胸闭式引流并发大量皮下气肿原因分析及护理[J].全科护理,2018,16(12):1527.

[7] 陈阵仁.精心护理干预在自发性气胸患者电视胸腔镜手术围手术期中的应用观察[J].黑龙江中医药,2019,48(6):237-238.

[8] 冀亚秋.术后快速康复对胸腔镜肺癌根治术围手术期的护理效果[J].西藏医药,2019,40(6):89-91.

[9] 袁芹.综合护理干预在胸腔镜肺癌围手术期中的应用[J].当代护士(中旬刊),2019,26(12):61-63.

案例 25 1 例睡眠呼吸暂停低通气综合征患者的护理

一、案例简介

本案例探讨的是 1 例睡眠呼吸暂停低通气综合征(SAHS)患者的护理。患者系一位 76 岁的老年男性,诊断为睡眠呼吸暂停低通气综合征,入院后病情进行性加重,出现呼吸衰竭转至重症监护室,行无创机械通气治疗后病情好转,脱机后改用高流量呼吸治疗仪,转回普通病房,治疗后康复出院。

二、案例情境

(一)情境 1

患者,男,76 岁,体重 100kg。自诉半年前出现阵发性心前区憋闷,伴气短,活动后症状加重,昨日傍晚患者再次出现严重喘憋,伴头晕,不可平卧,遂就诊,测血压 220/100mmHg,给予硝酸甘油泵入,血压相对下降,为进一步治疗,门诊以"冠心病心功能不全"收入科。查体:双下肢重度水肿。既往史:冠心病、糖尿病

10余年,5年前出现打鼾、嗜睡、睡眠中发生睡眠呼吸暂停等症状,外院诊断为睡眠呼吸暂停低通气综合征,患者依从性差,未接受正规治疗。

1. **问题1　睡眠障碍和睡眠呼吸暂停低通气综合征是一回事吗**

解析:不是。睡眠障碍是对于睡眠疾病的大概念。按照国际疾病分类来讲,睡眠疾病有专门的诊断标准,目前为止,睡眠疾病有90多种疾病,睡眠呼吸暂停低通气综合征是其中的一种。睡眠呼吸暂停低通气综合征的诊断标准是在7h的睡眠过程中,发生呼吸暂停和低通气超过30次,或者是每小时的睡眠过程中发生呼吸暂停和低通气5次以上,再结合临床症状,就可以判断这个人是否患有睡眠呼吸暂停的病,呼吸暂停的长度通常界定在10s或者10s以上。

2. **问题2　患者诊断为SAHS的依据有哪些**

解析:根据患者睡眠时打鼾伴呼吸暂停,白天嗜睡,身体肥胖及其他临床症状,可做出临床初步诊断,多导睡眠图(PSG)检测是确诊SAHS的金标准,并能确定其类型及病情轻重。

3. **问题3　患者血压、血糖升高是否与SAHS有关,SAHS的危害还有哪些**

解析:由于SAHS患者,在睡眠期间气道不完全性阻塞导致的低肺通气,导致中枢或者外周性的呼吸暂停,可能会让患者有不同程度的低氧血症,低氧血症可能会加重已有的糖尿病、高血压症状。SAHS的患者,由于睡眠期间的呼吸暂停或者是低肺通气,可能会导致缺氧,引发猝死,危及患者的生命。

4. **问题4　患者现阶段的治疗重点是什么**

解析:患者指脉氧饱和度低,给予持续低流量吸氧。心功能不全,四肢水肿严重,给予强心、利尿、补充蛋白治疗。血压偏高,给予硝酸甘油持续泵入,并持续监测血压,随时调整硝酸甘油泵入剂量。糖化血红蛋白偏高,给予监测血糖,降糖治疗。

5. 问题 5　结合该例患者的现有病情,还需要做哪些检查明确病因

解析:对确诊的 SAHS 患者做耳鼻咽喉及口腔的检查,了解有无局部解剖和发育异常、增生和肿瘤。头颈部 X 线照片、CT 和 MRI 测定口咽横断面积,可做明显狭窄的定位等。

(二)情境 2

患者今晨精神状态差,意识轻度模糊,面色发白,口唇发绀,指脉氧饱和度 80％,给予调高氧流量吸氧,急查血气分析显示:pH 7.34,$PaCO_2$ 54mmHg,PaO_2 71mmHg,BE 3.3mmol/L,HCO_3^- 29.1mmol/L,$tTCO_2$ 30.8mmol/L,SaO_2 93％,遵医嘱报病重,给予全院会诊,经讨论决定转重症医学科进一步治疗。患者转科后给予无创呼吸机辅助通气。

1. 问题 1　患者突发意识障碍,面色发白,口唇发绀,指脉氧饱和度下降,考虑患者可能发生了什么病情变化呢

解析:结合临床表现及实验室指标判断,患者可能发生了 Ⅱ 型呼吸衰竭,由于肺的通气功能障碍导致二氧化碳潴留,影响脑细胞代谢,降低脑细胞兴奋性,抑制皮质活动,表现为嗜睡、昏迷、呼吸抑制。

2. 问题 2　血气分析具有什么临床意义

解析:用于判断机体是否存在酸碱平衡失调、缺氧和缺氧程度等。①pH 值表示血液酸碱的实际状态,反映 H^+ 浓度的指标。pH＞7.45 为碱血症。②PaO_2 指动脉血浆中物理溶解的 O_2 单独所产生的分压。PaO_2 的高低与呼吸功能有关,同时直接影响氧气在组织中的释放。呼吸功能障碍时,PaO_2 下降,PaO_2＞60mmHg 时,进入呼吸衰竭阶段;PaO_2 低于 55mmHg 时,即有呼吸衰竭。如 PaO_2 低于 20mmHg 时,组织细胞就失去了从血液中摄取氧气的能力。所以临床上常将 PaO_2 作为给患者吸氧的指标之一。③$PaCO_2$ 指动脉血浆中物理溶解的二氧化碳单独产生的分压。$PaCO_2$＞45mmHg 为原发性呼吸性酸中毒或继发性代偿

性代谢性碱中毒。$PaCO_2 < 35mmHg$ 为原发性呼吸性碱中毒或继发性代偿性代谢性酸中毒。二氧化碳有较强的弥散能力,故动脉血 $PaCO_2$ 基本上反映了肺泡 $PaCO_2$ 的平均值,是反映肺呼吸功能的客观指标。

3. 问题 3　什么是无创呼吸机 ST 模式

解析:目前大多数肺部疾病,或者是肺部通气障碍的患者选择的呼吸机依然还是双水平呼吸机带 ST 模式为主。这种呼吸机主要是有两个治疗压力,一个吸气压,一个呼气压,同时带有后备频率,基本上这种类型的呼吸机就可以称为 ST 模式呼吸机。

ST 模式呼吸机中的"ST"代表了备用频率的意思。无创呼吸机给患者使用的时候,大多数是患者触发机器工作的。患者开始吸气,呼吸机感应到吸气的气流,机器就开始送气,这样的好处是机器完全由患者控制,患者想吸气就吸气,想呼气就呼气。

带有 ST 模式的呼吸机是可以设置一个备用的频率的,比如给呼吸机设置一个 12/min 的备用频率,也就是患者 5s 呼吸一次。如果患者呼吸频率在每分钟 12 次以上,那么就是患者自己控制呼吸机工作,呼吸机不会主动干预患者呼吸,但如果患者超过 5s 没有呼吸,或者是呼吸的力度不足以触发机器工作,那么呼吸机就会主动给患者送气。

4. 问题 4　在使用无创呼吸机辅助通气时的注意事项及观察要点有哪些

解析如下。

(1)注意事项

①做患者及家属的思想工作,向患者及家属介绍无创呼吸机的正确使用方法。嘱患者连接呼吸机后只需要维持原来正常、平静的呼吸形式,由患者自己带动并控制呼吸机送气,不要使劲送气,不要使劲呼吸,不要长时间屏气等。必要时医护人员可亲自示范。通过一系列措施来消除患者对呼吸机的恐惧不安心理。

②根据患者的脸型选择合适的鼻/面罩,一般危重患者呼吸较弱,多用嘴呼吸,应选用面罩,面部小、颧骨突出、较瘦的患者则用鼻罩。在使用前选择合适的鼻面罩让患者试戴。鼻面罩应与面部吻合良好,四头带或固定带松紧适宜,以不漏气为准。不可让患者有过强的压迫感,避免压伤和擦伤面部皮肤。

③选择适当的体位,可取半卧位、坐位等,使头颈肩在同一水平,头稍向后仰,以有效开放气道保持呼吸道通畅,注意防止枕头过高,影响气流通过而降低疗效。给予翻身、叩背促进痰液的排出,每天保持一定的饮水量,以便保持气道湿润,痰不干结。病室保持空气流通,给予患者高热量、高蛋白、易消化的半流饮食帮助患者早期从呼吸肌疲劳中恢复。

(2)观察要点:严密观察患者的神志、生命体征、血氧饱和度及皮肤黏膜发绀情况,监测血气分析,注意自主呼吸频率、幅度、节律和呼吸机是否同步,通气量是否适当。如患者出现烦躁不安,自主呼吸与呼吸机不同步,多由于通气不足或痰液堵塞有关,应及时清除痰液,增加通气量。夜间护士应对使用无创呼吸机的患者严密观察,因为患者的不自主活动或睡梦中的举动,常易造成氧气管脱落或摘除面罩而危及患者的生命。

(三)情境 3

患者转科后给予无创呼吸机辅助通气,模式 ST,IPAP16 cmH$_2$O,EPAP10 cmH$_2$O,氧浓度 25%。患者行胸部 CT 提示,肺气肿、肺炎、左肺占位,血气分析提示Ⅱ型呼吸衰竭,诊断呼吸睡眠暂停低通气综合征,Ⅱ型呼吸衰竭。给予高流量湿化治疗仪与无创呼吸机辅助通气交替治疗,并给予雾化平喘、溴己新化痰、头孢三代抗感染等治疗。患者血压高,给予口服降压药及乌拉地尔泵入降压。监测血糖,并给予胰岛素降糖。

1. 问题 1　使用经鼻高流量湿化氧疗的注意事项有哪些

解析:①保证湿化,及时添加或更换湿化液。避免湿化过度或湿化不足,密切观察气道分泌物性状变化,按需吸痰,防止痰堵窒息等紧急事件的发生。注意管路积水现象并及时处理,警惕误入气道引起呛咳和误吸,保持患者鼻塞位置的高度高于机器和管路水平,一旦报警,应及时处理管路冷凝水。②注意温度调节,如患者出现无法耐受的异常高温,应停机检测,避免烧伤气道。③建议成人最低流量＞15L/min。④防止鼻塞脱落,注意调节鼻塞固定带松紧,避免固定带过紧引起颜面部皮肤损伤。⑤观察血氧饱和度和血气变化。

2. 问题2　经鼻高流量湿化氧疗改善睡眠呼吸暂停低通气综合征有什么作用

解析:可以不同程度改善患者睡眠呼吸暂停低通气指数和血氧饱和度,提高睡眠质量。减轻患者上气道阻塞症状,进而降低睡眠呼吸暂停低通气指数及觉醒次数,提高睡眠质量。通过输送比患者吸入峰值流速更高的高流量空气-氧混合气,可以显著提高末端呼吸肺容积、肺泡通气和氧合,有助于减少二氧化碳分压的生成。

3. 问题3　Ⅱ型呼吸衰竭的氧疗原则是什么

解析:持续低流量、低浓度吸氧,避免高浓度吸氧。Ⅱ型呼吸衰竭时,高浓度的二氧化碳可以抑制呼吸中枢,此时呼吸兴奋作用来源于低氧血症对呼吸中枢和外周感受器的刺激作用。高浓度的吸氧,纠正了低氧血症,兴奋性减低,从而使呼吸更受抑制,加重呼吸衰竭。

(四)情境4

患者B型钠尿肽(BNP)、高敏肌钙蛋白偏高,给予小剂量利尿药治疗;D-二聚体偏高,给予那曲肝素抗凝治疗;患者血糖偏高,给予胰岛素加口服药联合用药。

1. 问题1　使用利尿药的注意事项有哪些

解析:①不可以速度过快、剂量过大、时间过长,因为可能会导致严重电解质紊乱,如低钾、低钠及严重低血压等。更甚者大量利尿后会增加血液黏滞度,诱发血栓栓塞并发症发生,如脑梗死、心肌梗死及血管栓塞等。②髓襻类利尿药,如呋塞米或托拉塞米等,具有一定耳毒性,在使用过程中注意观察。③保钾利尿药,如螺内酯,在使用过程中一定要密切观察钾离子变化。④渗透性利尿药,代表为甘露醇,有明显肾毒性,因为其结晶物会堵塞肾小管,而出现急性肾衰竭。在使用时一定要注意肾功能,同时要做好严密观察。⑤使用利尿药时尽可能在上午进行,以免使用太晚,产生利尿效果后影响患者睡眠质量。

2. **问题 2　使用抗凝药物的护理要点有哪些**

解析:①避免出现外伤。患者在服用抗凝药物时,需要注意避免外伤情况出现。在日常生活中留意出血,尽量使用电动剃须刀和软毛牙刷,避免出现牙龈出血或皮下出血。倘若不小心受伤或摔倒,出现出血情况,需要立即告知医师,根据医嘱安排,决定是否继续服用抗凝药物。②注意饮食和日常用药。某些食品、药物会对抗凝药物作用产生影响,在一定程度上削弱或者增强抗凝作用。就华法林而言,这类抗凝药物不能与维生素 B_{12}、盐酸肾上腺素、阿米卡星等药物一同使用,像菠菜、白菜、西红柿、西蓝花等食物,也会降低华法林的抗凝作用。除此之外,患者在服用抗凝药物时还应当戒烟戒酒,酒会加速药物代谢。③定期复诊检查。在手术后患者需要随访 3 个月,服用药物时定期进行复诊,能够检查出患者是否出现药物不良反应。1 个月内可每周进行复诊,倘若无不良反应,复诊周期可更改为 2 周到 1 个月。3 个月后,复诊周期可以改成半年至 1 年。④防治并发症。服用抗凝药物的患者需要控制血压,高血压是心房颤动的诱发因素,也是造成出血的危险因素。

(五)情境 5

患者病情好转后出院。

1. **问题 1　患者病情好转,回家后还要进行哪些指导**

解析:①控制原发病。高血压、糖尿病应积极控制,遵医嘱按时用药及复诊。保持良好心理状态,避免紧张、激动等不良情绪引起血压升高,导致出血等并发症;规律健康饮食,避免血糖过高。告知患者回家后监测血压的重要性,以及测血压注意事项。②适当减肥。由于肥胖者的咽侧壁肥厚、腭扁桃体肥大、软腭肥厚、舌根肥厚、舌根部淋巴组织增生等原因造成口腔狭窄,所以患者在睡眠时咽肌松弛、软腭塌陷、舌后坠阻碍气流通过,导致呼吸道受阻、呼吸不畅而使血氧饱和度降低。改变不良生活习惯如适当控制食量和种类,以清淡易消化的饮食为宜。③戒烟、戒酒和禁服镇静药物。吸烟、饮酒都会加重睡眠呼吸暂停和降低血氧饱和度;长期大量服用镇静类药物也可引起或加重睡眠呼吸暂停。因此,烟、酒和镇静类药物是应禁忌的。

2. 问题 2　患者出院后如何坚持使用呼吸机进行治疗

解析:睡眠呼吸暂停低通气综合征是多种原因引起的睡眠中上呼吸道阻塞,以睡眠中反复发生的伴或不伴有鼾声的呼吸变浅或暂停,以及日间嗜睡、疲乏等主要症状为特征的一种常见综合征,是睡眠呼吸疾病中最主要、发病率最高的一种疾病。随着病情的进展,可导致高血压、冠心病、心律失常、心力衰竭甚至猝死。而持续气道正压通气(CPAP)可以通过向气道增加一定程度的正压,保持呼吸道通畅,能防止上气道塌陷而引起的呼吸阻塞,改善心肌供血、供氧,改善心功能,为睡眠呼吸暂停低通气综合征患者提供了有效的治疗方法。患者出院回家后需要继续佩戴呼吸机治疗。

3. 问题 3　出院后如何追踪回访患者情况

解析:患者出院后根据患者的实际情况采取针对性的电话随访,随访次数根据需要而定,主要是为了了解患者出院后的治疗及康复情况,对出院医嘱的依从性,对护理服务的意见和建议,并对呼吸机辅助呼吸治疗中出现的不适和存在的问题进行电话指导。出院时,由回访护士负责登记患者的详细情况,包括姓名、性别、年龄、家庭住址、固定电话、手机号码,疾病情况等,并发放健康教育卡。健康教育卡的内容包括如下。①改变不良生活习惯,如适当控制食量和种类,以清淡易消化饮食为宜,同时在身体状况许可的情况下加强体育锻炼,减轻体重,戒烟酒。②采用侧卧位休息,枕头的高低以保持呼吸道通畅为宜。

4. 问题4 出院患者呼吸机辅助呼吸治疗方法及注意事项有哪些

解析:针对口干、鼻塞的患者,湿化器内添加纯净水并将湿化度调大,固定好面罩减少漏气。呼吸机噪声大影响睡眠的,建议把呼吸机放置于平稳处,也可使用耳塞。有头晕、头痛的患者,降低送气压力或调高治疗压力,缓解呼吸困难。眼红痛、鼻面罩大小不合适、头带固定松紧度不合适者,电话指导调整,若效果不佳则建议患者来院调节,并鼓励家属积极参与治疗的督促。

5. 问题5 患者回家后如何进行康复锻炼

解析:①热身期,低热量热身运动为主,持续 10~15 min。②锻炼期,包括快走、关节伸展运动、哑铃、功率自行车、太极拳等,最初强度控制在 60% 的最大心率或最大氧耗量,每次持续 5 min,之后每 2 周调整 1 次,逐渐提高运动量,直至达 80% 最大心率并维持,每次持续 5 min。③恢复期,放松运动 5~10 min。每周训练 5~7 次。可通过公式估算最大心率:最大心率=220-实际年龄。建议合并脑卒中、高血压、糖尿病等动脉粥样硬化性疾病的患者最好在医疗专家监督下进行康复训练。

参 考 文 献

[1] 吴晓峰,胡克. 成人阻塞性睡眠呼吸暂停治疗现状[J]. 解放军医药杂志,2022,34(1):113-116.

[2] 刘春苗,牛春生,林鹏,等. 阻塞性睡眠呼吸暂停影响因素分析[J]. 江苏医药,2022,48(5):484-487.

[3] 王秋爽,安欣,史新慧,等. 成人阻塞性睡眠呼吸暂停低通气综合征无创正压通气治疗管理的最佳证据总结[J]. 中国全科医学,2022,25

(27):3429-3434.

[4]　于静.睡眠呼吸暂停患者采用无创正压通气治疗的效果及有效性[J].中国医学文摘(耳鼻咽喉科学),2022,37(4):103-104.

[5]　柳香梅.阻塞性睡眠呼吸暂停低通气综合征合并高血压的护理干预探讨[J].心血管病防治知识,2021,11(26):91-93.

[6]　芦慧,褚铮,高攀,等.一体化全期护理在阻塞性睡眠呼吸暂停低通气综合征患者中的应用效果[J].河北医药,2021,43(10):1585-1591.

[7]　聂锐,杨曦,林雁,等.CAPA在治疗阻塞性睡眠呼吸暂停低通气综合征的护理体会[J].中国医学文摘耳鼻咽喉科学,2020,35(2):127-129.

[8]　彭静惠.优质护理在睡眠呼吸暂停低通气综合征患者中的应用价值[J].世界睡眠医学杂志,2019,6(1):108-109.

案例 26　1 例高原性肺气肿患者的护理

一、案例简介

本案例探讨的是 1 例高原性肺气肿(high altitude emphysema,HAE)患者的护理。患者系一位 50 岁中年男性,诊断为高原性肺气肿。遵医嘱分别给予患者氧疗、祛痰、消炎、雾化吸入等治疗,就医过程中,因病情恶化,分别经历了入住监护室、呼吸衰竭行高流量氧气吸入、自发性气胸行胸腔闭式引流术、出现皮下气肿、焦虑愤怒等情绪、出院健康指导等一系列场景,以及在此背景下医护人员与家属、患者之间的沟通。此案例主要考查对高原性肺气肿概念和诊断依据的认识、并发症护理要点、氧疗及雾化吸入的注意事项、胸腔闭式引流的安全护理、健康教育在临床中的应用、出院随访的重要性。旨在提高护理人员对于危重患者病情观察、判断、处理能力及有效沟通思维和解决临床实际问题能力,能够从患者的角度出发制订科学合理的护理干预对策,进一步提高患者的舒适度,改善患者症状,促进康复。

二、案例教学目标

(一)识记

1. 高流量呼吸湿化治疗仪的相关适应证、禁忌证、并发症和护理要点。

2. 胸腔闭式引流管的观察要点与护理重点。

3. 高原性肺气肿的临床表现及诊断依据。

4. 高原性肺气肿的分期。

5. 雾化吸入的注意事项。

6. 血气分析。

7. 家庭护理的注意事项。

(二)理解

1. 高原性肺气肿的主要和次要诊断标准。

2. 高原性肺气肿相关体格检查和实验室检查的特征。

3. 高流量呼吸湿化治疗仪对比无创呼吸机的优势。

4. 皮下气肿的概念及症状。

5. 健康教育的相关理论和实践。

6. 家属支持在家庭护理中的作用。

(三)应用

1. 认真指导呼吸功能锻炼及家庭氧疗的注意事项。

2. 正确有效地做好患者的出院指导。

3. 做好与患者的有效沟通,制订出院随访制度。

4. 早期识别肺心病的发生。

三、案例情境

(一)情境 1

患者,男,50 岁,体重 90kg。患者于 4d 前与家人自驾车进入拉萨,昨日受凉后出现咳嗽咳痰,痰液呈白色黏痰,不易咳出,伴胸闷、气促、活动后加重,夜间不能平卧,遂来我院门诊就诊,为进一步治疗,患者以"高原性肺气肿合并重度感染"收入院。既往史:慢性支气管炎、肺气肿,否认"高血压、心脏病、糖尿病"等病史,否认药物及食物过敏史。入院查体:体温 36.9℃,脉搏 98/min,血压 103/63mmHg,血氧饱和度 88%。嗜睡,精神萎靡,口唇明显发绀,双侧瞳孔等大等圆,直径约 4mm,对光反射灵敏,双眼球结膜无水肿,颈静脉充盈,桶状胸,反应略迟钝。双肺呼吸音粗,可闻及干湿啰音。血气分析:pH 7.37, $PaCO_2$ 45mmHg, PaO_2 65 mmHg。心电图:窦性心动过速。X 线检查示,肺动脉干及右心室肥厚。

1. 问题 1　什么是高原性肺气肿

解析:高原性肺气肿是一种发生在高原地区的肺部疾病,主要是由于高原低氧环境下肺部过度通气,导致肺泡破裂,肺内气体无法正常排出而引起的一系列症状。

2. 问题 2　结合患者的临床表现及实验室检查等,医师诊断为高原性肺气肿的依据是什么

解析:结合患者的病情、既往病史和已有检查等,对其进行系统的护理评估。判断 HAE 诊断是否成立,对临床疑似 HAE 的患者,要注意与高原性肺水肿及高原性心脏病的病因进行鉴别诊断,可以从临床表现诊断。①呼吸困难。患者在高原性肺气肿早期最明显的症状为呼吸困难,并且程度会随着患者的病情逐渐加深,影响患者正常的工作休息。患者呼吸困难的症状可能在咳嗽后加重,并逐渐出现早期呼吸衰竭的症状,如胸闷、气短、头痛、全身乏力、嗜睡等。②胸廓前后径增大。早期患者主要临床表现为呼吸困难,随着病情的加重,患者肺部将会出现病理性改变,其中最明显的就是胸廓前后径的增大。患者的胸廓可能隆起,呈桶状,脊柱后弯,肩部和锁骨上部抬起,肋骨和锁骨会出现运动受限的情况,严重患者还有可能出现呼气延长的情况。③缺氧。随着病情的加重,患者的呼吸习惯将会发生一些改变,比如呼气延长,休息时的浅呼吸,严重患者可能呼吸音完全消失,机体失去血氧

供应,甚至伴随出现发绀、嘴唇和皮肤发紫等缺氧表现。实验室检查、影像诊断(X线检查)等加以区别。

3. 问题 3　结合患者的病情,现处于高原性肺气肿第几分期

解析:肺气肿共有五期。第一期:无症状;第二期:有通气障碍及相应症状;第三期:低氧血症及相应症状;第四期:二氧化碳潴留及相应症状;第五期:肺心病,并伴有右心衰竭表现。根据患者现在的临床表现及实验室检查,现处于高原性肺气肿第三期。

4. 问题 4　结合患者的病情发展,还可能出现哪些并发症

解析:自发性气胸、皮下气肿、呼吸衰竭、慢性肺源性心脏病。

5. 问题 5　高原性肺气肿的急救处理有哪些

解析:①休息。患者在出现症状时,要立刻停止攀登,不可以再继续,然后找到无风处坐地休息,要选取绝对的半卧位姿势,将两腿下垂。②治疗。如果条件允许的患者要立刻进行吸氧治疗,最好选用含有 50%～70%乙醇的氧气,然后根据患者的病情为患者提供血管扩张药或者利尿药等药物,出现感染症状时需使用抗感染的药物,出现呼吸短促的症状时要为患者提供 β_2 受体激动药,患者在这时不可以大量饮水,目的是减轻肺部的压力。③转移。在患者病情得到控制趋于稳定后,患者要立刻离开高原地区,转移至低海拔处,继续进行吸氧,氧流量维持在 1～2L/min,无论身体有没有不适感,都应到医院接受正规的检查和治疗。

(二)情境 2

值班护士巡视病房时观察患者呼吸急促、皮肤潮红、口唇和甲床发绀明显,问其姓名、有无乏力感时,患者无应答。见患者逐渐神志模糊、呼吸困难加重、皮肤潮红、口唇和甲床发绀明显,立即报告值班医师,遵医嘱急查血气分析,回报示 pH 7.45,$PaCO_2$ 65mmHg,PaO_2 60mmHg。遵医嘱给予高流量呼吸湿化治疗、甲泼尼龙琥珀酸钠注射液 40mg 静脉滴注、布地奈德及异丙托溴铵雾化吸入。

1. 问题1　结合患者临床表现及血气分析结果判断,患者发生了什么

解析:患者发生了二氧化碳潴留,当二氧化碳潴留使脑脊液H^+浓度增加时,可影响脑细胞代谢,降低脑细胞兴奋性,抑制皮质活动,表现为嗜睡、昏迷、抽搐和呼吸抑制。

2. 问题2　血气分析检测的临床意义是什么

解析:血气分析是临床急救和监护患者的一组重要生化指标,尤其对呼吸衰竭和酸碱平衡紊乱患者的诊断治疗起着关键的作用。利用血气分析仪可测定出血液氧分压、二氧化碳分压和pH值3个主要项目,并由这3个指标计算出其他酸碱平衡相关的诊断指标,可以有效判断患者的缺氧程度、呼吸衰竭及酸碱失衡的严重程度,对下一步治疗有导向作用。

3. 问题3　本案例中,患者使用的高流量呼吸湿化治疗仪与无创呼吸机相比有何优势

解析:高流量呼吸湿化治疗仪是一种新型的氧疗仪,优势在于能提高温度和湿度,改善气道的环境,使气道黏液纤毛清理功能处于最佳状态,利于患者咳痰,痰的咳出能降低肺部感染的风险,降低肺炎发生率。可以使患者吸入更多的气体,充盈肺泡,提高吸气量。同时,它还能在整个呼吸过程中形成一定的气道正压,保持气道畅通;能够降低患者上气道阻力和呼吸功等作用来改善患者的换气和部分通气功能。此外,其安全性及疗效逐渐被认可,与普通氧疗相比,其改善氧合的作用更好;与无创呼吸机相比,其显著优势在于舒适性、耐受性及依从性更高。

4. 问题4　本案例中,患者使用雾化吸入时有不适感,拒绝配合,如何进行健康教育指导

解析:肺气肿患者在治疗过程中常常会产生不适感,其主要原因为该病具有较大的治疗难度、患者需要长时间治疗,而且雾化吸入、持续性吸氧治疗,以及老年患者较差的耐受度等因素也会造成患者的不适感,这不仅降低了其治疗的依从性,还很容易

导致护理满意度偏低。但应告知雾化的目的：湿化气道,稀释痰液,帮助痰液排出体外;扩张支气管,解除平滑肌痉挛,减轻炎症症状;减轻喉部水肿。

雾化吸入时的注意事项：雾化时尽量取端坐位;雾化时间尽量控制在 15~20min;雾化结束后要及时擦净患者面部,帮助患者漱口,避免真菌感染;如果反复使用雾化器,要做好消毒处理。

5. 问题 5 在使用高流量呼吸湿化治疗仪的过程中,作为责任护士,应该密切关注的重点内容是什么

解析如下。

(1)选择合适大小的鼻导管：有研究证实气道正压除与输出流量和口腔闭合有关外还与鼻导管孔径有关,孔径越大,呼气末产生的气道正压就越高,从而产生更好的疗效。而在临床操作中对成人鼻导管孔径的选择上尚没有统一规范,一般选取小于鼻孔内径 50% 的最大号鼻导管。

(2)病情观察：除监测患者呼吸频率、血氧饱和度、血气分析等情况外,应注意观察患者的心电监护、精神症状等。

(3)监测气道湿化情况及氧气温度：有研究表明,氧气温度过高可减弱气道黏膜上的纤毛运动,导致呼吸道烫伤、喉痉挛等情况;干冷气体可刺激呼吸道黏膜,导致患者不适。因此,在加温湿化氧疗护理过程中,护士要及时观察加温湿化装置运行情况,及时添加灭菌用水和调节气体温度,避免并发症发生。

(4)监测氧浓度和氧流量：注意观察氧气流量表的设定,保证稳定浓度的氧气供给。同时应遵医嘱监测及调控氧浓度,避免长期供给高浓度氧气,以减少氧中毒、肺不张、呼吸抑制等并发症发生。

(5)加强面部皮肤护理：皮肤损伤是长时间使用鼻导管吸氧患者较为常见的不良反应之一,因此,应注意患者面部皮肤护理。

(三)情境 3

患者经高流量呼吸湿化治疗、激素及雾化等对症治疗后,第 2

天精神状态较前好转,下午责任护士巡视病房时观察患者呼吸急促、主诉胸痛,立即报告主管医师。急行 CT 检查,可见右侧气胸,压缩面积增大,约 50％,立即请胸外科医师协助行胸腔穿刺术,取右侧第 1 肋间锁骨中线为穿刺点。穿刺后再次常规复查 CT 可见穿刺管在位,患者无不适主诉。

1. 问题 1　患者为何发生气胸

解析:与肺气肿的并发症、患者使用高流量吸氧的并发症有关。

2. 问题 2　此时患者使用胸腔闭式引流管连接水封瓶,护理要点是什么

解析:行胸腔闭式引流时护士应密切观察患者的生命体征,并注意观察患者有无胸闷、气促、呼吸困难、发绀等情况。①胸腔闭式引流应妥善固定,保持管道密闭。随时检查引流装置是否密闭及有无脱出,水封瓶长管应浸入水中 3～4cm,搬动患者或更换引流瓶时应双重夹闭引流管,以防漏气发生,进一步加重气胸或导致其他并发症发生。②保持有效引流。取半卧位,定期以离心方向挤捏胸腔引流管,防止引流管受压、扭曲、阻塞,鼓励做深呼吸、咳嗽及变动体位,促进肺扩张。③做好病情观察及记录。观察水柱波动,一般波动在 4～6cm,若过高可能存在肺不张,若无波动则是引流不通畅或肺已完全扩张。但若患者出现胸闷气促、气管向健侧偏移等肺受压症状,应怀疑引流管被血块阻塞,需设法挤捏或使用负压间断抽吸引流瓶的短管,促使其通畅,并立即通知医师。观察及记录引流的量、颜色和性状。

3. 问题 3　患者及家属十分紧张,作为责任护士,这时可以为患者实施哪些护理

解析:此时患者和家属是处于高度紧张和焦虑状态的,要及时安慰鼓励患者及家属,减轻患者焦虑;同时做好医护团队合作;观察监护要点,及时汇报病情;注意操作的规范性,并对采取的措施的有效性进行判断,避免护患纠纷的发生。

(四)情境4

患者主诉右上肢不适,查体发现患者颈部、胸壁及腋下多处皮下气肿,医师取右侧第2肋间锁骨中线为穿刺点穿刺,留置引流管,并连接负压引流瓶。

1. 问题1　患者为何发生皮下气肿,什么是皮下气肿

解析:气胸同时伴有壁层胸膜受损时,胸腔内空气即可通过受损部位进入胸壁皮下组织。皮下组织有气体积存谓之皮下气肿。以手按压皮下气肿的皮肤,可引起气体在皮下组织内移动。由于空气一般来自胸膜腔,皮下气肿通常发生在胸部、颈部和面部。

2. 问题2　皮下气肿的护理要点有哪些

解析:胸腔闭式引流是治疗气胸的主要手段之一,其常见并发症为皮下气肿,大面积皮下气肿增加了患者的痛苦及感染机会,且可加重原有慢性肺部疾病患者的通气功能障碍,严重者可出现心肺功能障碍、口唇发绀、呼吸困难、脉细而快、血压下降、休克等,甚至危及患者的生命,周密、细致的观察是护理的关键。

3. 问题3　如何避免皮下气肿的发生

解析:①留置引流管前应做好解释工作,嘱咐患者避免活动度过大,改变体位或活动时注意保护好引流管。②在治疗过程中应加强营养支持治疗,对预防皮下气肿的发生也很有必要。③心理护理:出现弥散性皮下气肿的患者由于情况突发、进展迅速,容易引发患者的恐惧心理。患者情绪紧张易加快加深呼吸,加重病情。应及时处理,安抚患者,使患者情绪稳定。

(五)情境5

患者经过1个月的治疗及精心护理,已拔除胸腔闭式引流管,观察患者神志清楚、精神好,生命体征平稳,持续低流量吸氧,血氧饱和度在90%~96%,活动后仍有胸闷憋气的症状。

1. 问题1　患者症状已明显好转,但活动后胸闷憋气的症

状,对此应进行哪些指导

解析:指导有效的呼吸功能锻炼。腹式呼吸锻炼时,取立位,体弱者亦可取坐位或半卧位。左右手分别放在腹部和胸前,吸气时用鼻吸入,尽量挺腹,呼气时用口呼出,同时收缩腹部,胸廓保持最小活动幅度,缓呼深吸。每分钟7~8次,每次10~20min,每日2次,反复训练。缩唇呼吸锻炼,用鼻吸气用口呼气(缩唇呈吹口哨样),吸与呼时间之比为1:2或1:3(图1)。

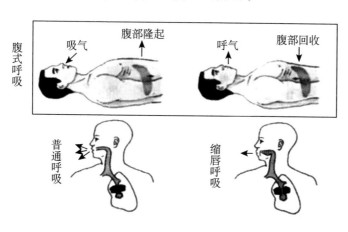

图1 呼吸功能锻炼法

2. 问题2 患者及家属考虑近期出院,护士应指导患者采取哪些措施来促进康复

解析:①戒烟戒酒、保证充足的营养。②避免环境污染,不要去工业污染区,尽量少去公共场所。③蒸汽吸入。蒸汽吸入是一种化痰的有效手段。具体做法为将一个小盒装满沸水,然后闭上眼睛,将一条毛巾盖在脸上,吸入水蒸气2~5min。④适当进行运动锻炼。身体状况允许,应进行适当的身体锻炼,提高抵抗力,促进病情的康复,如散步、慢跑等。但不可进行剧烈运动。锻炼时,患者要注意选择一个空气清新的场所。⑤坚持家庭氧疗。有条

件的患者可每天进行 15min 左右的家庭氧疗,帮助病情控制。若能够全天进行家庭氧疗,效果会更好。⑥积极进补。平时体倦乏力、易患感冒以及肺气虚者,可选用黄芪、人参、防风及白术等,补益肺气。⑦严格遵从医嘱坚持服药和定期进行复查。患者应严格遵从医嘱,坚持服药并定期去医院复查。患者千万不可擅自中断治疗。

参 考 文 献

[1] 孔淑敏.成人高原性心脏病中肺气肿 X 线表现意义探讨[J].中国校医,2004,18(3):198.

[2] 王宝华.低高原区健康人肺气肿肺心病红细胞系统血细胞参数对比观察[J].中国乡村医药杂志,2003,11(10):70.

[3] 王伟.海拔 5200m 重体力劳动 45 天心肺 X 线改变及对劳动能力的影响[J].中华放射学杂志,1995,29(10):676-678.

[4] 傅宝文.急性高原肺水肿肺部 X 线征象分析[J].高原医学杂志,1996,6(11):47-48.5.

[5] 王丽萍.舒适护理在老年慢性阻塞性肺气肿护理中的应用价值[J].临床医药文献杂志,2018,5(78):144,149.

案例 27　1 例高原性肺水肿患者的护理

一、案例简介

本案例讨论的是 1 例高原肺水肿(high altitude pulmonary edema,HAPE)患者的护理。患者系一位 54 岁中年男性,诊断为HAPE,经历了无创机械通气、抗炎、平喘、降低肺动脉压、出院健康指导等一系列场景。此案例主要考查对 HAPE 的概念和诊断依据的认识、并发症护理要点、氧疗的注意事项,以及健康教育在临床中的应用,并在此过程中体会医护合作和护患沟通的要点,提高护理人员在 HAPE 治疗护理中的评判性思维和解决临床实际问题的能力。

二、案例教学目标

(一)识记

1. HAPE 的概念及诊断依据。

2. HAPE 的致病因素。

(二)理解

1. HAPE 的鉴别诊断。

2. HAPE 相关体格检查和实验室检查的特征。

(三)应用

1. 细致做好患者的病情观察。

2. 正确有效地做好患者的氧疗护理。

三、案例情境

(一)情境 1

患者,男性,54 岁。在前往某高原景区途中出现咳嗽、咳痰、咳出粉红色泡沫状痰、呼吸困难、头痛等症状。入院时患者神志清楚,烦躁不安,呼吸困难,口唇发绀,口鼻涌出粉红色泡沫样痰,体温 38.9℃,呼吸 30/min,心率 182/min,心律不齐,肝肋下 3cm,白细胞计数 $18×10^9$/L。心电图示:窦性心动过速,ST-T 改变。X 线胸片示:双肺野有边缘不清的云絮状阴影,诊断为 HAPE 入院。

1. 问题 1　什么是高原肺水肿

解析:HAPE 是人们快速进入高原地区由于机体对高原低压缺氧环境的不适应导致代偿失调所引起的特发性疾病,常见症状有呼吸困难、胸闷、咳嗽、咳白色或粉红色泡沫样痰,全身乏力等,是高原病中常见的急重症,大多病情危重,进展及变化迅速,若不及时诊治,可很快危及生命,对进入高原地区的人群危害性较大。

2. **问题 2** 结合上述问题,如何鉴别诊断高原肺水肿

解析:判断 HAPE 诊断是否成立,对临床疑似 HAPE 的患者,可以从病因、临床表现、实验室检查和影像诊断加以区别。

具有快速进入高原旅居史,典型的胸闷、气喘、呼吸困难、咳粉红色泡沫样痰等缺氧症状,以及辅助检查诊断并不困难,但是仍然需要与其他可能引起患者出现胸闷、气喘、呼吸困难等症状的疾病相鉴别。

首先,HAPE 应该与心源性呼吸困难相鉴别,既往有心力衰竭、心脏瓣膜病、心肌梗死的患者,由于高原环境会增加心脏负担,导致患者出现胸闷、气喘、呼吸困难的症状甚至出现心源性肺水肿。可以根据患者典型的胸部 X 线影像学改变,以及心电图、心功能、心脏彩超等进行鉴别诊断。其次,还应该与其他可以引起患者出现缺氧症状的呼吸系统疾病相鉴别,如支气管哮喘、慢性阻塞性肺疾病、肺气肿、气胸等。

3. **问题 3** 哪些因素会诱发高原肺水肿

解析:①高原反应;②上呼吸道感染;③饥饿、疲劳、精神紧张及酗酒;④寒冷。

4. **问题 4** 患者还应完善哪些辅助检查

解析:①X 线、CT 等影像学检查;②病原学诊断;③生化检查。

5. **问题 5** 高原肺水肿的治疗原则有哪些内容

解析:一般情况下,对于已发现的 HAPE 患者首先应立即尽力争取使其脱离高原低氧环境,并配合吸氧、吸入低浓度一氧化氮、注射或口服支气管扩张药、血管扩张药等。如果条件允许可采取直升机后送的方式来达到迅速降低所处海拔高度的效果,但此时不能过分强调低转原则,否则可能会因路途颠簸、翻山越岭、供氧中断等造成更严重的后果。其次要绝对卧床休息,这是在低转之前防止病情恶化的有效措施,尽可能降低氧耗而减轻缺氧症状,并严禁大量饮水。另外,还要监测患者的心电图、血压、血氧

饱和度、肺动脉压等指标,以便能准确监测病情变化,并及时做出相应处理和指导用药。

6. 问题 6　高原肺水肿患者如何进行氧气治疗

解析:氧气治疗对高原肺水肿是一种传统且非常重要的治疗手段。吸入 100%氧可迅速提高血氧饱和度和动脉血氧分压,缓解肺血管的收缩,降低肺动脉压,改善机体的缺氧状态,而达到病因治疗的目的。部分 HAPE 较轻患者仅通过氧疗便可达到治愈的目的,依据患者病情的严重程度,给氧方法可分为鼻导管给氧、面罩加压给氧、呼吸机给氧、高压氧舱给氧。

(二)情境 2

患者进高原前有上呼吸道感染病史,自服感冒药治疗。既往身体健康,否认高血压、心脏病等病史。血常规检查示:白细胞计数 $42.7 \times 10^9 / L$,红细胞计数 $6.1 \times 10^9 / L$。肾功能检查示:尿素 17.98mmol/L,肌酐 $153.8 \mu mol/L$。血气分析示:pH 值 7.38,PaO_2 66 mmHg,$PaCO_2$ 88mmHg,诊断为急性肺水肿合并重度感染。给予半卧位、无创呼吸机辅助通气、头孢哌酮钠舒巴坦钠抗感染、地塞米松减少渗出、氨茶碱降低肺动脉压、呋塞米利尿等治疗措施。第 3 天患者病情明显好转,停止无创呼吸机辅助通气,以 6~7L/min 鼻导管给氧并通过 65%乙醇湿化治疗,第 6 天患者痊愈出院。

1. 问题 1　在使用无创呼吸机的过程中,应该密切关注的重点内容是什么

解析如下。

(1)病情监测:注意监测患者的意识和生命体征。

(2)治疗有效的指标监测:气促、呼吸频率、反常呼吸和血气分析结果的改善情况。

(3)通气参数的监测:包括潮气量、通气频率、吸气压力、呼气压力等参数的设置是否合适,是否有漏气及人机是否同步等。

(4)对患者健康教育:告知患者治疗的作用和目的,治疗过程

中可能出现的问题及相应的处理措施;鼓励患者主动排痰并指导咳痰方法;嘱患者如果出现不适,应及时告诉医护人员。

2. 问题 2　高原肺水肿为什么要使用氨茶碱降低肺动脉压及早期使用利尿药

解析:氨茶碱具有松弛支气管平滑肌的作用,可有效解除痉挛,显著降低肺动脉高压和肺血管阻力。对急性高原肺水肿的患者早期使用利尿药可以减少循环血量,从而减轻肺动脉压力,降低因肺动脉高压所致的毛细血管压力增高。

3. 问题 3　结合患者的病情可能会出现哪些并发症? 并发重症感染时如何治疗

解析:患者可能还会出现肺部感染、休克、心力衰竭、脑水肿等并发症,需要密切观察病情。

并发重症感染主要为严重的炎症反应,故治疗上首先需抗感染治疗,在病原学不明确的前提下,首先选择强效的广谱抗生素,可有效遏制患者感染状况;给予必要的补液及各器官的保护治疗。该例患者经过严格的抗感染,体温下降,血常规等炎症指标下降,故说明炎症得到有效的控制,随后降阶梯治疗后好转出院。同时肾上腺皮质激素的应用,也有效地控制了患者炎症反应。

4. 问题 4　如何预防高原肺水肿

解析:目前认为,进入高原前的低氧预适应和阶梯式上高原是预防急性高原病最稳妥、最安全的方法,可显著降低 HAPE 的发生率。建议初入高原者如需进 >4000 m 高原时,一般应在 2500~3000 m 处停留 2~3 d,然后每天上升的速度不宜超过 600~900 m。

进入高原后应多休息,避免剧烈运动,减少劳动量及劳动强度,待机体适应后逐渐增加运动量;注意防寒保暖,预防感冒;绝对禁止烟酒;避免服用镇静催眠药;治疗上呼吸道感染是预防急性高原肺水肿的重要环节,出现感冒症状及身体不适应及时就医。

参　考　文　献

[1]　谢戈,肖顺斌.罗江波.高原肺水肿的诊断与治疗[J].中国医学,2007,9(12):67.

[2]　周军,刘争建,叶平安.高原肺水肿合并高原脑水肿 97 例治疗体会[J].高原医学,2004.14(4):43-44.

[3]　蒋憧,蒋宁仁.青多吉.高原肺水肿的 X 线表现征象与发病时间和病理的关系[J].高原医学,2006.16(2):1-4.

[4]　姜艳,王雷琛,王剑波,等.高原肺水肿发病机制及防治研究进展[J].国际药学研究杂志,2016(1):139-145.

案例 28　1 例药物过量致急性呼吸衰竭行机械通气治疗患者的护理

一、案例简介

本案例探讨的是 1 例药物过量(overdose)致呼吸衰竭(respiratory failure)患者的护理。患者系一位 16 岁女性青少年,因苯磺酸氨氯地平药物服用过量导致一系列病情变化,呼吸衰竭后行机械通气治疗。该患者气管插管术后转入监护室,分别经历了机械通气治疗、血流动力学监测、拔除人工气道、使用高流量呼吸湿化治疗仪等一系列场景。此案例主要考查对急性呼吸衰竭概念和诊断依据的认识、并发症护理要点、机械通气的注意事项、人工气道的安全护理,并在此过程中体会医护合作和护患沟通的要点,提高护理人员在危重患者行机械通气治疗护理中的评判性思维和解决临床实际问题的能力,以及对患者进行个性化人文关怀的能力。

二、案例教学目标

(一)识记

1. 呼吸衰竭的概念。

2. 呼吸机相关性肺炎(VAP)概念。

3. 人工气道的护理。

4. 脉搏指示连续心排出量监测技术(pulse indicator continuous cardiac output,PICCO)护理要点。

(二)理解

VAP 发病机制。

(三)应用

1. 人工气道的护理。

2. 气管插管的拔管指征。

3. 高流量呼吸湿化治疗仪应用要点。

三、案例情境

(一)情境 1

患者,女,16 岁。于情绪激动后自服药物(苯磺酸氨氯地平 450mg)过量后出现上腹部隐痛,恶心、呕吐,呕吐物为胃内容物,伴头晕、乏力,无意识障碍、呕血、黑粪,就诊当地医院,行清水洗胃治疗,静脉滴注羟乙基淀粉氯化钠注射液、生理盐水扩容,并静脉泵入盐酸多巴胺注射液升压治疗。收入当地医院呼吸、消化病区,予以扩容升压、抑酸护胃等对症治疗,患者有咳嗽、呕吐,第 2 天患者出现呼吸困难,伴发热,体温最高 38℃,伴咳嗽,无痰,心率 120～130/min,脉氧饱和度 80%～85%(鼻导管吸氧 4L/min),考虑呼吸衰竭、肺部感染,给予气管插管、呼吸机辅助呼吸及抗感染等对症治疗。

1. 问题 1　患者被诊断为重症肺炎、呼吸衰竭的依据是什么

解析:患者有咳嗽、发热症状,血常规检查白细胞计数 12×

$10^9/L$，入院时呼吸 32/min，双肺听诊可闻及湿啰音及哮鸣音，胸部 CT 提示双肺散在多发炎症。血气分析提示吸氧浓度 45％的情况下 PaO_2 88mmHg，$PaCO_2$ 33.4mmHg，氧合指数 213mmHg。苯磺酸氨氯地平可以通过松弛血管平滑肌及心肌，扩张外周血管，降低全身血管阻力，导致难治性低血压及肾功能不全，过量中毒可导致心脏和平滑肌收缩减弱，抑制心功能；外周血管过度扩张，致机体出现相对或绝对的循环容量不足，进一步可导致顽固性低血压。严重中毒则可导致心衰，主要表现为心动过缓和低血压，有时还可出现代谢性酸中毒及急性呼吸窘迫综合征。

判断该患者发生急性呼吸衰竭的原因，一方面是由于患者经过洗胃、呕吐，可能存在误吸的情况，另一方面因大量氨氯地平导致休克时心输出量明显减少，使得肺组织的血流量随之降低，引起肺组织气体/血流交换发生障碍，进而可以增加肺小血管的收缩及毛细血管的通透性，最终引起肺水肿及 ARDS 的发生。

呼吸衰竭是指各种原因引起的肺通气和（或）换气功能严重障碍，使静息状态下也不能维持足够的气体交换，导致低氧血症伴（或不伴）高碳酸血症，进而引起一系列病理生理改变和相应临床表现的综合征。明确诊断有赖于动脉血气分析，在水平面静息状态、呼吸空气条件下，$PaO_2 < 60$mmHg，伴或不伴 $PaCO_2 > 50$mmHg，并排除心内解剖分流和原发心排血量降低所致的低氧血症，即可诊断为呼吸衰竭。呼吸衰竭的分类，$PaO_2 < 60$mmHg、$PaCO_2$ 降低或正常为 Ⅰ 型呼吸衰竭。主要见于肺换气功能障碍，如严重肺部感染、急性肺栓塞等。$PaO_2 < 60$mmHg、$PaCO_2 > 50$mmHg 为 Ⅱ 型呼吸衰竭。氧合指数是用来评估患者呼吸功能的一项指标，计算公式：氧分压/用氧浓度（PaO_2/FiO_2）。正常值为 400～500mmHg，氧合指数 <300mmHg 则提示呼吸功能障碍。判断患者呼吸功能不能单纯以 PaO_2 的分值水平来评价。呼吸衰竭可分为急性呼吸衰竭和慢性呼吸衰竭。急性呼吸衰竭与慢性呼吸衰竭主要是在发病时间及病情的严重程度上有所不同。

急性呼吸衰竭发病急,往往有感染、溺水、创伤等诱发因素,多数情况下是在数小时或者是数天时间内出现了呼吸困难,而慢性呼吸衰竭病史较长多有肺间质病、慢性阻塞性肺病等肺部基础疾病。

2. 问题2　结合病例,气管插管机械通气患者的护理观察要点有哪些

解析:①生命体征、神志、血氧饱和度,特别是血压及血氧饱和度变化;②血气分析结果;③呼吸机运行情况、报警原因;④呼吸机管道与人工气道连接密闭性;⑤呼吸机湿化液及温度;⑥集水杯位置及冷凝集水量;⑦呼吸机各参数及监测患者指标变化,如呼吸机设置的潮气量(VT)、监测患者实际的 VT,呼吸频率(f)、分钟通气量(MV ＝ VT×f)、气道压力、呼气末正压(PEEP)、用氧浓度(FiO_2)等;⑧气管导管插管深度及固定、口唇口腔黏膜完整性;⑨吸痰指征、痰液性状、痰量及咳嗽能力;⑩枕后及耳廓皮肤受压情况。

3. 问题3　患者气管插管机械通气后主要存在哪些护理风险

解析:①气管导管的非计划拔管或导管堵塞导致患者窒息;②呼吸机相关性肺炎(VAP);③气管食管瘘;④呼吸机相关性肺损伤(VALI)。

4. 问题4　如何针对该患者存在的护理风险采取预见性护理

解析如下。

(1)预防导管滑脱和痰痂堵管:气管导管妥善固定;移动患者时避免牵拉到导管;患者适当镇静、镇痛及约束,对清醒患者做好宣教,但是宣教不能代替约束,并建议使用手套式约束带,因为气管内导管会给患者带来巨大的不适,患者会出现无意识拔管。至少每4小时评估导管的固定松紧度及外露长度。床边准备简易呼吸气囊,导管意外脱落或呼吸机故障时紧急应用辅助通气。严

密观察患者心率、血压、血氧饱和度变化,评估吸痰指征,及时清除气道内痰液,充分湿化气道,严密观察出入量,保证患者摄入足够的液体,预防痰栓形成。

(2)预防呼吸机相关性肺炎:呼吸机相关性肺炎(VAP)是指气管插管或气管切开患者在接受机械通气48h后发生的肺炎。呼吸机撤机、拔管48h内出现的肺炎也属于VAP。VAP是ICU机械通气患者常见并发症,可严重影响重症患者的预后。预防VAP的具体措施如下。①严格执行手卫生制度。②如无禁忌,床头抬高30°~45°,可减少胃内容物反流导致的误吸;必要时每4~6小时监测胃潴留量,喂食前翻身拍背、吸痰,避免喂食后立即吸痰导致呕吐及误吸。③加强口腔护理,选用氯己定漱口液每天至少口腔护理3次。④维持气囊压力在25~30cmH$_2$O,每4~6小时监测1次,防止气囊压过低导致上呼吸道分泌物流入下气道,气囊压过高损伤气道黏膜。⑤使用声门下可吸引的气管导管,并进行声门下分泌物引流及冲洗。⑥镇静不宜过深,应保留患者的咳嗽反射。⑦如病情允许,尽早停用应激性溃疡预防药物。⑧呼吸机管道固定低于人工气道的入口,蓄水杯处于最低位,蓄水杯冷凝集水及时倾倒,原则不超过2/3杯,管道中无冷凝集水积蓄。

(3)预防气管食管瘘等气道并发症:采用气囊压力表进行气囊压力监测,每4~6小时调整1次,维持气囊压力在25~30cmH$_2$O。声门下冲洗前提高气囊压力至40cmH$_2$O,冲洗后要及时调整压力至25~30cmH$_2$O,避免冲洗时误吸及高压气囊长时间压迫气管壁导致溃疡穿孔而引起气管食管瘘。

(4)预防呼吸机相关性肺损伤:根据病情选择最适合患者的通气模式,为了避免呼吸机相关性肺损伤(VALI),机械通气应避免高潮气量和高平台压,吸气末平台压不超过30cmH$_2$O,以免造成气压伤、容积伤。严密观察患者呼吸、氧合、双肺呼吸音等情况,出现气胸应立即行胸腔闭式引流术。

(二)情境 2

患者血压不稳定,给予右股动脉导管置管并行 PICCO 血流动力学监测,提示患者前负荷低,血管阻力低,血管通透性指数高,给予补充胶体液加强灌注,利尿,小剂量血管活性药物应用、抗炎等治疗。电子支气管镜检查,可见鼻腔及咽部中等量黄白色泡沫痰。给予俯卧位通气治疗改善肺通气。

1. 问题 1 结合病例,PICCO 监测护理要点有哪些

解析:①密切观察患者的各项生命体征、尿量变化、意识状况等,并结合 PICCO 监测数据对患者的病情进行综合性评估,判断患者是否可耐受低温生理盐水输注。②向处于清醒状态的患者,积极解释 PICCO 监测的重要意义以及各项治疗方案,解释重点放在监测技术与治疗技术的安全性与有效性等方面,以消除患者在疾病治疗方面的疑惑及顾虑,最大限度降低患者因心理因素引起的生理效应,避免给疾病治疗疗效或者病情进展带来不良影响。③做好导管的维护工作,妥善固定导管,定期观察置管处是否存在渗液现象,密切观察 PICCO 监护仪的动脉血压波形情况。④在 PICCO 测定结果的指导下,合理调整液体的输注速度以及输注类型,必要时采取脱水治疗等,积极进行液体容量管理。⑤行 PICCO 校正前,确保患者处于安静状态,以防止患者自身因素对监测准确性造成的负面影响,进行动脉压的连续动态监测时,将动脉压力传感器置于心脏水平并妥善固定,以保证测量结果的准确性,指导病情治疗。⑥需要终止 PICCO 监测时,协助医师进行拔管操作,拔除后,采取沙袋压迫、弹力绷带加压包扎等方式,并注意观察患者足背动脉的搏动情况以及穿刺部位是否存在肿胀、出血等问题。

2. 问题 2 俯卧位通气护理要点有哪些

解析:①俯卧位操作前充分清理患者气道、鼻腔、口腔分泌物,停止鼻饲,妥善固定各种管路,并保证管道长度足够以确保俯卧位顺利实施。②持续生命体征及血流动力学监测,如有异常,

及时通知医师。③妥善固定并检查人工气道、动静脉管道及各种引流管,防止其受压迫、移位、扭曲、脱出。④注意气道及口腔、鼻腔分泌物引流,保持气道通畅,防止气道阻塞。⑤脸部、前胸、双肩、髂前上棘、膝盖等易受压部位垫防压力性损伤敷料保护。⑥每隔 2h 更换头部朝向,减轻颜面部水肿。⑦每隔 2h 观察受压处皮肤黏膜情况,避免压力性损伤。⑧每隔 2h 调整手臂位置,避免同一姿势时间过长导致神经麻痹。

(三)情境 3

考虑患者血流动力学较稳定,拔除股动脉置管,停止血流动力学监测。给予气管镜吸痰后拔除气管插管,使用高流量呼吸湿化治疗仪,设置参数 FiO_2 35%,流速 25L/min,温度 37℃。

1. 问题 1　气管插管拔管的评估指标是什么

解析:①引起呼吸衰竭的原发疾病得到控制。②氧合状态良好(参考指标:$PaO_2/FiO_2 \geqslant 150 \sim 200mmHg$,$PEEP \leqslant 5 \sim 8cmH_2O$,$FiO_2 \leqslant 4.0 \sim 5.0$)。③血流动力学状态稳定(参考指标:$HR \leqslant 140/min$,血压 $< 160/90mmHg$),未用血管活性药物或小剂量应用,如多巴胺或多巴酚丁胺剂量 $< 5\mu g/(kg \cdot min)$。④有较强的自主呼吸能力、咳嗽能力。⑤无高热(体温 $< 38℃$)。⑥无明显呼吸性酸中毒。⑦血红蛋白水平不低于 $8 \sim 10g/dl$。⑧精神状态良好(参考指标:觉醒,$GCS \geqslant 13$,无持续镇静药物输注)。⑨代谢状态稳定(无明显的电解质紊乱,血糖水平正常)。

2. 问题 2　使用高流量呼吸湿化治疗仪的护理要点有哪些

解析如下。

(1)使用前对患者进行心理护理和健康教育,以减轻患者焦虑与紧张,争取配合,提高依从性。教育的内容包括如下。①治疗的作用和目的。②治疗过程中可能会出现的不适感,如经鼻高流量氧疗持续输送高流量气流进入气道,清醒患者会有呼出气流受限的不适感。③告知患者应该闭口呼吸,从而获得更好的治疗效果。④治疗过程中可能出现的问题,如鼻导管的头带过紧或出现无法耐受的异常高温时应及时通知医务人员。

（2）注意观察患者的生命体征、精神症状等，如出现异常应及时报告医师。

（3）监测氧浓度和氧流量，检查各个接口有无漏气，给氧导管有无受压、扭曲，遵医嘱监测及调控氧浓度，避免长期供给高浓度氧气。

（4）监测气道湿化情况，及时观察加温湿化装置运行情况，保持加温湿化的连续性，及时添加湿化液；根据痰液黏稠度及呼吸回路冷凝水的量调整湿化温度，避免过度湿化或湿化不足。

（5）加强气道护理，保证痰液引流的通畅，必要时配合胸部物理治疗。

（6）加强皮肤护理，避免医疗器械相关压力性损伤的发生，选择大小合适的鼻塞或面罩，鼻塞导管有一定弧度，与人体结构相似，佩戴时应顺着弧度佩戴。如佩戴过紧，则会对鼻翼、脸颊造成损伤。因此应注意观察鼻面部皮肤情况，必要时用水胶体或泡沫敷料减压保护受压部位。

参 考 文 献

[1]　于翠香,王西艳.《中国成人医院获得性肺炎与呼吸机相关性肺炎诊断和治疗指南（2018 年版）》解读[J].中级医刊,2021,56(9):951-953.

[2]　中华医学会呼吸病学分会呼吸危重症医学学组,中国医师协会呼吸医师分会危重症医学工作委员会.成人经鼻高流量湿化氧疗临床规范应用专家共识[J].中华结核和呼吸杂志,2019,42(2):83-91.

案例 29　1 例急性呼吸窘迫综合征
患者的护理

一、案例简介

本案例探讨的是 1 例急性呼吸窘迫综合征（acute respiratory

distress syndrome,ARDS)。ARDS 是急性呼吸窘迫综合征的英文简称,是指由各种肺内和肺外致病因素所导致的急性弥漫性肺损伤,进而发展为急性呼吸衰竭。临床上以进行性呼吸窘迫、顽固性低氧血症和非心源性肺水肿为特征。这并不是一个独立的病理过程,而是全身炎症反应综合征在肺部的严重表现。患者系一位 73 岁的老年女性,诊断为 ARDS,通过患者从入院治疗到出院的一系列场景,结合护理评估及评判性思维,运用护理程序为患者提供全程、系统、个体化的整体护理。

二、案例教学目标

(一)识记

1. ARDS 的临床表现、病因及危险因素预防措施。

2. ARDS 的病理生理。

3. ARDS 患者的护理。

(二)理解

1. ARDS 患者的健康教育。

2. ARDS 的治疗原则。

(三)应用

运用护理程序实施 ARDS 患者的护理。

三、案例情境

(一)情境 1

患者,女,73 岁。1 周前有活禽接触史,5d 前开始出现气急、胸闷,2d 前症状加重,伴咳嗽、咳痰,痰中带血,有畏寒。查体:体温 38.9℃,脉搏 140/min,血压 140/80mmHg,血氧饱和度 85%,呼吸 34/min。烦躁,呼吸窘迫,口唇发绀,无颈静脉怒张,两肺可闻及干湿啰音,未闻及哮鸣音。胸部 CT 示,两肺炎症,右侧少量胸腔积液。血气分析,pH 7.36,PaO_2 48mmHg,$PaCO_2$ 27.7 mmHg,SaO_2 84%,BE-5mmol/L,LAC 3.9 mmol/L。

1. 问题 1　根据以上的叙述,你考虑患者得了什么疾病? 依据是什么

解析:考虑 ARDS,重症肺炎,Ⅰ型呼衰。判断依据如下。

(1)血气分析:pH 7.36,PaO_2 48mmHg,$PaCO_2$ 27.7 mmHg,SaO_2 84%,BE-5mmol/L,LAC 3.9 mmol/L。

(2)胸部 CT 示:两肺炎症,右侧少量胸腔积液。

2. 问题 2　患者这种情况该怎么处理

解析:根据 ARDS 诊疗标准,可行影像学检查和动脉血气分析,肺部 X 线示斑片状阴影,肺动脉楔压(PAWP)≤18mmHg,氧合指数≤200mmHg,突发进行性呼吸窘迫,除慢性肺病、左心功能异常外,氧疗难以改善即可诊断 ARDS。应立即气管插管,呼吸机辅助呼吸,入住呼吸 ICU,监护治疗,监测血气分析情况。

3. 问题 3　假如你是责任护士,针对 ARDS,如何指导患者及家属积极预防治疗 ARDS

解析如下。

(1)嘱患者绝对忌烟、忌酒。

(2)教会患者缩唇呼吸、体位引流及有效的咳嗽、咳痰方法。提高患者自我护理能力,加速康复,延缓肺功能恶化。

(3)用药指导,出院时将患者使用的药物剂量、用法和注意事项告知患者。

(4)活动与休息,根据患者具体情况制订合理的活动与休息计划,避免氧耗量较大的活动。

(5)合理膳食,加强营养。应给予营养丰富,易消化、高热量、高蛋白、高维生素饮食,鼓励患者多饮水及应用化痰药物稀释痰液,多吃新鲜蔬菜水果,控制糖类,预防便秘。

(6)向患者及家属讲解 ARDS 的征象及紧急处理方法,如有气急、发绀等不适症状及时就医。

(7)保证充足的睡眠,加强锻炼,增强机体抵抗力,远离危险因素,积极预防上呼吸道感染。

（二）情境 2

患者目前经口气管插管,呼吸机辅助呼吸,气道通畅,咪达唑仑 3ml/h 泵入,四肢可见活动,保留导尿,尿色淡黄。护理查体:体温 38.7℃,脉搏 125/min,节律不齐,偶发室性期前收缩,血压 120/65mmHg。气管插管,给予呼吸机辅助呼吸。神志清楚,双侧瞳孔等大等圆,直径约 2mm,对光反射灵敏。患者体形微胖,被动体位,双肺呼吸音粗,左肺下叶明显湿啰音,腹软。

1. **问题 1**　作为该患者的责任护士,你认为该患者存在哪些护理问题

解析如下。

（1）首要问题,气体交换受损,清理呼吸道无效,感染。

（2）次要问题,体温过高,焦虑,潜在并发症（深静脉血栓）。

2. **问题 2**　作为责任护士,针对这些护理问题,你将如何对患者进行护理

解析如下。

（1）气体交换受损:与肺部感染,呼吸道分泌物黏稠、增多,肺表面活性物质减少有关。①注意体位与休息,抬高床头,改善肺通气功能。②根据患者实际情况和血气分析结果调节呼吸机参数,尽早撤除呼吸机,拔除气管插管。③观察病情,密切观察患者的呼吸频率、节律,监测血氧饱和度和动脉血气变化。

（2）清理呼吸道无效:与患者使用镇静药物、气管插管、肺部感染有关。①主动按需吸痰,清理呼吸道分泌物,严格无菌操作。②抬高床头,加强气道湿化,遵医嘱给予雾化、排痰仪排痰,及时倾倒冷凝水。③妥善固定气管插管,观察气管插管深度及气囊压力,保证插管位置良好。④吸痰时动作轻柔,负压合适,防止缺氧及黏膜损伤。⑤给予患者翻身拍背,刺激患者咳痰。⑥拔管前充分吸痰,拔管后给予口腔护理。

（3）感染（肺部感染）:①遵医嘱合理使用抗生素。②及时清除呼吸道分泌物,严格无菌操作。③及时留取痰标本,根据药敏

结果应用抗生素。④监测患者体温、血常规及肺部体征变化。⑤补充能量,保证热量供给。

(4)体温过高(与肺部感染有关):①遵医嘱使用冰毯,行物理降温。②密切监测体温的变化。③观察物理降温部位的皮肤,避免冻伤。④注意观察末梢循环情况。

(5)焦虑(与气管插管不能说话,担心疾病预后有关):①保证病房环境清洁宽敞,整洁明亮。②给予心理护理,与患者进行愉快的交流,了解患者心理变化,抓住问题所在,积极解决。③向患者介绍相关疾病知识,使患者了解自己的病情,并积极治疗。

(6)潜在并发症(深静脉血栓):①预防感染,全身使用抗生素。②遵医嘱使用抗凝药物,观察有无出血倾向。③逐渐增加活动量,进行康复锻炼。

(三)情境 3

患者在 ICU 治疗期间,需要俯卧位通气。

1. 问题 1 作为责任护士,俯卧位通气应该注意什么

解析如下。

(1)俯卧位通气体位摆放需要 5 名医护人员严密配合。

(2)改变体位前严密观察患者的各项生理指标,选择最适当的翻身方法。

(3)实施俯卧位通气前,充分吸出患者气管内的痰液或分泌物,因为在实施俯卧位通气后,吸痰会很不方便,但可以进行叩背护理,有利于痰液排出。

(4)密切监测患者各项生命体征变化,动脉血气分析,密切监测患者意识、瞳孔情况,如有异常,及时报告医师,采取措施。

(5)俯卧位通气前夹闭各个管路,防止反流,转换体位后要及时开放,保持通畅,整个过程中要密切监测患者,防止因躁动拔管。

2. 问题 2 俯卧位通气的并发症有哪些

解析如下。

(1)面部水肿。

（2）着力点压迫性坏死。

（3）眼失明或感染。

（4）气管插管脱出、血管通路堵塞。

3. 问题3　俯卧位通气的禁忌证有哪些

解析如下。

（1）绝对禁忌证：①脊柱不稳定。②未监测的颅内压升高。

（2）相对禁忌证：①孕妇及过度肥胖。②严重血流动力学不稳定。③着力点损伤或骨折。④颅脑外伤。

4. 问题4　俯卧位通气有哪些益处

解析如下。

（1）减少肺内分流。

（2）改善通气血流比例。

（3）增加呼气末肺容积。

（4）改善呼吸力学。

（5）改善临床症状。

5. 问题5　如何做好俯卧位通气

解析如下。

（1）及早开始俯卧位。

（2）联合保护性通气策略。

（3）严格选择合适的患者。

（4）俯卧位团队合作（医师、护士、呼吸治疗师、伤口治疗师）。

参 考 文 献

[1]　孟祥艳,赵艳梅,路倩颖,等.肺康复在急性呼吸窘迫综合征治疗中的应用进展[J].中国康复医学杂志,2022,37(6):845-849.

[2]　中国物联网智能辅助 ARDS 诊治专家组.物联网辅助成人急性呼吸窘迫综合征诊治中国专家共识[J].中国临床医学,2022,29(5):719-730.

[3] 徐军,于学忠. ARDS 与俯卧位通气[J]. 中国急救医学,2004,24(6):430-432.

[4] 《清醒俯卧位通气护理专家共识》制订专家组. 清醒俯卧位通气护理专家共识[J]. 中华现代护理杂志,2023,29(29):3921-3928.

[5] 孙传鹏,苑光凤,孙传娜,等. 俯卧位通气在急性呼吸窘迫综合征患者中的应用研究[J]. 系统医学,2023,8(4):88-92.

案例 30 1 例淹溺后发生急性呼吸窘迫综合征患者的护理

一、案例简介

本案例探讨的是 1 例淹溺后发生急性呼吸窘迫综合征患者的护理。患者系一位 32 岁男性,诊断为吸入性肺炎、急性呼吸窘迫综合征。因病情变化先后行无创和有创机械通气治疗。分别经历了淹溺急救、急性呼吸窘迫综合征行无创机械通气治疗、经口气管插管接呼吸机辅助通气、拔除气管插管后序贯无创机械通气、使用激素治疗、出院健康指导等一系列场景。通过学习本案例的救治与护理,提高护理人员对于淹溺伤的识别、急救技能,以及危重患者行机械通气治疗护理中的评判思维和解决临床实际问题的能力。

二、案例教学目标

(一)识记

1. 淹溺的识别及急救要点。

2. 机械通气的相关护理要点。

3. 预防呼吸机相关性肺炎的护理措施。

4. 有创机械通气气囊上分泌物的清除。

(二)理解

1. 无创机械有效通气的监测。

2. 激素治疗的并发症观察及护理措施。

3. 健康教育的相关理论、实践。

(三)应用

1. 无创机械通气人机对抗的处理。

2. 指导患者有效咳痰。

三、案例情境

(一)情境 1

患者,男,32 岁。于 2020 年 8 月 23 日 23 时在公司团建活动中,因饮酒过量后溺水,被救后患者出现呼吸困难、呛咳,伴恶心、呕吐,非喷射性呕吐,呕吐物为胃内容物及水,量多,无胸闷、胸痛等不适,遂就诊某医院急诊科,给予心电监护,血压 117/65mmHg,心率 107/min,血氧饱和度 68%,呼吸 24/min,体温 38℃,患者神志清楚,听诊双肺可闻及广泛湿啰音。急查血白细胞计数 14.29×10^9/L,中性粒细胞 53.50%、降钙素原 1.12ng/ml;血气分析:pH 7.14,PaO_2 36mmHg,$PaCO_2$ 47mmHg,LAC 10mmol/L;胸部 CT 示,双肺对称性弥散分布片絮状渗出影。考虑"吸入性肺炎、急性呼吸窘迫综合征"。

问题 结合患者淹溺后的急救,请提出合理化观点

解析:根据《淹溺急救专家共识》2016 年版,有如下推荐意见。推荐意见 1:淹溺患者上岸后应首先开放气道,口鼻内的泥沙水草要及时清理。推荐意见 2:一旦将患者救上岸,应在不影响心肺复苏的前提下,尽可能去除湿衣服,擦干身体,防止患者出现体温过低(低于 32℃)。推荐意见 3:在心肺复苏(CPR)开始后尽快使用自动体外除颤器(AED)除颤。将患者胸壁擦干,连上 AED 电极片,打开 AED,按照 AED 提示进行电击。如果患者在水中,使用AED 时应将患者脱离水源。但当患者躺在雪中或冰上时仍可以常规使用 AED。推荐意见 4:由于常需要较高的通气压力,高级气道与球囊面罩通气相比,在保护气道减少胃反流提高胸外按压

比值等方面更具优势,有条件应尽快置入。推荐意见5:无论淹溺患者是否伴有严重的低体温(低于30℃),只要出现心室颤动就应立即除颤。

(二)情境2

考虑患者"吸入性肺炎、急性呼吸窘迫综合征"。给予患者无创正压通气治疗,以及美罗培南、甲泼尼龙、多索茶碱、泮托拉唑等抗感染、抗炎、平喘、对症治疗。在使用无创通气治疗期间,患者烦躁不安,主诉腹胀明显,给予禁食并行胃肠减压。

1. 问题1 患者发生急性呼吸窘迫综合征,使用无创呼吸机正压通气,起初配合困难,呼吸机频繁报警,出现了什么情况

解析:患者使用无创呼吸机通气初期由于患者缺氧烦躁,配合欠佳,考虑发生了人机对抗。发生人机对抗的原因较多,主要是患者和机器方面的原因。人机对抗对患者的危害很大,可以导致患者每分通气量(MV)和潮气量(TV)的下降,使患者呼吸肌做功增强,耗氧量增加从而加重低氧血症。

患者方面,能引起患者与呼吸机对抗的原因很多,包括使用呼吸机前未采取简易呼吸器过渡措施,使患者呼吸过强;患者的缺氧状态未得到及时纠正,代偿性呼吸加快;患者咳嗽、咳痰、分泌物堵塞或体位不当等;患者的精神心理因素如焦虑和恐惧导致呼吸加深加快;患者存在代谢性酸中毒;以及患者因发热、抽搐、肌肉痉挛等产生过度通气与呼吸机对抗。由于上述原因加上多数患者首次应用呼吸机治疗,不能耐受呼吸机,产生憋气、呼吸困难、焦虑和恐惧及人机对抗甚至不愿接受呼吸机治疗,影响病情的恢复。

2. 问题2 使用无创机械通气,患者配合至关重要,为保证患者有效通气,护士应怎样做

解析如下。

(1)耐心解释,告知患者带机的必要性和重要性。

(2)指导患者采取深而慢的呼吸。

（3）使患者了解常见的不良反应。

（4）指导患者能够发现漏气并告知纠正方法。

（5）护士用自己的热情、自信、平静、和谐的心态营造良好的护患氛围，向患者讲解呼吸机治疗的重要性，不断调整呼吸机的参数、耐心听取患者的述说，在护士真诚的关怀下，患者心理状态逐渐稳定，积极配合呼吸机治疗。呼吸系统监测重点是密切监测生命体征及氧饱和度，专人守护，保证安全有效的无创通气治疗，以防止意外发生。保持呼吸道通畅，注意观察呼吸频率、节律、呼吸音、潮气量、呼气压力测定、肺胸顺应性监测等；痰液的性状、量、痰培养的结果；进行血气分析、胸片检查等。其中血气分析是较重要的监测手段之一，护士应掌握其各项指标的正常值及其意义。简易呼吸器和面罩、负压吸引、插管用物、呼吸机处于备用状态。

3. 问题3 使用无创机械通气期间，患者主诉腹胀明显，考虑的原因是什么

解析：从无创机械通气并发症来考虑，患者呼吸困难，烦躁不安，张口呼吸，应考虑胃内进入大量气体，此时给予患者胃肠减压。

4. 问题4 使用无创呼吸机进行通气时，如何做好鼻面部皮肤的管理，预防压力性损伤的发生

解析：防患于未然，做好预防是关键，使用水胶体及泡沫敷料减压；使用合适的面罩。

5. 问题5 结合患者现状，使用糖皮质激素的原因及注意事项

解析：糖皮质激素可通过改善和缓解溺水后刺激导致的气管痉挛，提高肺静态和动态顺应性来纠正缺氧。常见的不良反应有消化道溃疡、糖尿病、高血压、低血钾、骨质疏松、各种感染和中枢神经系统的毒性等。在用药过程中定期检查以下项目：定时监测血糖、血压、血清电解质，观察大便的颜色及精神状态等，密切观

察使用激素后皮肤破损的变化,激素剂量使用要定时、足量,减量时观察有无新发皮肤破损。

(三)情境 3

患者于 8 月 24 日凌晨 1 时,呼吸困难未见好转,急查血气分析示,pH 7.1,PaO_2 30mmHg,$PaCO_2$ 50mmHg,LAC 12mmol/L。为行进一步治疗,收入监护室,给予镇静镇痛后经口气管插管接呼吸机辅助呼吸,插管深度:距门齿 23cm,呼吸机模式 SIMV,氧浓度 100%,PEEP 5 cmH_2O。

1. 问题 1 患者插管期间,如何做好气道的管理,预防 VAP 的发生

解析:无禁忌的情况下,升高床头 30°～40°;及时倾倒呼吸管路中的冷凝水;监测气囊压力 25～30cmH_2O,进行囊上分泌物清除;每 4～6 小时口腔护理 1 次;翻身叩背,及时吸痰,吸痰时保持无菌等。

2. 问题 2 目前很多文献都提到了"有创机械通气气流冲击法清除气囊上分泌物",那么临床上是如何进行操作的

解析:机械通气患者气囊上方有大量口咽部分泌物积聚,因此清除气囊上滞留物、进行有效的口腔护理对于防止口咽部分泌物及定植菌下移至呼吸道至关重要。

二人配合行气流冲击法清除气囊上方分泌物,具体方法如下。

第一步,患者取平卧位或头低足高位,清除气管内及口、鼻腔内的分泌物。

第二步,一人将简易呼吸囊与气管插管连接,患者吸气末时挤压简易呼吸囊,使患者肺部充分膨胀,同时另一人放气囊,并在患者呼气末迅速补充气囊至 25～30cmH_2O。

第三步,吸痰管通过咽部经声门下插至气囊上采取旋转外提式吸痰,吸尽口鼻腔分泌物,直至完全清除气囊上滞留物,操作过程中密切关注患者生命体征。

(四)情境 4

患者插管 30h 后,于 8 月 25 日通过自主呼吸试验后拔除经口气管插管,使用无创呼吸机进行序贯吸氧,患者拔管后咳嗽、咳痰,为白色黏痰,量少,给予氨溴索、乙酰半胱氨酸化痰对症治疗。8 月 30 日听诊双肺呼吸音清,复查胸部 CT 双肺高密度影较前吸收,患者无呼吸困难等主诉,改为鼻导管吸氧 1L/min。

1. 问题 1　患者病情好转,仍有咳嗽、咳痰、痰液不易咳出等问题,使用化痰药的基础上还可以为患者进行哪些指导

解析:指导患者使用用力呼气技术,由 1～2 次呵气动作组成,接着进行有效的咳嗽,随后腹式呼吸,再重新开始。

2. 问题 2　患者病情稳定,医师安排可以出院,对于该患者而言,还有哪些可以指导患者尽快恢复健康的措施

解析:指导患者近期避免受凉、饮酒、过量活动,加强营养,避开人员聚集场所,循序渐进,加强身体锻炼。

参 考 文 献

[1] 中华医学会急诊医学分会.淹溺急救专家共识[J].中华急诊医学杂志,2016,25(12):1230-1236.

[2] 张春阳,田光.淹溺与肺损伤及其治疗[J].中国临床医生杂志,2016,44(1):10-12.

[3] 赵书元,王亚丽,裴小红,等.对 SARS 病人实施温馨护理的做法与成效[J].中华护理杂志,2003,38(7):589.

[4] 刘全英,贺彩华,钱佳北,60 例慢性阻塞性肺疾病患者无创呼吸机配合中减少人机对抗的护理[J].贵州医药,2014,38(10):955-956.

[5] 王祝珺,王小琴.天疱疮患者使用糖皮质激素健康教育的探讨[J].现代医药卫生,2014,30(4):597-598.

案例 31　1 例特殊肺动脉高压患者的护理

一、案例简介

本案例探讨 1 例特殊肺动脉高压患者的护理，肺动脉高压（pulmonary hypertension，PH）是肺动脉压力超过一定界值后出现的血流动力学异常，导致右心负荷增大引起右心功能不全。PH 是一种常见多发病，具有较高的致残率与致死率；患者通常以肺动脉压力增高为主要表现，治疗不及时往往引起心功能衰竭甚至死亡的发生，现已成为严重威胁人类身心健康的疾病。目前，治疗 PH 的药物较多，多数患者经过药物治疗后临床症状得到显著改善，且生存时间、生命质量也得到明显改善，但部分患者仍存在严重的血流动力学改变与功能障碍，对患者远期恢复造成影响，患者可出现运动耐受量、生命质量的下降，这要求在 PH 患者的治疗中，探索更多辅助的治疗手段。呼吸功能锻炼、营养支持治疗、心理与社会干预疗法是临床中常用于辅助干预 PH 患者的护理方式，已在临床中得到了广泛的应用，具有较好的效果。

二、案例教学目标

(一)识记

1. 肺动脉高压的概念及分类。

2. 肺动脉高压的临床表现及诊断、治疗要点。

3. 营养规范疗法的五阶梯治疗原则。

4. 肺动脉高压的三级预防内容。

(二)理解

1. 肺动脉高压患者需要做的检查项目。

2. 呼吸功能监测的具体内容。

3. 呼吸功能锻炼的方法。

4. 心理与社会支持疗法。

(三)应用

1. 肺动脉高压患者呼吸功能锻炼方法的正确选择。

2. 给予肺动脉高压患者恰当的营养及心理支持。

三、案例情境

(一)情境1

患者,女,35 岁。因反复活动后胸闷气喘加重 2 个月,于 2021 年 1 月 20 日入院。心电图示右心室肥大。肺动脉 CTA 提示肺动脉高压形成。心脏彩超示:①右心增大,三尖瓣反流 (+++);②肺动脉增宽,肺动脉高压。心脏正侧位片示:①心影改变,建议随诊复查或进一步彩超检查;②双肺未见明显异常。静息心肌断层显像示:①左心室腔小;②右心室明显扩大,室壁肥厚。

1. **问题 1　肺动脉高压的概念及分类是什么**

解析:肺动脉高压指肺动脉压力升高超过一定界值的一种血流动力学和病理生理状态,可导致右心衰竭,可以是一种独立的疾病,也可以是并发症,还可以是综合征。其血流动力学诊断标准为,海平面静息状态下,右心导管检测肺动脉平均压 ≥ 25mmHg。肺动脉高压是一种常见病、多发病,且致残率和病死率均很高,应引起人们的高度重视。

依据病理表现、血流动力学特征及临床诊治策略,将肺动脉高压分为 5 大类:①动脉性肺动脉高压;②左心疾病所致肺动脉高压;③缺氧和(或)肺部疾病引起的肺动脉高压;④慢性血栓栓塞性肺动脉高压;⑤多种机制和(或)不明机制引起的肺动脉高压。

2. **问题 2　肺动脉高压患者需要做哪些检查**

解析如下。

(1)实验室检查:自身抗体、肝功能与肝炎病毒标志物、HIV 抗体、甲状腺功能检查、血气分析、凝血酶原时间与活动度、BNP

或 NT-proBNP。

(2)心电图:提示右心室超负荷、肥厚和右心房扩张。

(3)胸片:提示肺动脉高压的征象,如右下肺动脉横径$\geq$15mm,肺动脉段突出$\geq$3mm,中央肺动脉扩张、外周肺血管丢失形成"残根征",右心房、右心室扩大,心胸比增大。

(4)超声心动图:用于估测肺动脉压力,排除其他病因,如先天性心脏病、瓣膜病等,还可评价右心功能、判断预后。

(5)肺功能测定:用于明确气道和肺实质病变,重点参考一氧化碳弥散能力。

(6)肺通气/灌注扫描:帮助判断有无肺栓塞。

(7)高分辨率 CT 和增强 CT:提供更详细的肺实质和肺血管影像学信息。

(8)MRI:能直接评估右心室形态、大小和功能,也能无创评估部分右心血流动力学特征。

(9)多导睡眠监测:用于排除缺氧性肺动脉高压。

(10)心肺运动试验:可评价心功能、气体交换能力,可用于预测预后。

(11)6min 步行距离:评价患者运动耐量的重要方法。

(12)右心导管检查和急性血管扩张试验:右心导管检查是诊断肺动脉高压的金标准,可准确获得肺循环及右心系统的血流动力学特征。急性血管扩张试验用于判断患者是否对钙离子阻滞药治疗有反应。

(13)肺动脉造影术:排除肺栓塞、肺动脉肿瘤等。

(14)胸腔镜肺活检:不推荐常规进行。

3. 问题 3　肺动脉高压的临床表现及诊断、治疗要点是什么解析如下。

(1)临床表现:肺动脉高压的症状是非特异的,早期可无症状,随病情进展可有如下表现。①呼吸困难。最早出现,也最常见。表现为进行性活动后气短,病情严重的在休息时也可出现。

②疲劳、乏力、运动耐量减低。与心排量减少,组织灌注不足有关。③晕厥。心排量下降导致脑组织供血不足。④心绞痛或胸痛。右心缺血所致,与右心室肥厚冠状动脉灌流减少,心肌相对供血不足有关。⑤咯血。肺毛细血管前微血管瘤破裂所致。⑥声音嘶哑。肺动脉扩张压迫喉返神经所致。⑦右心衰竭的症状。食欲缺乏、恶心、呕吐、上腹胀痛,双下肢、会阴、腰骶部水肿,胸腹水,口唇、指尖、耳廓发绀,神经系统症状等。⑧某些类型肺动脉高压还会有原发病的症状。如结缔组织病相关性肺动脉高压可有脱发、光敏、口腔溃疡、关节炎等。

(2)诊断:①识别肺动脉高压高危人群,分类表中所列举的基础疾病者均为肺动脉高压的高危人群,如患先天性心脏病、结缔组织病、门脉高压、肺部疾病、慢性肺栓塞、HIV 感染等基础疾病者,服用减肥药、中枢性食欲抑制药者,家族中有特发性肺动脉高压或遗传性肺动脉高压病史者。②肺动脉高压筛查,查超声心动图。③肺动脉高压确诊,行右心导管检查。

(3)治疗:①一般措施,包括康复/运动和运动训练、社会心理支持、避孕、疫苗接种。②支持治疗,抗凝药物、利尿药、洋地黄、吸氧。③靶向药物治疗。④介入治疗,先天性心脏病相关性肺动脉高压有适应证者,可进行介入封堵治疗。慢性血栓栓塞性肺动脉高压及大动脉炎累及肺动脉有适应证者,可行肺血管球囊扩张术和支架置入。球囊房间隔造口术:用于接受最佳药物联合治疗仍无效的肺动脉高压患者,而平均右心房压力(mRAP)>20mmHg,静息状态下动脉氧饱和度<85%的终末期患者禁做。⑤手术治疗,肺动脉血栓内膜剥脱术,是慢性血栓栓塞性肺高压首选治疗措施,适应证为心功能 Ⅲ、Ⅳ 级,肺动脉平均压达30mmHg 以上,血栓位于肺段以上动脉手术能达到者。对于药物治疗无效的肺动脉高压患者推荐做肺移植手术。

4. 问题 4　肺动脉高压分几级预防? 具体内容是哪些
解析如下。

（1）一级预防：针对普通人群，提倡健康的生活方式，戒烟、限酒、慎用减肥药等。

（2）二级预防：针对高危人群，如先天性心脏病、结缔组织病、门脉高压、肺部疾病、慢性肺栓塞、HIV 感染，服用减肥药、中枢性食欲抑制药，家族中有特发性肺动脉高压或遗传性肺动脉高压病史者，应注意监测，积极控制、治疗原发病，及时发现肺动脉高压。

（3）三级预防：针对肺动脉高压患者，应改善预后，积极治疗，避免受孕、感冒、重体力活动等加重肺动脉高压病情的因素。

（二）情境 2

患者入院后，根据病情为患者实施了呼吸功能监测，并且联合呼吸治疗师通过对患者评估后采取了呼吸功能锻炼、营养支持治疗及心理与社会干预，取得了很好的治疗效果。

1. **问题 1　呼吸功能监测的具体内容有哪些**

解析：呼吸功能监测包括潮气量、呼吸频率、脉搏血氧饱和度、动脉血气分析等内容。

（1）潮气量：是指平静呼吸时每次吸入或呼出的气量。它与年龄、性别、体积表面、呼吸习惯、机体新陈代谢等有关。设定的潮气量通常指吸入气量，潮气量的设定并非恒定，应根据患者的血气分析进行调整。正常情况下，成人 8～10ml/kg，小儿 6～10ml/kg。

（2）呼吸频率：是一种形容每分钟呼吸次数的医学术语，胸部的一次起伏就是一次呼吸，即一次吸气一次呼气，而每分钟呼吸的次数称为呼吸频率。正常成人呼吸频率为每分钟 12～20 次。

（3）脉搏血氧饱和度：是血液中被氧结合的氧合血红蛋白的容量占全部可结合的血红蛋白容量的百分比，即血液中血氧的浓度，它是呼吸循环的重要生理参数。一般人正常应不低于 94％，在 94％以下为供氧不足。

（4）动脉血气分析：是指通过血气分析仪直接测定血液的 pH、PaO_2、$PaCO_2$ 等，由此对酸碱平衡及呼吸、氧化功能进行判断的分析技术。pH 正常范围为 7.35～7.45，PaO_2 正常范围为成人

$80\sim100\text{mmHg}$、新生儿 $61\sim90\text{mmHg}$；$PaCO_2$ 正常范围为 $35\sim45\text{mmHg}$。

2. 问题2 呼吸功能锻炼的方法有哪些

解析如下。

(1)缩唇呼吸：延长呼气时间，减少呼气末肺容积，具体操作方法指利用鼻子吸气，保持 3s，嘴巴噘起像吹蜡烛动作，缓慢吐气，注意呼气与吸气时间比约 2:1。

(2)腹式呼吸：膈肌产生的呼吸动作，称为腹式呼吸，进行腹式呼吸时，将一只手放于胸口，一只手放于腹部，利用鼻子吸气，将腹部缓缓隆起，注意保证腹部动作比胸部动作更大，再进行缩唇呼吸，将气经过嘴巴慢慢吐出。

(3)呼吸与动作相结合：伸展身体时，可进行吸气，屈曲身体时，可进行呼气。

(4)简易呼吸训练器：通过呼吸训练器对呼吸肌训练，强化呼吸肌的肌力、耐力及速度。

3. 问题3 如何对患者实施心理与社会支持疗法

解析如下。

(1)非语言沟通：患者在气管插管阶段，进行积极的非语言沟通显得非常重要。非语言沟通或肢体语言包括除言语以外所有形式的沟通方式，如声调、姿势、面部表情、肢体动作等。这些行为可提高患者在治疗过程中的参与度和依从性，从而收获更好的治疗结果。在与患者进行非语言交流的过程中适度地注视患者的双眼，保持合适的距离，身体略微前倾，身体正面朝向患者，在进行床旁操作的过程中向患者微笑、点头、保持眼神接触，这些都会提高患者的满意度。通过上述具有亲和力的非语言沟通，患者可以更好地参与到治疗过程中，提高治疗依从性，对护理人员的信任度更高，也更愿意与护理人员进行交流。研究显示，相比于面无表情、目光不在患者身上的医护人员，向患者微笑、点头、保持眼神接触的医护人员能收获更好的疗效。

（2）家庭支持疗法：作为正在经受病痛折磨的患者，因其身心的特殊性，不仅需要向医护人员倾诉，更渴望得到家人的充分理解、支持及充满爱意、温馨的呵护。家属作为主要的支持系统对个体的身心健康起着至关重要的作用。家庭支持得越多在一定程度上越能够减轻患者的焦虑、增强心理应对能力，进而起到稳定情绪、促进心理健康、提高整体生活质量的作用。首先是给予关心鼓励，支持患者在非治疗期间通过电话或视频跟患者家属取得联系，让患者时刻感受到来自家庭的重视与温暖。其次是加强心理沟通，通过交谈了解对方的心理感受和问题，针对表现出的不同心理，进行有效的心理疏导，减轻患者的不适。

（3）想象疗法：想象疗法分为被动式和主动式两种。被动式想象疗法是通过听音乐、观视频、看舞蹈等外界影响或语言引导，诱发患者想象，使患者对自身疾病的注意力在不知不觉中转移或忘却，从而改善病情。主动式想象疗法是通过自己有意识的想象来达到祛病康复的目的。在舒适、安静的环境中，让患者选择坐位或卧位，全身放松，进入 10～15min 的"想象时间"。想象自己处在一个舒适和愉快的自然环境中，可能是鸟语花香的山林，可能是阳光和浪花的海滩，也可以是一望无际的草原……在这样的天然环境中非常舒适地待上 2～3min。这时轻轻松开眼睑肌肉，开始注意身边的情况，慢慢睁开眼睛，结束训练。患者学会想象疗法后，责任护士应每天选择 3 个固定的时间段，让患者进入想象时间，坚持一段时间就会达到意想不到的效果。

4. 问题 4　营养规范疗法的五阶梯治疗原则是什么

解析：营养不良的规范治疗应该遵循五阶梯治疗原则，首先选择营养教育，以此向上晋级选择口服营养补充，全肠内营养，部分肠外营养，全肠外营养。

第一阶段，饮食加营养教育，饮食加营养教育是所有营养不良患者首选的治疗方法，是一项经济实用而且有效的措施，是所有营养不良治疗的基础。

第二阶段,饮食加口服营养补充,口服营养补充是以特殊医学用途配方食品,经口服途径摄入,补充日常饮食的不足。

第三阶段,全肠内营养,全肠内营养特指在完全没有进食的条件下,所有的营养素完全由肠内营养制剂提供。在饮食加口服营养不能够满足目标,需要量或者是一些完全不能饮食的条件下,如食管癌完全梗阻,吞咽困难,严重胃瘫,全肠内营养是理想的选择。

第四阶段,部分肠内营养加部分肠外营养,在全肠内营养不能满足目标需要量的条件下,应该选择部分肠内营养加部分肠外营养,或者说在肠内营养的基础上,补充性增加肠外营养。尽量完全饮食或者完全肠内营养是理想的方法,但是在临床实际工作中,部分肠内营养加部分肠外营养是更现实的选择,对肿瘤患者尤为如此。

第五阶段,全肠外营养,在肠道完全不能使用的情况下,全肠外营养是维持患者生存的唯一营养来源,成为临床上治疗肠道功能丧失患者的唯一依靠。

参 考 文 献

[1] 张倩,郑雪梅,贾若雅,等.呼吸功能锻炼结合运动疗法在肺动脉高压患者心脏康复的应用研究[J].中国实用护理杂志,2020,36(36):2822-2827.

[2] 张璐,卞士柱.改良后呼吸康复操对肺动脉高压患者生活质量的影响[J].中华肺部疾病杂志(电子版),2022,15(3):422-424.

[3] 贾若雅,郑雪梅,常芸,等.综合呼吸功能锻炼对肺动脉高压患者呼吸功能及运动耐力的影响研究[J].护理学报,2019,26(8):46-50.

[4] 王世福,林良奋,黄春丽,等.慢性阻塞性肺疾病合并肺动脉高压患者营养状况及营养风险分析[J].检验医学与临床,2022,19(10):1403-1405.

[5] 李粉娜,林丽霞.1例妊娠合并重度肺动脉高压并发产后精神障碍病人

的多学科诊疗和护理[J].全科护理,2022,20(11):1582-1584.

[6] 詹惠敏,夏春丽,杨满青,等.先天性心脏病合并肺动脉高压病人健康相关生活质量、治疗认知感知和社会支持的相关性研究[J].护理研究 2020,34(21):3881-3885.

案例 32　1例重型减压病并发肺气压伤及脑栓塞患者的护理

一、案例简介

本案例探讨 1 例重型减压病并发肺气压伤及脑栓塞患者的护理。患者,男,20 岁。因潜水后意识模糊,咳泡沫样血性痰伴肢体运动障碍 5d,于 2020 年 8 月 30 日入院。患者 8 月 25 日着轻潜水装具,潜水 25m 作业,重复潜水 2 次不减压,水下停留共180min。因供气管中断快速出水,出水后 2min 即发生昏迷,咳泡沫样血性痰,大小便失禁。在当地医院经 2 次高压氧治疗,效果不佳转院治疗。诊断为急性重型减压病并肺气压伤、脑栓塞,给予高压氧和临床综合治疗措施。此案例主要考查减压病并发肺气压伤及脑栓塞的氧疗护理及注意事项,提高护理人员的专业能力。

二、案例教学目标

(一)识记

1. 减压病并发肺部损伤的临床特点。

2. 减压病并发症及护理。

3. 加压治疗的特点。

4. 高压氧的护理。

(二)理解

1. 减压病的疾病特点。

2. 加压氧治疗及高压氧治疗机制。

3. 高压氧治疗的护理要点。

(三)应用

1. 减压肺部损伤的急救及有效救治方法及护理要点。

2. 预防减压病的并发症的发生。

3. 做好加压氧、高压氧治疗护理宣教。

4. 做好护士与患者、家属、医师的有效沟通,注重患者的心理护理,提高治疗的依从性。

5. 做好健康宣教。

三、案例情境

(一)情境 1

患者,男,20 岁。入院查体:T 37.6℃,P 72/min,R 16/min,BP 98/45mmHg,意识模糊,问话不答,查体不配合。双侧肩胛部隆起,有捻发音。双肺呼吸音粗,闻及干啰音。心率 72/min,律齐。右上肢、双下肢肌力 0 级、肌张力不高,双侧肌力减弱,病理反射未引出。胸部 X 线平片示右侧少量气胸,双肩胛部少量皮下气肿。脑电诱发电位显示脑干损害。头颅 MRI 检查显示大脑、颞、顶、枕叶多发性脑梗死和脑出血灶。诊断为急性重型减压病并肺气压伤、脑栓塞。入院后给予高气压治疗。治疗后患者皮下气肿消失,意识恢复,问答切题,但反应迟钝,肢体活动未见改善。

1. **问题 1** 结合上述病例减压病的定义是什么? 减压病并发肺气压伤有什么定义是什么

解析:减压病是由于高气压暴露后减压不当,使得血管内和(或)血管外形成气泡,从而阻塞脉管和(或)压迫组织。肺气压伤是由于肺内外的压差过大肺组织被撕裂,气体进入血管或相邻的组织,造成栓塞或气肿压迫。虽然它们的发病情况不同,但两者的直接病因都是相同的气栓。

2. **问题 2　减压病的肺气压伤的临床表现是什么**

解析:循环、呼吸系统血液循环中有大量气体栓塞时可引起心血管功能障碍,如脉搏增快、黏膜发绀等,严重者并发低血容量性休克,淋巴管受侵可产生局部水肿。如大量气体在肺小动脉及毛细血管内栓塞时,可引起肺栓塞、肺梗死或肺水肿等。

3. **问题 3　什么是再加压治疗? 其目的是什么**

解析:再加压治疗是指将减压病患者置于密闭加压舱内并输入压缩气体,升高其体外环境压力以进行治疗的措施。再加压的目的是通过升高周围压力和安全减压,以促进惰性气体溶解并通过正常的呼吸过程释放至体外,而不是在体内过饱和形成气泡。

4. **问题 4　该病例为何应用再加压治疗**

解析:再加压治疗是减压病治疗的基本措施,而根据出水后接受再加压治疗的起始时间和患者的临床表现来选择合适的治疗十分关键。通常可根据减压病患者暴露压力及临床表现加压至 0.2～0.6MPa 或更高,而在具体实施时,可达到最佳临床治疗结果的方案并不统一。

5. **问题 5　该病例为何有脑栓塞**

解析:本例脑栓塞的病因是由于肺气压伤,气体进入肺静脉随血流到脑动脉发生脑栓塞而造成。经 MRI 检查发现,除了大脑双侧多发性梗死外,左侧颞顶枕叶交界部还有较大的出血性脑梗死灶。

(二)情境 2

患者进行高压氧治疗,用 0.25MPa(2.5 ATA)吸氧 1.5h 方案,共 80 次。临床还给予抗生素、低分子右旋糖酐、蝮蛇抗栓酶、胞二磷胆碱、神经生长因子及营养支持等综合治疗。其间病情逐渐好转,患者计算力、定向力和思维恢复正常,四肢肌力Ⅳ～Ⅴ级,生活自理。复查 MRI,显示各处脑梗死均已明显吸收。

1. **问题 1　什么是高压氧治疗? 与加压治疗有什么区别**

解析:在高压(超过常压)的环境下,呼吸纯氧或高浓度氧以治疗缺氧性疾病和相关疾患的方法,即高压氧治疗。治疗减压病的最有效方法是再加压治疗,即把患者放入加压舱内,让患者在高压环境中把原来组织内的气泡压缩,再慢慢减压释放出来。治疗减压病的加压舱不同于常见的高压氧舱,前者的舱内压可达十几个,甚至是几十个大气压。而常规高压氧舱的治疗压力一般不超过3个大气压。对于较轻的减压病患者可用高压氧舱来治疗,多数减压病需要专业的潜水加压舱进行再加压治疗。

2. 问题2　高压氧治疗护理工作应该注意什么

解析如下。

(1)入舱前的护理:①入舱前应详细询问患者病史,认真观察患者意识、生命体征及瞳孔的变化;嘱咐患者将大小便排净,不要吃过饱,不要吃一些产气类的食物。②对昏迷和气管切开的患者,若呼吸道的分泌物较多,在入舱前应将痰液彻底吸尽,确保呼吸道通畅;对于躁动者要用少量的镇静药;具有外伤癫痫病史者应视病情情况给予适当剂量的抗癫痫药物。③对带引流管患者,要了解其引流的方向,掌握引流液量、颜色和性状并做好记录,将导管妥善固定,避免滑脱,使引流保持通畅。

(2)舱内的护理:督促患者在清醒后做调压类动作(如捏鼻闭口、鼓气、咀嚼、吞咽),协助在昏迷中的患者做好咽鼓管开张动作,可以吞咽的患者可以少量喂水,防止中耳气压的损伤。对患者的生命体征、意识及瞳孔变化进行密切观察。观测患者是否有呼吸困难、面部肌肉抽搐等氧中毒先驱症状表现,保证其呼吸通畅。

(3)出舱后的护理:询问患者在舱内情况,是否有不良的反应,是否有皮肤瘙痒或关节痛等现象,及时向主治医师报告。昏迷患者护送回病房,向病房医师做好交接班。

(4)做高压氧的心理护理:①治疗前应充分了解患者的病情变化及心理状况,使心理护理做到有的放矢,如发现患者情况有变化,应及时和医师进行联系,进行干预治疗,必要时可考虑使用部分镇静药。②建立良好的高压氧环境,保证舱内空气清新,照明效果良好,并且经常性在空气中喷洒消毒剂,保证每天对紫外线进行消毒,防止交叉性感染,在治疗中可以给患者听一些轻松音乐,从而缓解其紧张的情绪。③对初次进行高压氧治疗的患者进行有关知识的宣讲尤为重要,可以提前消除患者对高压氧治疗的心理障碍,理解高压氧治疗的临床意义;并具体介绍治疗环境和治疗用具,指导正确佩戴吸氧面具和正确的吸氧方法,指导其如何同舱外的医务人员联系,增强战胜疾病的信心,消除其恐惧、顾虑心理。④患者出舱后,应及时和患者沟通,了解其心理变化,以便有针对性地进行个性化的心理护理。

3. 问题3　在临床中如何进行高压氧治疗健康教育

解析如下。

(1)入舱前知识宣传:向患者及其家属说明高压氧治疗机制、目的、适应证、禁忌证极有可能造成的不良反应;把取得较好治疗效果的病例制成海报和视频,并在医院及高压氧科室内张贴和播放。让患者了解高压氧为药物和手术之外临床疗法的另一种有效手段,无论疾病在急性期或者是恢复期,能够按照医师的嘱咐完成计划的疗程,对疾病的康复十分重要,要坚定患者对高压氧方法的治疗信心,使患者克服由于身体受限而引起的约束感和其他一些不适的症状。

(2)入舱后知识宣教:对高压氧治疗患者进行高压氧治疗前正确的咽鼓管通气动作宣教,对耳聋患者行咽鼓管功能检查,指导患者正确的体位,掌握进舱时机及实施先慢后快的匀加速度加压等综合护理措施,有效地预防出现耳不适感及中耳气压伤,降低因耳部不适或耳气压伤而中断或停止高压氧治疗的发生率。特别对首次进舱患者,嘱其咀嚼口香糖或饮水产生吞咽动作来打开咽鼓管,对有吞咽功能障碍的患者在入舱前 10～15min 用 1% 呋麻滴鼻液使黏膜血管收缩,疏通耳咽管。注意表压从 0 升至 0.03MPa 的过程中,加压速率不能超过 0.004MPa/min,以减少因加压导致的不适感。

(三)情境3

患者于 2020 年 11 月 8 日临床治愈出院,共住院治疗 70d,出院后 5 个月复查头颅 MRI,见脑梗死已明显吸收;8 个月后再查仅见局部脑软化灶,患者已能胜任一般的劳动和工作。经再次复查 MRI 显示,仅见有遗留的局部脑软化灶。

问题 如何进行出院宣教

解析:平时加强身体锻炼,学习必要的健康卫生学知识,提高机体对高压的适应性,尽量缩短工作时间,延长减压时间,切实遵守高压环境工作操作规则,严格按正确选择的减压方法和方案减压,切实防止气泡形成的可能,是预防减压病的根本方法。

参 考 文 献

[1] Papadopoulou V, Eckersley RJ, Balestra C, et al. A critical review of physiological bubble formation in hyperbaric decompression[J]. Adv Colloid Interface Sci,2013(191-192):22-30.

[2] Vann RD, Gerth WA, Denoble PJ, et al. Experimental trials to assess the risks of decompression sickness in flying after diving[J]. Undersea Hyperb Med,2004,31(4):431-444.

[3] 李琳,肖宏,胡慧军,等. 气管切开患者高压氧治疗简易连接装置的制作及应用[J]. 中华航海医学与高气压医学杂志,2009,16(1):19.

[4] 沈国理,王一苇. 医用氧舱的安全使用体会[J]. 中国医疗设备,2009(6):8-9.

[5] 彭志刚,刘晋川. 高压氧治疗中的安全措施[J]. 宁夏医学院学报,2003(1):61-62.

[6] 胡慧军,李铭鑫,张齐. 北京地区高压氧医学发展的现状调查与分析[R]. 北京:中华医学会第十六次全国高压氧学术会议论文汇编,2007.

[7] Cui HJ, He HY, Yang AL, et al. Hyperbaric oxygen for experimental intracerebral haemorrhage:Systematic reviewand stratified meta-analy-

sis[J]. Brain Inj,2017,31(4):456-465.

[8] Lin PY, Sung PH, Chung SY, et al. Hyperbaric oxygentherapy enhanced circulating levels of endothelial progenitorcells and angiogenesis biomarkers,blood flow,in ischemicareas in patients with peripheral arterial occlusive disease[J]. J Clin Med,2018,7(12):548.

[9] Tal S,Hadanny A,Sasson E,et al. Hyperbaric oxygen therapy Can Induce angiogenesis and regeneration of nerve fibers in traumatic brain injury patients[J]. Front Hum Neurosci,2017(11):508.

案例 33 1 例肺结节病患者的护理

一、案例简介

本案例主要探讨的是 1 例肺结节病患者的护理。患者,女性,53 岁,因反复咳嗽咳痰 1 年余,加重喘息 2 周收入呼吸科治疗。患者无明显诱因出现咳嗽,咳白色泡沫样痰,偶有乏力,盗汗,无胸痛、咯血等伴随症状,未予重视。胸部 CT 提示,右肺下叶肺脓肿可能,双肺多发实性微小结节,双肺局部支气管扩张。初步诊断肺结节性质待查。实验室检查提示感染指标明显升高,结核相关病原学检查阴性,肿瘤标志物未见异常,支气管镜检查提示大量吞噬细胞及炎细胞,CT 引导下经皮肺穿刺活检考虑间质慢性炎,伴肺泡上皮反应性增生。患者行气管镜检查及 CT 引导下经皮穿刺活检等操作,针对多种情境给予有效的治疗护理。此案例主要考查护理人员对于间质性肺病-结节病的护理知识,常见并发症的护理观察、处理方法,旨在提高护理人员的评判性思维及解决问题的能力。

二、案例教学目标

(一)识记

1. 结节病的概念及临床特点。

2. 结节病常见的辅助检查。

3. 纤维支气管镜肺活检检查操作前后临床护理要点。

（二）理解

1. 结节病的主要和次要诊断标准。

2. CT 影像学表现及鉴别诊断。

3. 结节病活动性判定。

4. 健康教育的相关理论与实践。

（三）应用

1. 及时识别常见并发症，并积极给予预防与处理。

2. 做好与患者及家属的有效沟通。

三、案例情境

（一）情境 1

患者，女，53 岁。1 年前无明显诱因出现咳嗽、咳白色泡沫样痰，未予重视。最近出现阵发性咳嗽、咳少量黄白色痰，内无血丝或血块，咳嗽剧烈时感胸闷，加重伴喘息 2 周，在当地医院就诊，胸部 CT 提示双肺多发实性微小结节，右下肺阴影伴空洞，双肺多发磨玻璃斑片影及结节影。

1. 问题 1　什么是肺结节病？它有哪些临床特点

解析如下。

（1）定义：结节病是一种不明原因的多系统肉芽肿性疾病，常表现为双侧肺门淋巴结增大，肺浸润，眼部、皮肤、心脏传导系统损伤，组织病理学表现为受累脏器的非干酪样坏死性类上皮细胞样肉芽肿。

（2）临床特点：肺结节病主要侵犯肺实质及纵隔淋巴结，可出现呼吸道症状、全身症状，也可累及全身其他脏器引起相应的临床表现。但肺结节病的症状缺乏特异性，多数病例起病隐匿，表现多样性，容易误诊。

2. 问题 2　结合患者现有的病情，还需要做哪些检查进一步

支持诊断,意义是什么

解析如下。

(1)实验室检查:活动期结节病可出现外周血淋巴细胞计数减少,轻度贫血及全血细胞减少。红细胞沉降率加快,其原因可能与血清球蛋白含量有关。C反应蛋白在少数病例可增高。活动期2%～10%合并高钙血症及高钙尿症。

(2)血清血管紧张素转化酶(SACE)活性测定:30%～80%结节病患者SACE升高。对结节病活动性和预后的判断有一定的意义。

(3)结核菌素试验:结节病患者结核菌素(OT)或结核菌素纯蛋白衍化物(PPD)皮内试验阴性或弱阳性反应。在西方国家被用以鉴别结节病和结核。在我国,结核病为常见病,将此项结果用于结节病诊断时需谨慎。国内文献报道结节病患者的结核菌素试验阳性率为12%～28%。

(4)肺功能检查:可了解肺受损伤的程度,但与临床和X线胸片改变的相关性差。结节病患者肺功能可以正常,也可以呈限制性或阻塞性通气功能障碍,病变严重时可有弥散功能下降。动脉血气早期可正常,晚期有低氧血症和二氧化碳潴留。

(5)核医学检查:放射性核素^{67}Ga显像较为常用,近年来研究发现,^{67}Ga的摄取取决于被激活的巨噬细胞,而不是淋巴细胞数目,活动期的结节病患者肺泡巨噬细胞是被激活的吞噬细胞,因此,^{67}Ga显像阳性可以作为判别患者是否处于活动期指标之一。

(6)经纤维支气管镜肺活检(TBLB):是目前确诊结节病较为简便和安全的活检方法。支气管肺灌洗液中CD4/CD8比值增高及淋巴细胞增高均可作为肺结节活动性的判断指标。

(二)情境2

患者一般情况尚可,咳嗽咳痰情况较前无明显变化,无发热,未诉胸闷喘息等不适。查体:患者生命体征平稳,双肺呼吸音粗,右肺可闻及少许哮鸣音,心律齐,未闻及瓣膜杂音或心包摩擦音。

肺功能残总比增高,气道阻力高,弥散下降,PPD 阴性,补体 C3 正常,C4 略低,IgE 47U/ml,血钙 2.06mmol/L。肺穿刺活检提示间质慢性炎,伴肺泡上皮反应性增生,给予抗结核及抗感染治疗,效果不佳。既往有肺结核病史 50 余年,过敏性鼻炎病史 40 余年。目前肺部结节性质不明,不排除肺部感染可能。经纤维电子支气管镜检查提示,左肺下叶外侧基底开口管腔见大量黄白色分泌物涌出,分泌物细菌培养抗酸杆菌均阴性,局灶性纤维组织增生伴少量炎性细胞浸润,未见癌细胞。同位素^{67}Ga 扫描未见特异性。

1. 问题 1　纤维支气管肺活检检查前后有哪些护理要点

解析如下。

(1)术前护理:术前禁食、禁水 4h,有假牙者取出。根据患者情况做好心理护理,对清醒患者做好解释工作,取得配合。

(2)术后护理:术后应禁食水 2h,防止误吸,少讲话,适当休息,使声带功能尽快恢复,注意保持呼吸道通畅。严密观察生命体征变化,注意观察有无气胸或活动后出血迹象,术后给予高流量吸氧 1～2h。

2. 问题 2　目前该患者肺结节性质不明,那么肺结节病的诊断标准是什么

解析如下。

(1)主要标准:①胸部影像学检查显示双侧肺门及纵隔淋巴结对称增大,伴或不伴有肺内网格、结节状或片状阴影。②组织学活检证实非干酪样坏死性肉芽肿,抗酸染色阴性。③血清血管紧张素转化酶(SACE)活性增高。

(2)次要标准:①血清或支气管肺泡灌洗液(BALF)中可溶性白细胞介素-2 受体(SIL-2R)升高。②结核菌素或 PPD 试验阴性或弱阳性。③血清或支气管肺泡灌洗液中淋巴细胞>10%,且CD4/CD8 比值≥3。④高血钙、高钙尿症。⑤除外结核病或其他肉芽肿性疾病。

3. 问题 3　如何判定肺结节是否在活动期

解析如下。

(1)活动性:病情进展,临床症状加重;SACE 活动增高;免疫球蛋白增高或血沉增快;支气管肺泡灌洗液中淋巴细胞分数和 CD4/CD8 比值明显增高;^{67}Ga 扫描阳性。

(2)无活动性:临床症状稳定或好转,客观指标基本正常。

4. 问题 4　结节病临床表现多样性,影像诊断和临床诊断结节病易和肺癌、结核、淋巴瘤、淋巴结转移癌相混淆,如何鉴别

解析:将影像表现与临床相结合是鉴别诊断的重点。结节病临床症状轻微。肺癌常表现为病程长、干咳、痰中带血、恶病质。淋巴瘤常表现为无痛性颈部及锁骨上、腋下淋巴结增大,周期性发热、消瘦、盗汗。疑似转移瘤的患者,应积极寻找原发病灶,疑诊结核,应结合痰涂片,PPD 试验结果。对临床怀疑为结节病而诊断不能确定的患者,宜选择适当的活检技术明确诊断,同时排除恶性疾病和感染性疾病。

5. 问题 5　肺结节病如何分期,并且结合患者的病情发展,还可能出现哪些并发症

解析如下。

(1)分期

0 期:无异常 X 线所见。

Ⅰ期:肺门淋巴结增大,而肺部无异常。

Ⅱ期:肺部弥漫性病变,同时有肺门淋巴结增大。

Ⅲ期:肺部弥漫性病变,不伴有肺门淋巴结增大。

Ⅳ期:肺纤维化。

(2)并发症:肺部结节病患者发展至Ⅲ、Ⅳ期很容易并发严重的肺纤维化,伴有广泛肺纤维化的患者常见呼吸困难、咳嗽和喘息症状,其中喘息更常见。此外,晚期纤维性肺部结节病还可出现顽固性低氧血症和呼吸衰竭,导致患者病死率显著增加。

(三)情境3

给予甲泼尼龙片40mg静脉滴注1/d,头孢唑肟钠2.0g静脉滴注2/d+左氧氟沙星0.5g静脉滴注2/d,盐酸氨溴索片30mg口服1/d,治疗半月余,夜间能平卧入睡,咳嗽咳痰情况较前明显好转后出院。

问题 患者出院以后,护士如何指导患者来促进健康的恢复解析如下。

(1)树立治疗信心,克服悲观和绝望的心理,积极配合医师检查、治疗。本病多数通过治疗或自然缓解,但其恢复常需数年。

(2)禁止主动、被动吸烟,远离雾霾,出门戴口罩,以免病情加重。

(3)保证充足的睡眠,避免劳累,注意卫生,预防呼吸道感染,可减轻肺部损害。

(4)要注意保护眼睛、皮肤、关节,以防该部位损害加重。

(5)如有发热、咳嗽、咳痰、气促等症状,应及时就医。

(6)锻炼身体,提高免疫力。

(7)保持心情舒畅,多吃蔬菜水果、鸡蛋、牛奶、瘦肉等高蛋白高维生素食物。

参 考 文 献

[1] Amstrong P,Wilson AG,Dee P,et al. Imaging of disease of the chest [J]. Mosby,2000(3):640-652.

[2] 李德志. 呼吸内镜介入诊疗[M]. 长春:吉林科学技术出版社,2016:380-381.

[3] 葛均波,徐永健,王辰. 内科学[M]. 9版. 北京:人民卫生出版社,2018:94-96.

[4] 韩颖萍. 实用呼吸病临床手册[M]. 北京:中国中医药出版社,2016:190-199.

[5] 纪肖宇,王晓蕾. 护患沟通在护理工作中的应用效果[J]. 中国继续医

学教育,2015,7(27):235-236.

[6] 陈艳,张琴.护患沟通技巧在呼吸科护理工作中的应用[J].中国医药学科学,2015,5(16):100-102.

[7] 刘玉英.肺结节病合并双侧胸腔积液1例[J].医学理论与实践,2020,33(5):802-803.

[8] Wijsenbeek MS,Culver DA. Treatment of Sarcoidosis[J]. Clin Chest Med,2015(36):751-767.

案例 34　1例肺间质纤维化行高流量呼吸湿化治疗仪治疗患者的护理

一、案例简介

本案例探讨的是1例肺间质纤维化(pulmonary fibrosis,PF)老年患者的护理。患者系一位75岁老年男性,以活动后气短、喘憋起病,症状反复,进行性加重,胸部CT提示两肺间质性改变、双肺纤维化,肺气肿、右肺中叶结节,纵隔内多发轻度增大淋巴结,考虑特发性肺纤维化(idiopathic pulmonary fibrosis,IPF)。患者先后就诊于多家医院。就医过程中,医师曾建议肺移植,患者及家属拒绝,开始规律口服吡非尼酮、甲泼尼龙等药物治疗。住院过程中,持续给予高流量呼吸湿化治疗仪治疗,继续给予吡非尼酮抗纤维化,激素抗炎,注射用比阿培南抗感染,辅以平喘、化痰、抑酸、补钙等药物治疗。病情稳定后安排出院,给予出院健康指导。此案例主要考查对肺间质纤维化概念和诊断依据的认识、并发症护理要点、高流量呼吸湿化仪的使用及注意事项、健康教育在临床中的应用,并在此过程中体会医护合作和护患沟通的要点,提高护理人员对于肺间质纤维化患者护理常规的掌握水平,以及对患者进行个性化人文关怀的能力。

二、案例教学目标

(一)识记

1. 肺间质纤维化的概念及诊断依据。

2. 特发性肺纤维化的概念及诊断依据。

3. 高流量呼吸湿化治疗仪适应证、禁忌证、护理要点及报警处理。

4. 家庭氧疗的注意事项。

(二)理解

1. 肺间质纤维化的主要和次要诊断标准。

2. 肺间质纤维化相关体格检查和实验室检查的特征。

3. 肺间质纤维化的肺部听诊呼吸音特征。

4. 健康教育的相关理论和实践。

(三)应用

1. 规范做好高流量呼吸湿化治疗仪护理要点。

2. 正确有效地做好患者的健康教育和出院指导。

3. 做好护士与医师、患者及家属的有效沟通。

4. 早期识别肺间质纤维化相关并发症。

三、案例情境

(一)情境 1

患者,男,75 岁。患者活动后气短、喘憋 2 年余,加重 2 周,步行上楼或快步走时出现呼吸困难,休息后稍缓解,伴干咳,无胸痛、咯血等症状,至某医院就诊,胸部 CT 提示双肺周围带间质性纤维化,合并感染,右肺中叶近水平裂处及左肺舌叶结节影性质待查。

1. **问题 1 什么是肺间质纤维化和特发性肺纤维化**

解析:肺间质纤维化(PF)亦称间质性肺疾病,属弥散性肺实质疾病群,伴有不同程度的肺部炎症和肺纤维化,是各种不同病因肺间质疾病的共同结局,是导致患者呼吸衰竭的重要原因之一。

特发性肺纤维化(IPF)是一种慢性、进行性、纤维化性间质性肺疾病,病变局限在肺部,好发于中老年人群,其肺组织学和(或)胸部高分辨率 CT 特征性表现为普通型间质性肺炎,病因不清。作为一种慢性间质性肺病,IPF 起病隐匿、病情逐渐加重,也可表现为急性加重。IPF 诊断后的平均生存期仅 2.8 年,死亡率高于大多数肿瘤。

2. 问题 2　结合患者的病情发展,还可能出现哪些并发症

解析:还可能出现肺部感染,呼吸衰竭,肺心病,心力衰竭,肺动脉高压,对呼吸系统造成影响。

3. 问题 3　诊断为肺间质纤维化需要哪些支持条件

解析如下。

(1)有外科活检者,可根据肺部病理活检做出明确的疾病诊断。①肺组织病理学表现为普通型间质性肺炎。②可除外其他已知病因所致的间质性肺疾病,如环境因素和风湿性等所致的肺纤维化。③肺功能异常,表现为限制性通气功能障碍和气体弥散功能障碍。④胸片和高分辨 CT 可见典型的异常影像。

(2)无外科肺活检者,缺乏肺活检资料原则上不能确诊为肺纤维化,但如果免疫功能正常,且符合以下所有的主要诊断条件和至少 3/4 的次要诊断条件,可临床诊断特发性肺间质纤维化。①主要诊断条件:除外已知病因的间质性肺疾病,如某些药物毒性作用、职业环境接触史和风湿性疾病等;肺功能表现异常,限制性通气功能障碍和气体交换障碍;经支气管肺活检或支气管肺泡灌洗检查不支持其他疾病的诊断。②次要诊断条件:年龄>50岁;隐匿起病或无明确原因进行性呼吸困难;病程≥3 个月;双肺听诊可闻及吸气性 Velcro 啰音。

4. 问题 4　结合患者的现有病情,还需要做哪些检查进一步支持诊断

解析如下。

（1）血气分析检测：可以判断患者的缺氧程度、呼吸衰竭及酸碱失衡的严重程度，对下一步治疗有导向作用。

（2）纤维支气管镜检查：纤维支气管镜检查并进行肺泡灌洗或经支气管肺活检，对于了解弥散性肺部渗出性病变的性质，鉴别间质性肺疾病（ILD）具有一定的帮助。

（二）情境 2

主管医师询问患者及家属病史并完成体格检查。患者主诉活动后喘息明显，说话不成句，偶有咳嗽、咳少量白色黏痰，无发热、胸痛等不适。双肺呼吸音粗，可闻及吸气相爆裂音，双下肺为著，未闻及明显湿啰音。双下肢无水肿。实验室检查示，白细胞计数 $10.30 \times 10^9/L$，中性粒细胞比率 80.8%，C 反应蛋白 $14.76mg/L$；乳酸脱氢酶（LDH）$255.7U/L$。患者入院后查血常规，C 反应蛋白高，近期出现咳嗽、咳痰增多，喘憋明显，要警惕 IPF 急性加重，同时不除外新发肺部感染，入院后给予甲泼尼龙 $40mg/d$ 抗炎、比阿培南抗感染治疗，辅以抑酸、补钙等对症支持治疗，持续给予高流量呼吸湿化治疗仪治疗。患者目前血氧饱和度低，病情危重，随时可能出现呼吸衰竭、猝死的风险，医师与家属反复沟通病情，家属同意气管插管、电除颤等一切抢救措施并签字。

1. 问题 1　患者除化验血外，还应做哪些实验室检查？意义是什么

解析如下。

（1）高分辨率 CT：能发现胸片上尚未表现出来的早期病变，判断肺组织是否正常方面也优于胸片。

（2）肺功能检查：辅助正确诊断肺部疾病、确定肺部疾病的生理损害部位和判断呼吸困难的程度与疾病进程，以及临床治疗效果。

（3）X 线检查：肺间质纤维化患者的肺部早期呈磨玻璃状，典型改变呈弥漫性线条状、结节状、云絮状、网状阴影，肺容积缩小。

（4）病原学诊断：包括痰培养、胸腔积液培养、肺泡灌洗、呼吸道病毒筛查、非典型病原体筛查等。

2. **问题2** 在本案例中，患者使用高流量呼吸湿化治疗仪（HFNC）治疗，在使用过程中，如果该仪器出现报警，护士该如何操作

解析：首先，在使用过程中要正确佩戴鼻导管，在佩戴时要顺着鼻导管的弧度佩戴，为保证治疗效果，要不断提醒患者不要张口呼吸，要用鼻呼吸。其次，在使用过程中如果出现仪器报警，可检查以下几个方面。一是观察湿化罐液体是否过少，过少要及时添加；二是患者导管有无打折，如果出现打折情况，要给患者重新佩戴；三是空气过滤片是否需要更换；四是有无漏气情况，如果有漏气情况，要检查湿化罐是否安装到位，鼻导管和加热导丝是否连接紧密，空气过滤片是否安装到位等；五是如果出现氧浓度过高或过低现象，要检查与氧气装置的连接是否正确，氧气供应装置的氧浓度是否在正常范围内。

3. **问题3** 高流量呼吸湿化治疗仪的适应证及禁忌证有哪些

解析：目前 HFNC 临床应用的适应证和禁忌证尚无统一标准。

（1）适应证

① HFNC 的适应证是轻中度低氧血症（$100\text{mmHg} \leqslant \text{PaO}_2/\text{FiO}_2 < 300\text{mmHg}$）、没有紧急插管指征、生命体征相对稳定的患者。

②对轻度通气功能障碍（$pH \geqslant 7.3$）患者也可以谨慎应用，但要做好更换为无创正压通气（NPPV）或气管插管有创正压通气的准备。

（2）禁忌证

①心搏呼吸骤停。

②重度Ⅰ型呼吸衰竭。

③中重度呼吸性酸中毒高碳酸血症(pH<7.30)。

④合并多脏器功能不全等。

4. **问题4**　患者及其家属十分紧张,作为责任护士,这时可以为患者实施哪些护理

解析:此时由于疾病的折磨,患者及其家属处于高度紧张和焦虑的状态,责任护士要多与患者及其家属沟通,让患者增加治疗的信心,可以介绍效果好的案例,消除紧张情绪,建立相互信任的护患关系,尽量满足患者需求,同时各项操作要正确熟练,减轻患者痛苦。

(三)情境3

患者经过半个月的连续治疗和精心护理,现神志清楚,精神好,主诉活动后气短、咳痰症状较前减少,但仍有咳嗽症状,无胸痛、发热等情况,饮食、睡眠、大小便均正常,安排出院。

1. **问题1**　患者病情已明显好转,但仍有咳嗽症状,对此,护士该做哪些指导

解析:指导患者进行有效咳嗽咳痰,尽量采取坐位,先进行深而慢的腹式呼吸5～6次,然后深吸气至膈肌完全下降,屏气3～5s,继而缩唇,缓慢地经口将肺内气体呼出,再深吸一口气,屏气3～5s,身体前倾,从胸腔进行2～3次短促有力的咳嗽,咳嗽的同时收缩膈肌,或用手按压上腹部,帮助痰液排出。也可指导患者进行体位引流加背部叩击进行排痰;还可借助震动排痰仪为患者进行排痰。

2. **问题2**　对于患者,还应做哪些指导来促进其健康的恢复

解析如下。

(1)饮食护理:多饮水,少食多餐,忌辛辣刺激性食物,忌烟酒,避免食用过敏及诱发哮喘的食物。

(2)生活护理:尽量减少活动,注意休息。保持室内空气新鲜,温度湿度适宜。注意保暖,避免受寒,预防感染。

(3)氧疗护理:保证需氧量,监测患者吸氧情况,观察用氧后的疗效。做好用氧的安全知识宣教。

(4)心理护理：生活中加强沟通，控制情绪，保持心情愉悦，指导患者自我监测病情，学会识别病情变化的征象。

参 考 文 献

[1] 王敏,赵维.高流量湿化氧疗在肺间质纤维化患者中的应用效果[J].实用临床护理学杂志,2019,4(1):1-7.

[2] 蔡博,俞光胜,秦剑,等.经鼻高流量湿化氧疗在慢性阻塞性肺疾病合并慢性呼吸衰竭家庭氧疗中的疗效分析[J].当代医学,2021,27(1):1-4.

[3] 孙敏,李慧星,谢干峰,等.单肺与双肺移植治疗特发性肺间质纤维化的临床研究[J].中华结核和呼吸杂志,2016,39(6):444-449.

[4] 苏科文,陈静.HFNC治疗在COPD合并呼吸衰竭患者中的应用[J].北华大学学报,2019,20(2):229-232.

案例 35 1例肺孢子菌感染行机械通气及体外膜肺氧合治疗患者的护理

一、案例简介

本案例探讨的是 1 例肺孢子菌肺炎（pneumocystis Carinii pneumonia,PCP）合并结缔组织病的患者，因胸闷、喘憋半个月，加重伴晕厥，急诊收入呼吸监护室。经高流量呼吸湿化治疗仪及无创呼吸机辅助通气、大剂量激素、人免疫球蛋白治疗及抗感染，效果不佳。随着病情恶化，先后行有创机械通气、有创血流动力学监测及体外膜肺氧合（extracorporeal membrane oxygenation,ECMO）。在呼吸监护室医护人员的共同努力下，先后经历了早期拔除气管插管、清醒 ECMO、健康教育等一系列场景。本案例主要考查对肺孢子菌肺炎的概念和诊断依据的认识、机械通气的注意事项、人工气道及 ECMO 管路的安全护理、健康教育在临床中的应用,提高医护人员在危重症患者机械通气、ECMO 治疗过程中的评判性思维和解决临床实际问题的能力,以及对患者进行个性化人文关怀的能力。

二、案例教学目标

(一)识记

1. 肺孢子菌肺炎的概念及诊断依据。

2. 机械通气的适应证、禁忌证及并发症。

3. 人工气道的观察要点及护理重点。

(二)理解

1. 肺孢子菌肺炎的相关检查及实验室指标。

2. 胸腔闭式引流管的护理管理。

3. ECMO 的观察要点及护理重点。

(三)应用

1. 机械通气的护理。

2. ECMO 的临床应用。

三、案例情境

(一)情境 1

患者,女,50 岁。半个月前无明显诱因于散步时出现胸闷、憋气,伴轻度乏力、头晕,无咳嗽咳痰,无心悸胸痛,休息 1～2h 后自行缓解,未予特殊处理。以后类似症状间断发作,胸闷、喘憋症状进行性加重,持续时间延长,静息状态及夜间睡眠时亦会发作。2023 年 6 月 28 日患者持续喘憋及呼吸困难不能缓解,体温 37.7～37.9℃,急诊以"呼吸困难;呼吸衰竭;结缔组织病;肺部感染"收入呼吸监护室。患者结缔组织病、系统性红斑狼疮可能性大,应用甲泼尼龙 40mg/d,联合替麦考酚酯 1.25μg/d 控制病情。护理查体:体温 36.6℃,脉搏 52/min,呼吸 24/min,血压 90/59mmHg,脉氧饱和度 75%,患者神志清,发育正常,营养评分2分,表情自然,自主体位,全身浅表淋巴结无增大及压痛,呼吸运动正常,肋间隙正常,语颤正常,叩诊浊音,呼吸规整,双肺呼吸音粗,未闻及干湿啰音。急查动脉血气,结果回报:pH 7.411,PaO_2 55.7mmHg,$PaCO_2$ 29.4mmHg,Lac 2.3mmol/L,BE -4.0 mmol/L,SaO_2 88.1%,氧合指数55.7mmHg。

1. 问题1 结合患者的临床表现及实验室检查结果,患者是哪一种呼吸衰竭

解析:呼吸衰竭是指各种原因引起的肺通气和(或)换气功能严重障碍,以致在静息状态下不能维持足够的气体交换,导致低氧血症伴(或不伴)高碳酸血症,进而引起一系列病理生理改变和相应临床表现的综合征,可以分为Ⅰ型呼吸衰竭和Ⅱ型呼吸衰竭。根据动脉血气分析结果可知,患者为Ⅰ型呼吸衰竭。

2. 问题2 应为患者提供何种氧疗方式

解析:Ⅰ型呼吸衰竭可给予较高氧浓度(>35%)吸氧。进一步处理:结合患者实际情况及实验室指标,为患者提供高流量呼吸湿化治疗仪与无创呼吸机辅助呼吸交替的呼吸支持。但患者肺炎的种类及病原菌仍未确定,进一步行胸部CT、血常规、炎性介质等检查。

(二)情境2

患者进一步检查,血常规中性粒细胞90.6%,C反应蛋白测定1.629mg/dl,白细胞介素-6为279.00pg/ml。胸部CT可见大量斑片状阴影。见图1。二代测序(NGS),肺孢子菌序列1049条。

1. 问题1 医师诊断患者为肺炎的诊断依据是什么

解析:肺部感染包括终末气道、肺泡和肺间质的炎症。该患者起病较急,病程中有发热,实验室检查中性粒细胞、C反应蛋白、白细胞介素-6升高,肺部CT检查提示肺部病变,故考虑此诊断成立。

2. 问题2 什么是肺孢子菌肺炎

解析:肺孢子菌肺炎是由卡氏肺孢子菌引起的一种非典型肺

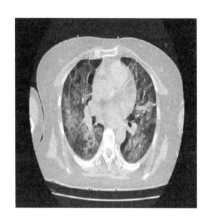

图 1　胸部 CT 图片

炎。绝大多数肺孢子菌肺炎患者是因为各种原因破坏了机体的免疫系统,降低机体免疫力,进而导致了感染,如艾滋病患者、使用免疫抑制药物的肾移植患者,以及白血病患者等免疫功能受损的人群,其中最主要的感染人群还是 T 细胞免疫功能严重受损的艾滋病患者。

3. 问题 3　结合患者既往史、影像及实验室检查等,医师诊断为肺孢子菌肺炎的依据是什么

解析:90%肺孢子菌肺炎患者 X 线表现异常,但不具有特异性。相对于 X 线胸片,高分辨率 CT 更加敏感,主要表现为以下几种:双肺对称弥散分布的斑片影,从肺门向周围发展。当 T 细胞免疫功能抑制时,寄生于肺泡的肺孢子菌才能大量繁殖,因此,计数 CD4 低于 $200/mm^2$ 具有提示作用。肺功能检查提示肺活量减少,肺弥散功能低于 70%估计值。

由于肺孢子菌不能进行培养,镜检到病原菌是诊断的金标准。所有直接检测病原菌的方法都可能出现假阳性结果,分子诊断方法具有更高的敏感度和特异性。二代测序(NGS)也称高通

量测序,是一系列测序技术的总称,该技术可以对 DNA 及 RNA 进行测序。对于肺孢子菌肺炎患者,通过对总 RNA 的测序后和相应的基因库进行对比,可以检测病毒感染,同时也可以检测细菌、真菌的活性。

进一步处理:患者无创呼吸机辅助呼吸,人机协调较差,效果不佳,注意监测患者意识、生命体征、呼吸困难和呼吸窘迫的发生情况、呼吸频率、脉氧饱和度、动脉血气结果,面罩舒适度和呼吸机设置。

(三)情境 3

患者持续使用无创机械通气,配合不佳,呼吸频率快,经心理安慰及健康教育后效果不佳,7 月 1 日患者脉氧饱和度持续下降至 85%。查体:双肺呼吸音粗,右肺呼吸音减低,右侧胸壁握雪感;急查胸片,结果示右侧张力性气胸。医师紧急为患者行气管插管术,接有创呼吸机辅助呼吸,并留置胸腔闭式引流管。

1. 问题 1　在患者应用无创机械通气时,护士应重点关注什么?有哪些并发症

解析如下。

(1)重点关注:①病情监测,注意监测患者意识、生命体征、血气分析、心电图、面罩舒适度、人机配合情况。②通气参数的监测,潮气量、呼吸频率、吸气压力、呼气压力等参数的设置是否合适,是否有漏气及人机不同步的情况等。

(2)常见并发症:①口咽干燥;②医源性压力性损伤;③胃胀气;④误吸;⑤排痰障碍;⑥漏气;⑦人机不同步所致不耐受;⑧幽闭恐惧症。

2. 问题 2　患者出现气胸,医师为患者留置了胸腔闭式引流管,护士应关注哪些问题

解析:①卧床休息,避免用力、屏气、咳嗽等增加胸腔内压的活动。②根据患者缺氧的严重情况选择合适的氧疗方式,保证

$SaO_2 > 90\%$。③病情观察,密切观察患者的呼吸频率、呼吸困难、缺氧情况,治疗前后患侧呼吸音的变化等,有无心率加快、血压下降等循环衰竭的征象。若再次出现胸闷,并伴有顽固性咳嗽、患侧肺部湿啰音,应考虑复张性肺水肿的可能,立即上报医师。④心理支持。⑤妥善固定胸腔闭式引流管,防止打折、扭曲及脱落。⑥观察引流管情况,引流管内水柱是否随呼吸上下波动及有无气体自水封瓶液面逸出。必要时,可请患者做深呼吸或咳嗽,若水柱有波动,表明引流通畅。若水柱波动不明显,液面未见气泡冒出,患者无胸闷、呼吸困难,可能肺组织已复张;若患者症状缓解不明显,甚至出现呼吸困难加重、发绀、大汗、胸闷、气管偏向健侧等症状,可能为引流管不通畅或部分滑出胸膜腔,应立即通知医师及时更换导管或做其他处理。

3. 问题3　现患者行有创机械通气,机械通气的适应证、禁忌证及并发症有哪些

解析如下。

(1)适应证:①阻塞性通气功能障碍,如 COPD 急性加重。②限制性通气功能障碍,如神经肌肉病变。③肺实质病变,如重症肺炎。④心肺复苏。⑤需强化气道管理,如需保持呼吸道通畅。⑥预防性使用,如胸外科手术以减轻患者呼吸负担。

(2)禁忌证:机械通气无绝对禁忌证。

(3)并发症:①呼吸机相关性肺损伤。②呼吸机相关性肺炎。③氧中毒。④呼吸性碱中毒。⑤血流动力学紊乱。⑥气管-食管瘘。

4. 问题4　人工气道的观察要点及护理重点有哪些

解析:①吸入气体的加温和湿化。②吸痰。③气囊管理。④预防人工气道移位、脱出及堵塞等情况的发生。

进一步处理:此时患者发生气胸,血气分析数值不佳,应注意留置气管插管及胸腔闭式引流管后,情况是否缓解,生命体征及血气分析等结果的变化。同时患者留置胃管、尿管、中心静脉导

管、气管插管、胸腔闭式引流管,注意预防管路的滑脱。

(四)情境 4

患者在气管插管有创呼吸机辅助呼吸、胸腔穿刺闭式引流术后氧合未见任何好转迹象,脉氧饱和度仅维持在 50％上下,急查动脉血气,结果回报:pH 7.271,PaO_2 34.7mmHg,Lac 6.6mmol/L,SaO_2 56.8％,氧合指数 34.7mmHg,医师决定立刻行 VV-ECMO 治疗。

1. 问题 1　ECMO 的适应证、禁忌证及并发症有哪些

解析如下。

(1)适应证:①多种原因引起的严重心功能衰竭及心搏呼吸骤停。②严重呼吸功能衰竭。③各种严重威胁呼吸循环功能的疾患。

(2)禁忌证:①不可逆的多器官衰竭。②败血症或菌血症。③无法实施全身抗凝。④急性脑出血或脑卒中。⑤主动脉夹层、周围血管严重畸形或病变。⑥免疫抑制。

(3)并发症:①置管相关并发症。②下肢缺血。③出现血栓。④溶血。⑤感染。⑥机械相关并发症。

2. 问题 2　ECMO 的观察要点及护理重点是什么

解析:①密切监测生命体征、血流动力学及动脉血气、凝血指标。②ECMO 管路预充是否充分,妥善固定,监测血栓的形成。③结合患者心功能状态、循环状态和组织灌注情况等进行容量管理。④应用 ECMO 辅助期间,机械通气参数设置可采用保护性肺通气策略。⑤掌握好氧供和氧耗的平衡。⑥抗凝管理,监测激活凝血时间、活化部分凝血酶原时间、血栓弹力图等。⑦血压管理,结合患者容量,适当评估升压药物的使用。⑧体温维持在35～36℃。⑨ECMO 期间注意保护肾功能,根据容量利尿,保持正常的水电解质平衡。⑩此时的患者应用抗凝药,加强对出血的观察,出血应积极止血。⑪加强观察插管部位远端肢体缺血情况,如温度、搏动、周径等。⑫严格无菌操作,预防感染。⑬如病

情平稳,应尽早撤离 ECMO 及人工气道。⑭注意 ECMO 对镇静、镇痛药物的清除作用,临床治疗应个体化。⑮条件允许,EC-MO 患者应尽早进行康复训练。

进一步处理:严密监测患者生命体征、血流动力学变化,做好镇静、容量管理,做好生活护理,严格无菌原则,避免院内感染的发生。

(五)情境 5

在医师和护士的共同努力下,对患者进行严密管理,根据患者生命体征及各项实验室检查指标,于 7 月 8 日患者拔除插管,改为高流量呼吸湿化治疗和无创呼吸机辅助通气交替使用,执行清醒 ECMO,此时患者的配合尤为重要,也可以进行部分主动康复运动,促进恢复。

问题　清醒 ECMO 的患者选择标准有哪些

解析:①基础条件良好,没有严重的心功能异常及肝、脑、肾并发症。②患者没有严重的意识、情感、心理障碍。③置管策略可作为是否进行清醒 ECMO 的考虑因素之一,清醒 ECMO 多采用颈内静脉置管,有利于患者活动。

进一步处理:患者状态良好,积极配合治疗,主动进行康复训练,此时,多注意患者的训练情况,逐步恢复患者自理能力,进行洼田饮水试验等逐步恢复患者进食能力,在患者病情平稳的条件下,尽早考虑 ECMO 下机的可能性。

(六)情境 6

7 月 18 日,患者经过 17d 的治疗,成功 ECMO 下机,持续高流量呼吸湿化治疗仪治疗,体征平稳,胸片及实验室检查结果均较前好转,现转入普通病房。

问题　患者转入普通病房,此时患者仍为卧床状态,可以指导患者进行哪些康复训练

解析:进行腹式呼吸、缩唇呼吸、踝泵运动和抗阻训练。

参 考 文 献

[1] Huang Y S, Yang J J, Lee N Y, et al. Treatment of pneumocystis jirovecii pneumonia in HIV-infected patients: a review[J]. Expert Rev Anti Infect Ther, 2017, 15(9):873-892.

[2] Stringer J R, Beard C B, Miller R F, et al. A new name(pneumocystis jiroveci)for pneumocystis from humans[J]. Emerg Infect Dis, 2002, 8 (9):891-896.

[3] Aderaye G, Bruchfeld J, Aseffa G A, et al. Pneumocystis jiroveci pneumonia and other pulmonary infections in TB smear-negative HIV- positive patients with atypical chest X-ray in Ethiopia[J]. Secand J Infect Dis, 2007, 39(11/12):1045-1053.

[4] Chou C W, Chao H S, Lin F C, et al. Clinical usefulness of HRCT in assessing the severity of pneumocystis jirovecii pneumonia a crossing-sectional study[J]. Medicine (Baltimore), 2015, 94(16):e768.

[5] Tasaka S, Hasegawa N, Kobayashi S, et al. Serum indicators for the diagnosis of pneumocystis pneumonia [J]. Chest, 2007, 141 (4): 1173-1180.

[6] Song Y G, Ren Y I, Wang X W, et al. Recent advances in the diagnosis of pneumocystis pneumonia[J]. Med Mycol J, 2016, 57(4):E111-E116.

案例 36　1 例重症肌无力行机械通气患者的个体化护理

一、案例简介

本案例探讨的是 1 例重症肌无力（myasthenia gravis, MG）患者气管切开后行机械通气治疗的护理。患者系一位 56 岁中年女性，诊断为重症肌无力合并呼吸衰竭。首发症状为呼吸困难，病情进行性加重，无创呼吸机辅助呼吸效果差，行气管切开有创呼吸机辅助通气及抗感染治疗,多次尝试脱机,患者不耐受。诊疗过程中,长期留置胃管、尿管、PICC 外周静脉置管,更换气管套管 5 次,并发呼吸机相关性肺炎、泌尿系感染,骶尾部压力性损伤等一系列病情变化及护理难题。此案例主要考查危重症患者行机械通气后的观察及管理要点,相关并发症的预防与护理,提高护理人员在危重患者行机械通气治疗护理中的观察分析能力、辨识预判能力以及解决临床实际问题的能力。

二、案例教学目标

(一)识记

1. 机械通气的相关适应证、禁忌证、并发症和护理要点。

2. 气管切开的时机选择。

3. 气管套管的维护、气囊的管理。

4. 呼吸机相关性肺炎的预防。

5. 泌尿系感染的预防及治疗。

(二)理解

1. 重症肌无力的概述、疾病进展的观察。

2. 下肢静脉血栓的预防要点。

3. 机械通气的常见报警处理与应急预案。

4. 压力性损伤的预防措施。

5. 预见性护理的制定与实施要点。

(三)应用

1. 正确规范的生活护理。

2. 呼吸机故障等突发事件的应对。

3. 长期卧床患者的皮肤护理要点。

三、案例情境

(一)情境 1

患者,女,56 岁。2020 年 5 月出现呼吸困难,呈进行性加重,应用无创呼吸机辅助呼吸效果差,8月6日晨出现呼吸困难较前加重,伴有明显口唇发绀,经皮血氧饱和度下降至71%,急查动脉血气:pH 7.213,PaO_2 54mmHg,$PaCO_2$ 31mmHg,HCO_3^- 21mmol/L,立即给予调节无创呼吸机氧浓度至100%,经口鼻吸痰,吸出黄白黏痰,痰量分级2级,约3min病情未见明显好转。向家属交代病情,立即给予床旁气管切开,接有创呼吸机辅助呼吸。

1. 问题1　基于患者的临床表现和血气分析结果,医师为患者行气管切开机械通气的时机选择是否合理

解析:重症肌无力患者大多数是由于呼吸肌麻痹窒息死亡的,大部分患者的骨骼肌受累容易产生疲劳,严重影响了患者的生活质量。若其出现重症肌无力危象,就会引起严重的呼吸困难,临床通常采用气管切开术治疗,可以使其呼吸顺畅,因此在此过程中果断采取气管切开对抢救患者生命显得十分重要。基于患者的临床表现和血气分析结果,可判断患者已处于重症肌无力危象,必须立即采取有效措施以挽救患者生命安全。

2. 问题2　什么是重症肌无力危象

解析:重症肌无力危象是肌无力患者因呼吸、吞咽困难而不能维持基本生活和生命体征,是一种危急状态,病死率为15.4%~50.0%。

3. 问题3　本病例中,医师及时为患者行气管切开接有创呼吸机辅助呼吸,有效改善缺氧症状,挽救患者生命。行机械通气的适应证、禁忌证是什么

解析如下。

(1)适应证:机械通气是使用人工方法或机械装置以代替、改变或辅助自主呼吸,达到增加通气量、改善缺氧和二氧化碳潴留、减轻呼吸功耗等目的的一项治疗措施。它是治疗严重呼吸衰竭、渡过呼吸危机的重要手段。从理论上讲,严重的急性呼吸衰竭和药物治疗无效的慢性呼吸衰竭加重,均属于使用机械通气的范畴,但如何正确掌握机械通气的适应证还需要一定的理论和临床经验。造成

急性或慢性呼吸衰竭且有可能行机械通气的有以下疾病。

①中枢、脊髓、神经和呼吸肌的疾病：脑炎、脑出血、颅脑外伤、脑疝、进行性延髓麻痹、电击、中毒等可直接和间接抑制呼吸中枢。此外还有发生机制至今不甚清楚的中枢性睡眠呼吸暂停。颈椎骨折、脊髓灰质炎、肌萎缩侧索硬化症、多发性神经根炎（格林-巴利综合征）、多发性肌炎、进行性肌营养不良症、周期性瘫痪和重症肌无力等影响支配呼吸肌的神经或直接影响呼吸肌也造成通气不足。有机磷中毒除可引起呼吸中枢衰竭外也可影响神经-肌肉接头处的功能而造成呼吸肌麻痹。

②呼吸道和肺部疾病：阻塞性睡眠呼吸暂停、危重哮喘、严重肺气肿、肺心病、成人（或急性）呼吸窘迫综合征（ARDS）、严重肺栓塞、肺水肿、肺纤维化和病变广泛的严重肺炎等。

③胸廓疾病和胸部外伤：如严重脊柱后侧凸和已做适当处理的多发肋骨骨折伴血气胸等。

④其他：包括开胸、体外循环和上腹部术后呼吸功能不全、溺水和心肺复苏等。

（2）禁忌证：有些教科书仍将肺大疱、肺气囊肿、急性心肌梗死、休克、咯血等列为机械通气的禁忌证。有共识认为所谓"禁忌证"，并不是绝对禁忌证。患有这些所谓"禁忌证"的患者，是否需要及是否可以进行机械通气，需要进行利弊权衡。如果有强烈的机械通气适应证，如发生致命性缺氧和严重的呼吸性酸中毒，经其他治疗措施未能奏效，此时如判断为患者机械通气的利大于弊，即可采用机械通气。机械正压通气的真正禁忌证是没有引流的气胸，但如果放置了胸腔引流导管，正压通气仍可照常进行。

4.问题4　为患者行气管切开术前需进行哪些准备

解析如下。

（1）征得家属同意，说明手术必要性及可能发生的意外。

（2）用物准备：物品主要包括一次性经皮气管切开术包1套；皮肤消毒用物；无菌手套；无菌纱布；无菌治疗巾；吸痰装置；一次

性吸痰管数根;喉镜 1 套;手术照明灯;简易呼吸器等。药品主要包括 2%利多卡因用于局部麻醉,其他还应准备肾上腺素等急救药品。

(3)气管套管准备:选择适合患者气管粗细的气管套管,包括外套管、内套管和套管芯。

(4)心理准备:意识清醒者做好心理疏导,向患者介绍手术麻醉方式及配合要求,鼓励患者配合好手术。

(5)医护准备:在术前,医护人员应对整个手术过程充分了解,对各个环节自己应完成的工作做好准备。术前对可能出现的问题充分沟通,确保手术的顺利进行。

(6)患者准备:术前应给予患者严密监测血压、心率、血氧饱和度等。

(7)环境准备:术前最好进行空气消毒,房间相对湿度 50%～70%,温度维持在 22～24℃,减少不必要人员的走动。

5. 问题 5 如何为患者选择合适的气管套管

解析:目前,尚无气管套管的统一分类方法,临床应用时多数按材质分为金属气管套管、塑料或硅胶气管套管。实际上由于材质不同、是否带气囊、是否能够保持原气道通气、有无内套管等不同特点形成各种不同类型的气管套管。见表 1。

表 1 气管套管的选择

气管套管外径	气管套管最小内径
成年男性:15～17mm	不小于 8mm
成年女性:12～14mm	不小于 6mm
12 岁:10～11mm	5～7mm
7 岁:9～10mm	5mm
5 岁:8.5～9.5mm	4～5mm
3 岁:8～9mm	4mm
1 岁:7～8mm	3～4mm

气管插管导管存在个体差异,主要取决于气管的内径。对于成人患者,通常以 7mm、7.5mm 和 8mm 气管插管为宜,而儿童气管插管的选型主要通过计算确定。

插管可以选择有套囊的或无套囊的。有套囊的插管适用于成年人或年长儿。无套囊的插管则适用于较年轻的患者(所需的插管直径小于 5.5mm)。插入有套囊的插管后,应注入气体使套囊膨胀,封闭气管和插管之间的腔隙,这可以避免漏气及胃内容物的吸入。

6. 问题 6　在对该患者气管切开后,如何做好气囊的管理

解析:要维持适当气囊压力,按时监测,维持在 25～30cmH_2O,以防止气囊压力不够造成通气不足和误吸,或气囊压力过高造成气管黏膜受压过度,影响血液循环,造成黏膜损伤,甚至坏死。

(二)情境2

责任护士夜间巡视病房,发现患者间断咳嗽,可闻及痰鸣音,同时呼吸机持续报警,提示为气道压高限报警。床旁监护仪显示,心率 103/min,呼吸频率 32/min,经皮血氧饱和度 89%。

1. 问题 1　此时护士判断呼吸机报警原因是什么? 应采取什么处理措施

解析:通常,气道压力过高报警原因有患者原因、呼吸机回路或气道原因、人为因素和机械因素,具体分析如下。

(1)患者原因:自主呼吸和呼吸机节律相抵触。患者与呼吸机对抗,人机同步性不协调;患者呛咳;气道痉挛如重症哮喘;气道分泌物过多引起气道阻塞;胃肠胀气;患者存在激动,烦躁不安等表现。

(2)呼吸机回路或气道原因:气管插管位置过深误入单侧支气管;气管插管开口紧贴气管壁;气管插管打折,气管插管或气管切开套管被痰痂、血痂阻塞;气管切开套管脱出被肌层阻塞;呼吸机管道积水、打折、受压、扭曲等。

（3）人为因素：呼吸机方式参数设置不当，潮气量设置过高；PEEP 设置过高；流速过大。

（4）机械因素：传感器失灵。

气道高压报警处理流程如图 1 所示。基于患者当时的临床表现及呼吸机报警提示加以分析，护士判断此时呼吸机报警主要原因为患者气道分泌物增多，频发咳嗽使气道压增高致呼吸机报警。此时应采取的措施为立即断开呼吸机，经气管导管吸痰，充分吸痰后再次连接呼吸机，同时检查呼吸机管理状态，避免打折、扭曲，倾倒积水管罐内积水。床旁观察患者生命体征是否好转，呼吸机报警是否解除。待生命体征恢复正常，呼吸机报警解除方可离开病房。

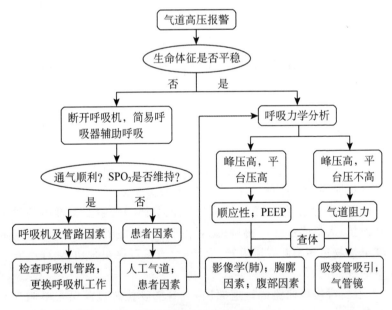

图 1　气道高压报警处理流程图

2. 问题 2 常见呼吸机报警原因有哪些？应如何处理

解析：呼吸机的报警系统包括声音、闪光、数字和图形显示。警报提示呼吸机非正常通气，若不及时处理，可能危及患者的生命。美国呼吸治疗协会对警报的性质进行了分类，第一类为立即危及生命的情况，通常为连续的声光报警，声音响亮尖锐，如有光报警为红色光，此时需紧急处理；第二类为可能危及生命的情况，声音柔和，如有光报警为黄色光，需要及时处理；第三类为不危及生命的情况，声音柔和，不连续，需处理。

Ⅰ类：①电源故障；②无通气或通气不足；③无气源；④通气过度；⑤呼气活瓣故障；⑥吸/呼时间监测故障。

Ⅱ类：①电力不足；②回路漏气；③空-氧混合器故障；④通气、回路部分阻塞；⑤加热器/湿化器故障；⑥PEEP 不足/过高。

Ⅲ类：①呼吸机驱动控制系统的变化；②内源性 PEEP $>5cmH_2O$。

（1）常见报警原因及处理对策

①高峰压

• 人机对抗。患者自主呼吸与节律呼吸机相抵触。处理对策：改变呼吸机模式或重新设置各参数，可给予呼吸抑制药或肌肉松弛药（如咪达唑仑）等减少患者自主呼吸，用呼吸机控制呼吸。支气管痉挛者，临时提高氧浓度，同时给予支气管扩张药。焦虑躁动清醒患者由于人工气道失去了正常的语言交流，经口插管时患者咬管。清醒患者做好解释工作，加强心理疏导，增强患者的安全感，同时遵医嘱适当给予镇静镇痛药。

• 呼吸机管道或气道原因。常见于气道被分泌物堵塞；呼吸机管道积水；气管插管位置不当、改变；气管插管扭曲、打折；呛咳等。处理对策：及时清除呼吸气道分泌物，加强人工气道的管理，保持管道通畅，应利用现有最适宜的设备做好气道湿化，检查排除通气回路受压、扭曲、管道内积水等情况，保持螺纹管的位置低于气管导管接口的位置，防止冷凝水反流，及时倾倒冷凝水。

• 人为因素。主要原因为吸气压力高限报警设置过低、潮气量、每分钟通气量设定过大。处理对策：排除一切其他原因，调整设置参数，适量减少潮气量、每分钟通气量。

• 呼吸机自身原因。主要为呼吸机吸气阀或呼气阀故障，压力传感器损坏。处理对策：排除其他原因后请工程师更换。

②低峰压：当实际通气量低于所设定的患者需要报警范围时出现低限报警。主要原因为患者因素，呼吸机回路及气道因素（情况同吸气压力过低报警）。报警原因：患者呼吸频率过低，也会造成每分钟呼气量低限报警。处理对策：根据患者情况，适量通气量，考虑更换通气模式，设置触发灵敏度。

③低分钟通气量

• 患者因素。患者病情加重，自主呼吸减弱或停止，触发灵敏度过高，而不能触发呼吸机，导致实际通气量低于所设定的患者需要报警范围。患者躁动不安，导致呼吸机管道连接脱落。处理对策：更换通气模式，适当给予镇静药或头部制动。

• 呼吸机回路及气道原因。呼吸机管道老化出现裂纹，接口松动漏气，气囊漏气，加湿器加水口未接上或温度探头脱落。处理对策：检查患者气路通道，各管道接口，湿化罐加水后塞好加水孔。如是气囊本身漏气，则应更换气管插管或气管切开套管。

• 人为因素。主要原因为吸气压力高限设置过高、潮气量、每分钟通气量设定过小，气道峰值压力限制过低。处理对策：排除其他原因，调整设置参数，适量增加潮气量，分钟通气量，合理设定限制气道峰值压力。

④高呼吸频率：主要原因为患者自主呼吸频率比设定频率快，见于通气不足、缺氧、患者烦躁不安等。人为因素为呼吸机触发灵敏度设置过高、吸入潮气量设定过高。呼气流量传感器进水或阻塞。处理对策：查明原因，做相应处理，增加氧流量，给镇静药等，合理设置报警限值和触发灵敏度。清除流量传感器积水或阻塞物。

⑤窒息间歇:主要原因为呼吸机与患者脱离,呼吸机回路内大量漏气,或清醒患者处于深度的熟睡状态,患者自主呼吸频率过低或深度过浅无力触发呼吸机,窒息报警的时间设置不正确等。处理对策:检查呼吸机回路,分析呼吸机与患者脱离的原因,做相应处理,考虑更换通气模式,可把患者叫醒进行深呼吸一次,设置正确窒息报警的时间。

⑥管路错误:主要原因为管路脱落,脱机吸痰或倾倒储水杯的积水时间过长。处理对策:及时连接好呼吸机各管路,并与患者的气道连接好,尽量做到不脱机吸痰,倾倒储水杯的积水时动作要快稳。

⑦氧气输入压力低:呼吸机没有足够的氧气或空气供应主要原因为氧气/空气压缩机供气压力不足,空气混合器故障,吸气阀脱开,空气压缩机与呼吸机连接管路漏气,空气压缩机电源未连接好,泵内吸气滤过器被污物堵塞等。处理对策:每日清洗吸气滤过海绵,检查氧气/空气压缩机插头是否连接好,检查空气压缩机压力,中心供氧压力,更换空气混合器,调整吸气阀。

⑧传感器故障:传感器故障报警时,系统可持续送气,但潮气量、分钟通气量和压力测量的准确度可能会下降。处理对策:暂时连接简易呼吸气囊,换另一台呼吸机保证患者的机械通气后,请工程师处理。

(三)情境 3

2020 年 12 月 16 日晨,护士为患者测体温 38.4℃,痰量较前增多,为黄色黏痰,痰量分级为 3 级。监护仪显示,心率 88/min,呼吸 25/min,血压 102/66mmHg,经皮血氧饱和度 97%。检查胃管固定好,无移位,尿管通畅,尿液淡黄色,透明清亮。PICC 置管处无菌敷料覆盖好,无渗血渗液。

1. 问题 1　患者体温升高,应采取什么处理措施

解析:立即通知医师,遵医嘱给予物理降温,留取痰液标本送检,行痰液培养病原学检查。遵医嘱给予抽取血培养送检。加大吸痰频次,及时清理气道内痰液,避免痰液阻塞气道。依据痰培养、血培养病原学检测结果,遵医嘱应用抗生素。密切监测生命体征变化、痰液性质及量的变化。

2. **问题 2** 鉴于患者目前治疗情况,初步分析患者体温升高的原因是什么

解析:截至患者体温升高当日,患者已行机械通气 4 月余,首先考虑呼吸机相关性肺炎的发生,同时需排除胃管移位致误吸、尿路感染、PICC 导管相关性感染的发生。检查胃管位置及置管深度无明显变化,且患者未发生呕吐、呛咳及反流等症状,基本排除误吸致体温升高;观察患者尿液颜色、性质及量,留取尿液标本送检,结果回报均未见明显异常,排除尿路感染致体温升高;按时更换 PICC 置管处无菌敷料,严格执行无菌操作,查看穿刺处皮肤无红肿、渗出及分泌物,保持无菌敷料完整,无松动卷边,基本排除 PICC 导管相关性感染。

3. **问题 3** 经过近 1 周的抗感染治疗,患者体温逐步降至正常,痰液较前减少,且逐渐转为白色稀薄痰。鉴于本患者长期行机械通气,如何预防呼吸机相关性肺炎的再次发生

解析:呼吸机相关性肺炎(ventilator associated pneumonia, VAP)是指气管插管或气管切开患者在接受机械通气 48h 后发生的肺炎;撤机、拔管 48h 内出现的肺炎,仍属 VAP。预防呼吸机相关性肺炎的发生,应采取如下护理对策。

(1)空气消毒:空气净化器应在人员流动的情况下持续开机,保证室内空气细菌达到卫生部二级卫生标准。

(2)人员管理:室内应限制人员流动,实行无陪伴管理,医护人员在检查及操作前后流动水洗手,以避免交叉感染,尤其对防止耐药菌群的暴发流行有效。

(3)呼吸机管路和相关物品管理:呼吸机管路中的冷凝水内有细菌定植,集水瓶应放在呼吸机管路的最低位置,避免倒流入肺,应及时倾倒集水瓶内的冷凝水。

(4)气管切口的护理:气管切口一般手术后 7～10 d 形成窦道,呼吸道分泌物较多的患者,切口污染程度相对严重,并且长期用纱布覆盖,造成无氧环境,有利于厌氧菌的生长繁殖。因此采用氧气疗法,使切口改变无氧环境,从而抑制厌氧菌的生长。切口皮肤保持干燥,吸痰后要及时清洁。

(5)呼吸道管理:呼吸道的温湿化,气管切开机械通气的患者保持呼吸道黏膜的温湿化,利于痰液的稀释排出。室内温度宜保持在 18～20℃,湿度 60％～70％;近端气道温度调节在 32～35℃,气体湿度达 60％～70％,以维持纤毛运动的生理要求。

(6)防止误吸:机械通气患者可发生吸入性肺炎,其原因与胃内容物吸入有关。平卧位及保持平卧位时间的延长是引起误吸的最危险因素。如患者病情允许,尽量采用半卧位,利于体位的抗反流作用,减少胃、食管反流物的误吸,由此降低 VAP 的发生。

(7)口腔护理:对机械通气患者,给予每日 2～3 次口腔护理,以减少细菌数、防止其向下移行而发生 VAP。

4.问题 4 临床痰液黏稠度如何分级

解析:痰液按照黏稠程度,可以分成三度,具体见表 2。

表 2 痰液黏稠程度

痰液黏稠度	Ⅰ度(稀痰)	Ⅱ度(中度黏痰)	Ⅲ度(重度黏痰)
痰液性状	稀痰	较Ⅰ度黏稠	明显黏稠
痰液颜色	米汤或白色泡沫状	白色或黄白色黏痰	黄色伴血丝痰、血痰
能否咳出	易咳出	用力咳	不易咳出
吸痰后玻璃头内壁痰	无	易被冲净	大量滞留,不易冲净,存在痰液滞留情况,吸痰管常因负压过大而塌陷

痰液黏稠度	Ⅰ度(稀痰)	Ⅱ度(中度黏痰)	Ⅲ度(重度黏痰)
补加湿化液时间及量	2ml/2～3h	4ml/1h	4～8ml/h
备注(湿化程度)	1. 湿化不足:痰痂形成 2. 湿化过度:呼吸急促、痰液呈水样、SpO_2下降3％以上		

(四)情境4

随着重症肌无力的进行性加重,患者自主呼吸进一步减弱,自主活动能力完全丧失,长期留置胃管、尿管、气管导管已不可避免,且会长期处于绝对卧床状态。患者丈夫虽对患者病情有所了解,但并未全面接受,在陪护患者过程中情绪沮丧,对照护患者存在困难。

1. 问题1　患者将长期处于绝对卧床状态,对于此类患者在长期护理过程中应避免哪些并发症发生

解析:此患者留置胃管、尿管、PICC置管、气管导管,处于长期卧床状态,应严密警惕胃食管反流致误吸、泌尿系感染、PICC导管相关感染、下肢静脉血栓形成、皮肤压力性损伤等并发症的发生。

2. 问题2　为避免上述并发症的发生,应制订什么护理措施

解析:患者病情较重,护理难度大,针对患者目前存在的问题,制订集束化护理策略。预防上述并发症,应采取如下护理措施。

(1)采取抬高床头30°～45°。鼻饲前评估胃潴留量。

(2)严格落实晨晚间护理,保持口腔、尿道口清洁。

(3)按时更换集尿器,严格无菌操作。

(4)避免预防性膀胱冲洗,以免增加感染机会。

(5)观察尿液颜色、性状和量,如有尿液浑浊、沉渣等现象,及时通知医师。

(6)按时更换PICC置管处无菌敷料,严格无菌操作,如有渗血渗液及时更换无菌敷料。

(7)给予下肢被动运动,遵医嘱应用抗凝药物,避免下肢血栓形成。

(8)给予铺气垫床保护皮肤,按时翻身,对骨隆突处加以保护。

3. 问题3 患者家属十分紧张,情绪低落,对照护患者缺乏经验和能力,作为责任护士,能对家属做哪些指导

解析:此时患者家属处于相对紧张和焦虑状态,要及时做好疾病进展原因解释,以及目前已给的支持治疗等,以减轻患者家属焦虑情绪;同时做好日常照护指导,教会患者家属基本生活护理方法,并告知患者家属如有需要可随时请护理人员帮助。加强护患团队合作,给予患者家属更多心理支持及日常帮助;密切观察监护要点,及时发现病情变化;注意操作的规范性,并对采取的措施有效性进行判断,避免护患纠纷的发生。

参 考 文 献

[1] 常婷.中国重症肌无力诊断和治疗指南(2020版)[J].中国神经免疫学和神经病学杂志,2021(28):1-12.

[2] 周玉琴.呼吸机相关性肺炎的病因及护理进展[J].天津护理,2003(11):218-219.

[3] 孟宪香,汪红辉,戚克岭,等.电击伤25例救护体会[J].天津护理,2006(14):135-136.

案例 37 1 例胸壁结核术后伤口愈合不良患者的护理

一、案例简介

本案例探讨的是 1 例老年患者胸壁结核术后伤口长期愈合

不良的护理。患者是一位 75 岁的老年患者,诊断为胸壁结核。因胸壁肿块进行性增大破溃进行了多次药物及手术治疗,术前换药及术中均出血较多,手术之后伤口长期愈合不良、渗液较多,再次进行手术、采用负压封闭引流术(VSD)引流、出院健康指导等一系列场景,以及在此背景下医护人员与家属、患者之间的沟通。此案例主要考查对胸壁结核概念和诊断依据的认识、并发症护理要点、胸腔闭式引流系统的护理、VSD 引流装置的护理、健康教育在临床中的应用,并在此过程中体会到医护合作和护患沟通的重要性,提高护理人员在结核患者行手术治疗护理中的评判性思维和解决临床实际问题的能力,以及对患者进行个性化人文关怀的能力。

二、案例教学目标

(一)识记

1. 胸壁结核的概念,手术的适应证、禁忌证及护理要点。

2. 胸壁结核围术期的护理要点。

3. 胸腔闭式引流瓶、VSD 引流技术的护理要点。

4. 动脉栓塞止血术的护理要点。

5. 胸壁结核术后常见的并发症及处理。

(二)理解

1. 胸壁结核的诊断。

2. 胸壁肿块的发展及关注要点。

3. 肺结核与胸壁结核的关联。

4. 健康宣教的重要性。

(三)应用

1. 抗结核药物的治疗原则。

2. VSD 引流技术在临床的应用。

三、案例情境

(一)情境 1

患者,男,75 岁。于 2020 年 1 月偶然发现胸背部有鸡蛋大小的肿物,无红肿、疼痛。2020 年 1 月 30 日就诊于北京某医院,行胸背部超声检查提示左侧胸背部脓肿,不排除结核脓肿的可能,建议进一步就诊明确诊断。期间患者自觉胸背部肿物进行性增大并伴有红肿。为求进一步诊断治疗,在某医院行血常规、红细胞沉降率、C 反应蛋白化验,提示红细胞沉降率及 C 反应蛋白升高,结核抗体检查提示阳性。行全脊柱 MRI 检查椎体未见明显信号改变。遂于 2020 年 2 月 13 日住院治疗,胸部 CT 检查结果回报为,左侧胸、背部(及左侧腹壁)软组织及肋骨异常,考虑胸壁结核(脓肿);左侧胸腔包裹性积液,考虑结核性。行胸壁包块穿刺取活检,结果回报为穿刺纤维组织呈慢性肉芽肿性炎伴坏死,另见少量横纹肌,抗酸染色查及阳性杆菌,分枝杆菌 DNA 分型检测检出结核杆菌 DNA,病变符合结核。其后患者出院后继续口服异烟肼、利福平、乙胺丁醇、吡嗪酰胺等抗结核治疗。

1. 问题 1　慢性肉芽肿性炎有哪几种病因

解析:能导致慢性肉芽肿性炎的主要原因如下。①某些微生物感染,如结核杆菌、梅毒螺旋体的感染等。②寄生虫和真菌感染,如血吸虫病等。③异物存在于体内,如手术缝线、纱布等。目前对于患者并没有特殊的治疗方式,重点在于预防感染。

2. 问题 2　肺结核为什么会引起胸壁肿块

解析:胸壁结核是常见的胸壁疾病,是指胸壁软组织、肋骨、肋软骨或胸骨的结核性病变,胸壁结核大多数为继发性感染。最常见的原发病变是肺结核、胸膜结核或纵隔淋巴结核。然而胸壁病变的程度并非与肺、胸膜病变的轻重成正比,临床上看到往往出现胸壁脓肿时,其原发病灶,可能静止或愈合,直接由原发肋骨或胸骨结核性骨髓炎而形成的极为少见。多数表现为结核性寒性脓肿或慢性胸壁窦道。多发于青年或中年。

3. 问题 3 胸壁结核为什么要先用抗结核药? 手术时机是什么

解析:只有在肺部或全身其他部位的结核症状得到有效控制和基本稳定以后,才可对胸壁结核施行手术治疗,彻底切除脓肿、窦道及破坏的肋骨,然后放引流条,彻底止血后,缝合伤口,加压包扎。但是,临床上往往会遇到一些胸壁结核的患者,经过一段时间的内科抗结核治疗后,胸壁的肿块不见缩小反而增大变软。所以什么时候可以手术治疗,对于结核病来说,手术治疗也是结核病治疗的一种积极的治疗方法,对于胸壁结核的手术时机的掌握非常重要。一般来说,经过规范的抗结核治疗 2~3 个月后,胸壁的肿块质地变软有波动感,应该进行手术治疗,避免结核扩散。术后继续强化抗结核治疗 4~6 个月。

4. 问题 4 结核抗体阳性标准如何判定

解析:肺结核的确诊方法是痰涂片找到结核杆菌,或者痰培养结核杆菌阳性。临床上,痰涂片、痰培养的阳性率较低,通常需要反复地检验,即使没有痰检的依据,临床诊断肺结核还可以根据临床症状+肺部影像学(胸片、CT 等)+PPD 试验或者基因检测,特殊情况下,肺组织病理检查中找到干酪样坏死组织也可以确诊肺结核。

结合菌素实验(PPD)阳性的判断标准是,测试部位出现了红点或者有红肿,并且出现硬结,直径在 0.5cm 以内是弱阳性,0.5~0.9cm 的属于阳性,1~1.9cm 为强阳性,>2cm 为超强阳性。观察结果需要在注射 PPD 以后 48~72h 后才能观察,结核菌素实验只能作为结核病的筛查,确诊还是需要进行相应的检查。

5. 问题 5 抗结核药物的治疗原则是什么

解析:肺结核药物治疗的原则是:早期、规律、全程、适量、联合;整个治疗方案,分强化和巩固两个阶段。

（1）早期：对所有检出和确诊患者应立即给予化学药物治疗，早期化学药物治疗，有利于迅速发挥杀菌作用，使病变吸收和减少传染性。

（2）规律：严格按照医师的要求，规律用药，不要漏服，不能停药。

（3）全程：保证完成规定的治疗，提高治愈率和减少复发率的重要措施。

（4）适量：严格按照适当的药物剂量用药，药物剂量过少不能达到有效的血浓度，影响治疗效果会产生耐药性；剂量过大容易产生毒性作用。

（5）联合：同时采用多种抗结核药物治疗，通过交叉杀菌作用，可提高疗效，减少或防止耐药性的产生。

6. 问题6 胸壁肿块产生的因素有哪些

解析：主要有以下3种原因。

（1）结核菌由肺或胸膜的原发病灶经淋巴侵入胸壁组织，此为最常见的感染途径。早期结核病变仅局限于胸壁淋巴结，以及附近的软组织。随着病变的进展，肋骨、胸骨及肋软骨亦有可能先后受到损害。

（2）肺或纵隔的结核病灶穿破胸膜后，直接侵入胸壁各种组织，包括胸壁软组织、骨和软骨都可受到损害。此种病变组织常常和肺、胸膜的原发结核灶相互串联。

（3）结核菌经血液循环侵入胸壁组织，病原菌破坏肋骨或胸骨，引起结核性骨髓炎。病变进展时可穿破骨质及骨膜，侵入胸壁软组织。不论由哪一种途径侵入胸壁，晚期由于病变扩大，胸壁组织都会受到破坏。早期症状，起初胸壁结核没有明显症状，可为不红无热的脓肿，亦有可能有轻微疼痛，但无急性炎症征象。在按压时可能有波动感，穿刺可抽出乳白色脓液或少量干酪样物质，涂片或普通培养无化脓细菌可见。病变继续发展，肿块逐渐长大、变软、穿破皮肤，形成久不愈合的慢性窦道，长期流脓。

7. 问题7　患者入院后应采取哪些护理措施

解析如下。

(1)嘱患者适当休息,不要剧烈运动,以免肿块发生破裂,也可遵医嘱做全身肌肉静止放松练习,加强四肢关节的活动训练。

(2)饮食护理,注意保持低盐低脂清淡的饮食习惯,鼓励患者多吃高热量、高蛋白、高纤维素的食物。注意戒烟、戒酒,避免吃生冷辛辣等刺激性的食物。

(3)继续使用抗结核药物,观察有无药物不良反应。

(4)心理护理,患者病程较长,非手术治疗效果欠佳,护理人员应多与患者及家属沟通并讲解一些疾病相关知识,消除患者及家属的疑虑、紧张情绪,以便患者能以更好、积极的心态去接受治疗。

(二)情境2

患者出院后,口服异烟肼、利福平、乙胺丁醇、吡嗪酰胺等抗结核药物治疗1年,患者自觉左侧胸壁包块进行性增大并破溃,为进一步检查及治疗,于2021年6月9日再次来我院就诊,以"脓胸、胸壁结核"入院。患者目前精神尚可,食欲正常,睡眠正常,体重未见明显减轻。生命体征平稳,体格检查正常,听诊右肺呼吸音清晰,左肺呼吸音明显减弱,左侧后背部隆起,可触及直径约10cm的坚硬包块、已破溃,破溃处大量坏死组织。肿块穿刺活检诊断为结核,胸部CT可见左侧包裹性积液、与胸背部肿块相通,目前继续给予抗结核治疗,加强胸壁创口换药。

1. 问题1　结合患者临床表现及实验室检查等,医师诊断为脓胸、胸壁结核的依据是什么

解析:胸壁结核是结核菌经淋巴通路、直接播散和血行扩散等途径侵入胸壁,一般依据病史、症状、体征可做出初步诊断,再结合X线胸片、胸壁脓肿穿刺或从窦道内采取病变组织做病理切片检查常能做出明确诊断。近年来随着胸部CT的广泛应用,在胸壁结核的诊断和治疗上起到了重要作用。胸壁结核的CT主要表现为胸壁脓肿、肋骨和肋软骨破坏、局部钙化及死骨形成,注射造影剂时结核病灶边缘明显增强。从上述病例,我们可以看出,肿块穿刺活检及 CT 报告都符合脓胸、胸壁结核。

2. 问题 2 胸壁包块是如何发展的?为什么会破溃

解析:胸壁结核由于其脓肿常来自胸壁深处,穿过肋间组织达皮下,往往在肋间形成较细的窦道,而在肋间组织的内外各形成一个较大的脓腔,形如哑铃。若脓肿逐渐增大,侵及皮下,皮肤破溃形成溃疡或窦道,窦道迂回曲折返向各方,有的窦道可在肋骨下面潜行至较远的部位,进入另一个脓腔。如继发化脓性感染,则可自行破裂,也可因穿刺或切开引流而形成经久不愈的窦道。

3. 问题 3 听诊在此病例中有什么作用?为什么患者左肺的呼吸音会减弱

解析:肺部听诊主要是用听诊器来听肺部呼吸音是否正常,有助于诊断呼吸系统疾病。肺部听诊 6 个位置一般指双侧的前胸部、侧胸部和背部三个区域。实际听诊位置不止 6 个。前胸部为锁骨上窝,锁骨中线上、中、下部,腋前线上、下部和腋中线上、下部,左右两侧,共 16 个听诊部位。背部听诊为腋后线上、下部,肩胛间区上、下部,肩胛下区内、外部,左右两侧共 12 个部位。听诊侧胸部需沿腋中线和腋后线;听诊背部需沿肩胛线,自上至下逐一肋间进行(见 1)。

肺结核患者没有特异的肺部听诊音。肺结核患者肺部体征因肺部病变的范围、程度、有无并发症而差异很大,见于以下几方面。

(1)当肺部病变较广泛时,可以有局部叩诊浊音,病变局部可以闻及支气管肺泡呼吸音。

(2)对于大面积的浸润病变,比如干酪性肺炎、肺不张,可闻及管状呼吸音。

(3)有空洞或并发支气管扩张时,可以听到局限性的中小水泡音。

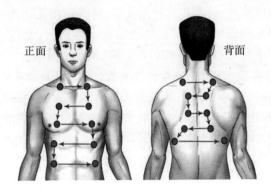

图 1 肺部听诊顺序

(4)如果有巨大的空洞,还可以听到空瓮性呼吸音。

(5)当结核病变累及胸膜时,可闻及胸膜摩擦音。

(6)患者出现胸水时,相应侧的呼吸音会减低或消失,叩诊呈浊音。此患者肺部有包裹性积液,因此听诊呼吸音会减弱。

4. 问题 4　患者一直在用抗结核药物治疗,为什么疾病没有得到控制

解析:有可能有以下情况。①患者在服用抗结核药物的过程中依从性比较差,经常漏服,进而导致肺结核的病灶增大,结核的症状难以控制。②患者感染的结核杆菌为耐药的结核杆菌,这种情况下常规的抗结核药物治疗效果欠佳,容易出现病灶增大的情况。③患者抗结核的过程中并没有加强营养支持治疗,生活不规律,比如经常熬夜、过度劳累。此外,进食一些辛辣、刺激、油腻的食物,导致营养不良,机体抵抗力进一步下降,进而出现病灶增大的情况。

(三)情境 3

2021 年 6 月 11 日,医师给予患者胸壁切口换药:胸壁巨大包块、已溃破,溃破处大量坏死物质,换药过程中创口突发出血,经压迫止血约 30min,出血止住,出血量约 300ml,急查血常规结果

回报,白细胞计数 4.40×10^9/L,红细胞计数 3.6×10^{12}/L,血红蛋白 101g/L,红细胞比容 0.31L/L,血小板计数 189×10^9/L,中性粒细胞百分比 73.10%。影像学检查可见患者左侧大量包裹性积液、与胸壁包块相通。

1. 问题 1　如何进行止血

解析:①压迫止血,如果是体表出血,首先选择压迫止血。用无菌纱布或棉垫覆盖住伤口,进行按压。如果按压效果不好,建议增加覆盖纱布继续压迫。②止血带止血,当压迫止血法不能完全止血时,可采用止血带止血法。选择一个长条形的宽 5～10cm 的布条,在伤口上端 5cm 的位置进行捆扎,布条下应使用软布或棉垫做保护,不要使布条直接勒在皮肤上。然后,将布条两端打成一个蝴蝶结,如果现场有笔或者树枝,将其插在蝴蝶结内进行旋转,通过拧紧止血带的方法来止血。最后,在止血带上标注捆扎时间,一般要求扎 40～60min 止血带,放松 1～2min。③填充止血,如果是腔道出血(以鼻腔为例),需采用填充止血法进行止血,用纸巾或棉球折成卷状进行填堵。此患者当时采用的是填充止血和压迫止血。

2. 问题 2　医师换药时,要注意什么

解析:每次换药均要对腔壁及窦道壁行钳夹清除残余的病灶,用生理盐水及异烟肼液反复冲洗,再用药物纱条填塞。每次取出窦道内的纱条时要仔细观察纱条上覆着分泌物的情况,如果有黏稠的分泌物提示仍有坏死物未清除干净,仍需在远端钳夹清除,如果纱条相对干燥,无脓性分泌物,则提示坏死组织已清理干净,可逐渐缩短填塞纱条的深度,让新鲜肉芽组织从远端向近端逐渐填满窦道,保证远端不留无效腔。同样对于脓腔壁的肉芽组织清除干净后,可由远及近逐渐减少填塞纱条,先从远端位置加压包扎,逐步封闭脓腔。

3. 问题 3　如没有及时止血会有哪些并发症

解析:①血管破裂之后引起的血胸,会导致剧烈的胸痛,还会出现血压的下降,头昏,眼花及心悸等症状。②容易造成胸腔感染,会出现畏寒、高热等症状,感染时白细胞计数明显增加。③大部分患者会有急性出血的现象,症状出现得也很快,有时候还会发生出血性休克。如果手术之后有少量渗血,症状也会出现得比较晚,甚至很多天之后,症状也会很轻,这跟疾病的发展过程有关系。④如果出现的症状是疾病引起的,那么症状跟发病时间、胸水量的多少、病灶的轻重等有关系。如果出血量比较大,会有胸闷,还有呼吸困难等症状。

4. 问题4　结合该患者的现有病情还需做哪些检查

解析:若手术治疗,考虑手术时间长、风险高,目前患者创口出血已止住,应持续观察患者病情,若再次出血或复查血常规提示血红蛋白明显下降,可行急诊手术治疗。考虑患者左侧胸壁病灶不除外结核合并肿瘤的可能,且血供丰富,应完善腹部 CT 及血管造影、血管栓塞。

5. 问题5　此时的护理要点是什么

解析:若出血不止,应立即进行现场急救,指导患者安静休养,减轻其焦虑。同时严密观察患者病情。

(1)注意休克症状:有无烦躁、口渴、面色苍白、四肢湿冷、呼吸急促、脉搏细数、血压下降;呼吸困难表现,如有无呼吸频率、幅度及缺氧症状,以及感染症状。

(2)注意胸膜腔内活动性出血的征象。①脉搏逐渐加快,血压持续下降;②经补充血容量后血压虽有短暂回升,但又迅速下降;③血红蛋白、红细胞计数、红细胞比容持续降低;④胸膜腔闭式引流出血量大于每小时 200ml,并持续 2h 以上;⑤胸膜腔穿刺抽出的血液很快凝固或因血液凝固抽不出,且胸部 X 线示胸膜腔阴影继续增大。

(3)保持呼吸道通畅,给予持续低流量吸氧。

(4)疼痛的护理。

(5)补充血容量。建立静脉通路,做好补液的护理,保证静脉输液通畅。

(6)预防感染。抗生素的应用,注意无菌操作,注意病情观察。

(7)做好胸腔闭式引流的护理。

(8)心理护理。减少患者紧张、恐慌的精神状态。

(四)情境4

完善检查后,2021 年 6 月 16 日行经导管肋间动脉、腰动脉造影及栓塞。目前创口未见出血,但不排除仍有渗血的可能,患者术前检查未发现明显手术禁忌证,手术指征明确,拟行手术治疗。于 2021 年 6 月 18 日在全麻下行左侧脓胸＋胸壁结核清除术,术中创面可见广泛渗血,遂决定终止手术,应用止血材料覆盖创面,给予加压包扎固定。将部分肿物送快速病理检查,结果回报为皮肤真皮层呈慢性炎伴急性炎,可见大量含铁血黄素沉积,局部见大片凝固性坏死,未见明确恶性肿瘤。术后患者生命体征平稳,精神状态尚可,睡眠质量尚可,晨起体温增高,左侧胸壁切口轻度疼痛,无其他不适主诉。心电监护及血氧饱和度监测显示窦性心律、心率 63/min,血氧饱和度 97％,血压 115/60mmHg。查体:左侧胸部创口包扎、固定良好,敷料未见渗液。术后加强抗结核、抗感染、化痰等治疗,防止结核播散,定期复查痰培养。

1. **问题 1 什么是经导管动脉栓塞术**

解析:经导管血管栓塞术是介入放射学的最重要基本技术之一,具体是指在 X 线电视透视下将某种物质通过导管注入血管内而使之阻塞以达预期治疗目的的技术,故常也被称为栓塞疗法。经导管血管栓塞术是为经导管向靶血管内注入或送入栓塞物质,使血管闭塞从而达到预期治疗目的的技术。该技术具有微创性、全程影像引导和选择性靶血管插管技术,使得栓塞的准确性和可控性大大增强,成为革命性的临床治疗方法。

2. **问题 2 动脉栓塞术围术期应注意什么**

解析如下。

(1)术前护理:①心理护理。患者患病后长期治愈不良,有明显的恐惧不安心理,对手术恐惧,信心不足,且不能接受事实,因此心理波动大。向患者介绍有关动脉栓塞的疾病知识,让患者认识到尽早恢复动脉血供是治疗的关键。通过心理护理,使患者平静地配合检查治疗,争取了手术时间。②观察病情变化。术前严密监测生命体征的变化,开通静脉通路给予留置针,以便发生病情变化能及时准确用药,尽快做好术前各项检查,如血常规、出凝血时间、心肌酶谱、肝肾功能、做好备血、心电图等。伴有心功能不全的患者给予吸氧,并备好急救用品及急救药物。

(2)术中护理:及时采取安抚、劝慰、疏导的方法,通过与患者交谈,来分散其注意力,以减轻患者恐惧心理,取得较好配合。

(3)术后护理:①术后密切观察伤口出血情况。所有侵袭性操作后,如静脉穿刺拔除后,局部压迫时间为正常人 2～3 倍;由于术后腹股沟处伤口要求加压包扎及患肢制动 24h,会给患者带来疼痛与不适感,并且此时患肢血供恢复,患者要求活动以减轻不适,向其说明在血液肝素化情况下延长伤口加压时间是止血的唯一措施,取得患者配合。②生命体征的观察与护理常规。注意心率、血压、呼吸变化。如心率增快,血压下降,可能存在切口出血或其他部位大量失血,应立即检查切口有无大量渗血或皮下大面积青紫扩散,明确存在出血及时增加补液速度并调整加压包扎。如仍不能纠正,及时通知医师。呼吸增快,说明肺可能存在毒性物质损害致肺水肿,甚至肺动脉急性栓塞可能,应及时通知医师。预防肾衰竭,由于肢体缺血产生大量有毒代谢产物,可致肾小管上皮坏死,诱发急性肾功能衰竭。尿量是衡量肾功能的敏感指标,要每小时记尿量 1 次,及时发现急性肾衰竭。③患肢的观察与护理。由于术中及术后血液肝素化,伤口渗血较多,每 30 分钟应挤压引流管 1 次,保证通畅,伤口更换敷料并加压包扎,并注意伤口周围有无皮下瘀血扩散。观察足背动脉搏动有无减弱或消失,皮肤颜色是否苍白及温度是否下降,毛细血管充盈时间是否延长,穿刺侧下肢有无感觉障碍。由于血液供应恢复,可观察到患肢皮温逐渐升高,术后 6 h 后与健侧皮温一致。足背动脉在术后 4 h 内搏动较弱但随后逐渐增强,甲床血供也随之恢复良好。④原发病的观察及护理。胸壁结核患者,病程较长,体质差,所以我们在动脉栓塞的同时,应充分考虑可能发生的并发症。术后注意观察患者的意识变化,注意控制输液量及速度,防止心衰发生。对于高龄、躯体活动障碍的患者给予定时翻身、拍背,必要时雾化吸入,鼓励排痰,防止肺部感染,多食水果蔬菜,防止便秘发生。⑤康复护理。动脉栓塞常导致部分肌肉、神经组织缺血,而发生一定的功能障碍,在护理过程中,要耐心向患者解释功能训练的重要性,取得患者的配合,开始时协助患者在床上轻度活动,按摩肌肉,伸屈关节,以后逐渐增加活动度及活动量,当患者逐渐恢复后,可以协助患者离床活动,时间以患者不感觉累为止。

3. **问题 3**　为什么要选择手术治疗?护理人员应做哪些干预

解析:胸壁结核的临床治疗中,在系统抗结核治疗的基础上,先治疗胸壁结核病灶,再切除胸壁结核病灶。手术是胸壁结核的重要治疗方法,围术期护理对伤口愈合、降低疾病复发率、提高手术成功率具有重要意义。在这种情况下,护士应加强胸壁结核患者手术前后的护理干预,以充分消除影响疾病愈合的不利因素,提高治愈率。围术期护理操作能对胸壁结核患者起到积极的干预作用,同时也反映出治疗前加强术前检查、做好术前教育、加强心理护理干预,术后加强并发症护理、出院教育等措施可明显提高临床效果。此外,围术期护理干预过程中严格遵循科学化、全面化、个体化的护理原则,可促进胸壁结核患者取得良好的预后,对提高患者的生活质量起到至关重要的作用。根据不同患者的情况,制订合理有效的护理方案,术前了解患者情况,术后积极沟通,加强围术期护理干预,防止患者情绪不佳。在护理过程中,要求护士需要具备专业知识和技能,具有较强的责任心,要根据不同患者、不同情况,针对个人情况采取措施,根据病情进行护理。

4. 问题4　胸壁结核的手术原则是什么

解析:手术治疗的原则是彻底清除病灶,消灭残腔,防止术后创口积液。手术时要认真探查有无窦道,在清除结核病灶时不能单纯去除干酪样组织、肉芽组织,而要切除所有失去活性的组织,达到健康组织为止。术中病灶常突然破溃而污染创口及敷料,加之胸壁结核常呈"哑铃状"或"老鼠洞骨样破坏",且多位于肋骨深面,并穿向深部组织,故完整切除病灶十分困难,术中应注意用探针仔细探查。对于病灶处的肋骨主张不论有无炎症改变,均应切除。切除肋骨多少、长短,决定于肋骨本身破坏的多少和脓腔的大小。术中必须严格止血,采用电凝止血,不用丝线结扎,尽量减少切口中异物,便于愈合。创面用生理盐水冲洗后,可再用5%碳酸氢钠溶液冲洗(因高渗碳酸氢钠溶液可使结核杆菌的蛋白变性),杀灭残留结核菌。

处理原则,彻底清除病灶,消灭残腔,防止术后创口积液。

5. 问题5　胸壁结核手术术前应做哪些准备

解析如下。

(1)胸壁结核患者术前术后都要服用抗结核药物化疗,讲清结核化疗的重要意义,使患者主动接受治疗和护理。

(2)胸壁结核病灶清除术后,为了避免残腔形成导致疾病复发,胸带要加压包扎2周以上,讲清加压包扎的重要意义,避免术后患者因不舒适自行放松胸带,而影响疾病的康复。术中切除病变侵蚀的肋骨,术后会引起疼痛,所以术前要教会患者腹式呼吸,以减轻术后因疼痛而不敢呼吸引发的呼吸困难。

(3)心理护理。通过图片、文字等资料,使他们了解疾病的相关知识,以达到对手术及预后有一个初步的了解,并且在自己的职业范围内回答他们提出的问题,给患者一个比较满意的答复,尽可能地减轻患者紧张的情绪。

(4)皮肤准备。脓肿较大张力高的患者,术前为防止脓肿破溃,备皮时动作轻柔。

(5)肠道准备,术前 12 h 禁食,术前 6 h 禁水,术晨行无菌导尿术并保留尿管。

6. 问题 6 术中做病理检查有何意义

解析:术中病理切片的作用,一是确认是否是结核杆菌感染,二是排除肺部肿瘤。

7. 问题 7 术后伤口换药时,应注意什么

解析如下。

(1)早期伤口护理(术后 1~4 d)。胸壁结核病灶清除术后伤口常规放置引流管,并用胸带加压包扎,不可过紧以免影响伤口引流。重点是观察引流情况,勤挤压引流管,促进伤口渗出尽快排出,同时观察引流液的颜色、性状及量,准确做好记录。如当日引流量为 20ml 以下时,可考虑拔除引流管。密切观察渗出情况,及时更换敷料,以保证创面干燥,避免感染。

(2)中期伤口护理。病灶引流管拔除后,伤口用棉垫加压包扎 2 周,以避免残腔形成而引起复发。加压包扎时,为了防止腋窝皮肤勒伤,可在腋窝处垫上棉垫再包扎,同时每天检查胸带的松紧度。伤口保持干燥,有渗出及时换药,应密切观察创面情况,倾听患者主诉。因胸壁结核病灶清除术为感染性伤口,拆线时间适当延长。

(3)Ⅱ期愈合伤口护理。对于术后未能如期愈合,可行开放换药。对于小而深的伤口,先用刮匙刮除坏死肉芽组织,再用异烟肼、链霉素或卡那霉素纱条填塞湿敷,每日换药。对于创面大且分泌物多的伤口,采取切除坏死组织,露出新鲜肉芽组织,再使用异烟肼、链霉素或卡那霉素纱条湿敷隔日换药的方法。

(五)情境 5

患者术后留置两根胸腔闭式引流管,一根接胸腔闭式引流瓶,一根接负压引流瓶,引流液均呈血性。术后患者主诉伤口疼痛,给予止痛泵持续泵入,可有效缓解。术后患者氧饱和度波动

在 88%～95%,遵医嘱给予高流量氧气湿化仪治疗。医师给患者胸壁切口换药时,可见创口渗出淡红色液体,渗透量约 6 块纱布、2 块棉垫。再次抽血化验,结果回报为白细胞计数 $7.20 \times 10^9/L$,红细胞计数 $2.9 \times 10^{12}/L$,血红蛋白 82g/L,红细胞比容 0.25L/L,血小板计数 $258 \times 10^9/L$,中性粒细胞百分比 79.9%,总蛋白 54.3g/L,白蛋白 33.2g/L。嘱患者加强营养,必要时给予补铁治疗。2021 年 6 月 21 日至 26 日患者体温波动在 38.0～39.5℃,给予对症处理,并对胸壁渗出液做培养,结果回报为中量表皮葡萄球菌,嘱大家做好隔离和手卫生,加强抗感染治疗。

1. 问题 1　胸壁结核术后的护理要点是什么

解析如下。

(1)基础护理。严密观察患者生命体征,及时记录血压、脉搏、呼吸、血氧饱和度。胸壁结核切除术创伤大、应激反应大,易出现心肌缺血、心律失常、胃缺血性溃疡等情况。如呼吸频率超过 35/min,要注意观察是否发生呼吸衰竭;如血氧饱和度低于 90%,需观察是否有呼吸困难;如血压下降快、脉搏快,心率加快,脸色苍白,考虑是否出现大出血,及时报告医师处理。

(2)腹式深呼吸训练。指导患者通过鼻子吸气,吸气时腹部向外充气,保持胸部不动,屏气 1～2s 使肺泡打开,呼气时让气体从嘴里慢慢呼出。锻炼应根据患者的实际情况确定,一般坚持每日锻炼 2～3 次,每次 10～15 min。

(3)有效的咳嗽、咳痰训练。尽量让患者坐直,进行深慢的腹式呼吸,咳嗽时嘴巴半张开。吸气屏气 3s 后,用 2 次短促而有力的咳嗽将痰排出。练习吹气球,吹气球也是促进肺扩张的一种方式。鼓励患者吹气球,通过深吸气,然后收缩嘴唇,缓慢有力地吹气,反复进行深呼吸练习,促进排痰。

(4)其他功能训练。床上腿部运动训练,防止下肢静脉血栓形成。开展手术侧手臂和肩部运动训练,保持关节全范围运动和功能位。

(5)饮食护理。鼓励患者食用高纤维、高热量、高蛋白质的食物。

(6)胸腔闭式引流的护理。胸腔闭式引流是开胸术后维持正常胸压、排出胸腔积液、促进全肺扩张的重要方法。观察记录引流液性状,引流液量大、出血,逐渐增加,提示有内出血,若有持续性气泡、低呼吸音、呼吸困难,提示支气管残端不能闭合。

(7)并发症的护理。胸壁结核切除术后患者卧床时间长,可造成如压力性损伤、深静脉血栓形成、肺水肿等并发症,应做好预防和临床护理。卧床休息时保持床单位平整和清洁,保持皮肤干燥和清洁,并定期更换体位。观察术后是否有下肢疼痛肿胀情况,鼓励患者术后早期卧床运动。如患者突然出现胸闷、胸痛、咯血等症状,考虑出现肺栓塞,须及时通知医师处理。

2. 问题2 胸壁结核术后有哪些常见的并发症

解析如下。

(1)支气管胸膜瘘,因为支气管残端有内膜结核感染情况,术前要使其稳定才能进行手术,最好不要在此处切口。

(2)胸腔感染形成脓胸。

(3)切口感染,主要是由手术中结核菌污染切口所致。

(4)手术后有结核播散情况,主要是因为患者可能存在耐药性,术后没有药物保护所致。

(5)呼吸功能不全、呼吸衰竭,因为结核患者多伴有肺功能不全,肺切除后有效呼吸面积减少,加上术后感染等其他并发症,可能导致术后呼吸衰竭。

(6)心血管意外,如心律失常、心肌梗死。

(7)肺部感染,肺不张。

3. 问题3 术中留置胸腔闭式引流瓶与负压引流球有何区别

解析如下。

(1)术后留置胸管的目的:①引流术后出血、渗液及漏气,恢复胸膜腔负压,促进肺复张。②便于观察术后胸膜腔的出血、渗液和漏气情况,通过引流液的性状及量来制定处理方案。③手术结束翻身后麻醉医师进行正压通气膨肺,因各种原因有时会无法完全排净胸膜腔内积气,术后会有一定程度的胸膜腔残气存留,需要通过术后胸管引流。④术后可能因胸膜腔内负压的存在而引起出血、渗液或漏气,这时候也需要通过胸管引流。

(2)区别:相较于胸腔闭式引流瓶,负压引流球的优势如下。①可以调整负压,有利于渗液的排出。②引流管相对较细,可以减少术后疼痛。③引流球体积小而灵活,方便术后患者下床活动,有助于快速康复。④倾倒渗液方便,可减轻护理人员的工作量。

4. 问题4　葡萄球菌感染的治疗有哪些

解析:及时诊断,及早应用适宜的抗菌药,为治疗严重葡萄球菌感染获得成功的关键。除抗菌药外,还应重视提高人体免疫功能,纠正水、电解质紊乱,抢救感染性休克和保护心、肺、肾、肝等重要脏器功能等综合措施。药物治疗,主要为抗菌药物的使用,可根据不同感染部位、病情及药敏试验来选择抗生素,可用的抗生素有多西环素、利奈唑胺、夫西地酸、万古霉素、头孢洛林、克林霉素等。葡萄球菌感染的治疗周期一般为7d,但受病情严重程度、治疗方案、治疗时机、个人体质等因素影响,可存在个体差异。在用药期间应谨遵医嘱用药,同时应注意休息、进行适当运动、预防感冒的发生,恢复一段时间后,应遵医嘱按时复查。

(六)情境6

目前由于患者胸壁创面组织缺损、未封闭,拟于2021年7月2日在全麻下行左胸壁结核清创、局部皮瓣转移术＋VSD引流术。术前向患者及其家属交代病情,签署知情同意书。手术顺利,麻醉效果满意。术后给予抗结核、抗炎、化痰及对症治疗,VSD引流管接中心负压吸引。术后患者精神尚可,睡眠较差,左侧胸壁切口轻度疼痛,无胸闷等不适。生命体征平稳,术后留置皮下及 VSD 引流管固定良好,VSD 引流装置密封良好,引流管引流通畅,引流液呈血性,量约 200ml。

1. **问题 1 什么是 VSD 引流术**

解析:VSD 引流术全称叫 VSD 负压封闭引流技术,是用 VSD 材料＋半透膜＋三通接管＋负压吸引器进行负压吸引的技术,即利用负压吸引装置与填充敷料相结合的方式使伤口形成密闭环境,通过负压引流,减少创面渗血,同时可刺激毛细血管增生,减轻水肿,降低血管通透性,促进创面愈合。是一种处理浅表创面和用于深部引流的全新方法,能够彻底去除腔隙或创面的分泌物和坏死组织,对于组织内部难以治疗的疾病有很好的治疗效果,是外科治疗技术的革新。

2. **问题 2 VSD 引流技术的原理是什么**

解析:①封闭、持续性低负压、有效地防止污染和交叉感染。②使被引流区内达到"零积聚"。③增加创面血供,改善创面微循环,促进肉芽组织生长。④促进慢性创面的愈合。⑤减轻创面周围水肿、降低血管通透性。⑥增加周围神经末梢在创面中分泌的神经肽类 P 物质等,具有明显的促进创面愈合的作用。⑦能快速启动皮肤创面的愈合过程,减少修复细胞凋亡,使创面愈合加速。⑧增强感染创面的炎症反应。⑨促进创面愈合,抑制感染创面继发性坏死。

3. **问题 3 VSD 引流术有哪些优点**

解析如下。

(1)负压封闭引流是一种高效引流,高效体现在引流的全方位、高负压下引流的彻底性上,即被引流区内的渗液、脓液和脱落坏死组织能被及时、彻底地引出体外,不必受创腔在"低位"的限制,充分保持创面清洁。

(2)医用泡沫材料的包裹保证了引流管在相当长时间内的通畅,也由此保证了引流效果。

(3)负压封闭引流的创面渗出物随时被引出,减少了创面细菌数量,消除了细菌的培养基,从而抑制细菌的生长繁殖,阻止感染的扩散和毒素的吸收,能够显著加快腔隙的闭合和感染创面的愈合,对于浅表创面,可以起到靠拢组织,缩小创面,减小植皮面积的功效。

(4)大幅度地减少了抗生素的应用,有效地防止院内交叉感染的发生,缩短住院时间。

(5)这种治疗方法是一种纯物理方法,完全避免了各种化学治疗可能引起的不良反应,也使医疗费用得以降低。

(6)护理方便,透明的透性粘贴薄膜极有利于对伤口或创面的观察。

(7)无须每天换药,免除患者频繁换药之苦,减轻医务人员工作量,同时也很大程度上缓解了患者的心理压力。

(8)操作简便易行,对手术条件要求不高,必要时床旁即可施术,经处理的创面肉芽生长旺盛,使二期手术简单化。

4. 问题4 VSD引流术后有哪些护理要点

解析如下。

(1)护理人员需经常巡视病房、观察患者局部皮肤及引流情况,观察伤肢循环感觉,每班进行床旁交接。

(2)协助患者更换体位时勿压迫或折叠引流管,以免阻止负压源。将引流瓶放于安全位置,保持引流瓶低于伤口 60～100cm,告知患者保持负压引流的目的及重要性,使其理解配合。妥善固定,保持局部密闭状态,以吸引时局部可见管形,粘贴紧密为标准。观察引流物的颜色及量,如引流物为鲜红色,提示有活动性出血应终止吸引,立即通知医师。

(3)负压选择及效果的观察,常规负压在 $-125～-450$ mmHg($-0.017～0.060$mPa),可见材料中浮现吸引管的形状,有血性渗液从吸引管中吸出。前24h,血性渗出物应逐渐减少,如果持续有大量的血性渗出物(2h)应保持警惕,判断是否有活动性出血,暂停负压引流,及时通知医师。持续吸引3～5d,应减小负压,原则上患者不感到创面疼痛,同时有少量渗液再吸引为宜。负压的高低及有无中断直接影响引流的效果。一旦负压失效,渗出液将是细菌生长的良好培养基。观察人工皮肤敷料是否塌陷,引流管有无堵塞,引流管管形是否存在、如有漏气,可在漏气处以半透膜重新覆盖。

(4)术后每 4 小时监测生命体征的变化,观察患者体温、脉搏、创缘皮肤情况。保护创面,保证有效引流,护理人员需勤巡视、勤观察局部皮肤及引流情况。

(5)有效控制疼痛,若创面巨大,去掉或更换敷料时势必会造成较重的疼痛,应让患者处于麻醉状态下实施操作。

(6)皮肤护理,做好基础护理,保持床铺整洁干燥,易压迫的部位,应经常更换患者体位,防止 VSD 敷料的引流管被压迫折叠,阻断负压源。覆盖敷料创面的皮肤一旦发现毛囊炎感染,皮肤红肿等现象,应及时通知医师更换贴膜。对于皮肤菲薄或合并病变的患者,在粘贴和揭开封闭膜时,要避免暴力撕扯导致损伤,粘贴也不应过紧,以免形成张力性水疱。

(7)心理护理,患者大多数是难治性创面、感染严重、难以愈合,担心肢体功能能否恢复,担心住院时间太长、住院费用太高而产生焦虑情绪,针对患者的痛苦和焦虑应给予关心和体贴,介绍相关疾病的治疗情况及治愈率,消除其顾虑,积极配合治疗。

(8)体位护理,患肢抬高 $20°\sim30°$,以利于血液和淋巴回流,改善循环,减轻患肢肿胀及疼痛;如需更换体位时,注意保护患肢和引流管,避免过度活动牵拉;勿使被褥直接压在创面和引流管上,保证引流通畅。

(9)功能锻炼,主要是指导患者行局部的肌肉收缩运动,并进行远端关节的主动活动,可有效地防止深静脉血栓、肌肉萎缩、关节僵硬等并发症的发生。

(10)健康指导,做好疾病知识的宣教,向患者介绍 VSD 引流的目的及注意事项。24 h 负压封闭引流液中含有大量蛋白,因此鼓励患者进食高蛋白、高热量、富含维生素的食物。必要时可静脉输注人血白蛋白、血浆等,增强机体抵抗力。同时劝导患者戒烟酒,可促进创面愈合。指导患者注意伤肢的保护及创面的自护,防止再次受伤。

5. 问题5 VSD引流术后有哪些常见的并发症

解析如下。

(1)如吸出大量新鲜血液:①原因,可能与术中止血不彻底或术后常用抗凝扩血管药物、患者本身凝血功能异常有关。②处理,手术止血,停用抗凝药物,适当地给予止血药以及调节负压。

(2)创面感染:若患者出现体温升高,创面周围出现红肿、分泌物,可能发生创面感染,应进行细菌培养,根据药敏实验对症用药。

(3)漏气:易发生部位为引流管或外固定覆膜处、三通接头连接处、边缘有液体渗出处、膜与膜之间漏贴空白处,应重新给予半透膜密封漏气处。

(4)引流管堵塞:①原因,引起引流管堵塞的物质多为血凝块、坏死组织、脓痂或渗出物凝块等。②处理,常采用挤捏管道、注射器冲洗引流管、更换三通接头及引流管内管冲洗等方法予以解决。

(5)创面区疼痛:对于行VSD治疗的患者,应进行疼痛评估,并根据患者疼痛的程度给予不同的处理。当患者外出检查或其他原因停止负压吸引时,注意压力的调节。如患者经过服用镇痛药物疼痛仍不能缓解,应将其负压值下调50~100mmHg,但负压应维持在−125mmHg以上,待患者耐受后逐步增加,直至维持所需要的恒定值。

(七)情境7

2021年7月8日患者拆除VSD引流装置,见左侧胸壁切口愈合良好,未见明显红肿及渗出,体温恢复正常,间断给予换药及拆线,于2021年7月12日安排其出院休养。

问题 患者出院时应交代哪些注意事项

解析:加强健康教育,使患者主动配合治疗和护理,促进疾病早日康复。

(1)全程化疗。胸壁结核患者的化疗,可采用 3 药或 4 药强化治疗 2 个月,总疗程不少于 6 个月。同肺结核患者的化疗一样,胸壁结核患者的化疗同样遵循早期、联用、适量、规律、全程的化疗总原则,同时告知患者每月复查肝功能,因结核药物对肝功能有损害,必要时加用保肝药物,以确保结核化疗的顺利进行。加强结核病知识的健康教育,使患者对自身疾病有清楚的认识,了解全程化疗的重要性,对减少胸壁结核的复发起到至关重要的作用。

(2)防止过度劳累。好转期患者应从事轻一些的体力工作,做到劳逸结合,使疾病早日康复。

(3)预防感冒和各种感染。感冒时机体抵抗力低下,疾病容易复发。因此,患者在饮食起居、个人卫生方面都应加倍小心,应适当锻炼身体,气温变化时随时加减衣服,注意预防感冒的发生。

(4)饮食疗法。合理的饮食会使疾病向好的方面转归,胸壁结核同样遵循这一规律,嘱患者多食牛羊肉、豆类制品,多喝牛奶、豆浆,时令蔬菜因富含维生素,也是必不可少的。

(5)定期复查。胸壁结核有容易复发的特点,所以痊愈出院的患者分别于 1 个月、3 个月、6 个月到医院复查,早期确诊疾病的转归,以利于治疗。

参 考 文 献

[1] 夏晓明,张亚宁,高云,等.胸壁结核的诊断与治疗[J].实用全科医学,2003,4(22):1674-4125.

[2] 田磊,宿学家,徐宁.病灶清除加腔内填塞治疗胸壁结核脓肿[J].实用医学杂志,2012,29(03):208-209.

[3] 刘友,马克.胸壁结核术后加压包扎与持续负压吸引时给予护理干预的效果分析[J].数理医药学杂志,2018,31(2):279-280.

[4] 叶早立.100例胸壁结核外科治疗的围手术期护理[J].大家健康(中旬版),2017(11):221-222.

[5] 顾燕.护理干预在胸壁结核术后加压包扎与持续负压吸引技术中的应用价值[J].现代中西医结合杂志,2016,25(9):1018-1020.

[6] 赵乌仁高娃.临床护理路径对胸壁结核围手术期患者的效果观察[J].世界最新医学信息文摘(连续型电子期刊),2016,16(93):218.

[7] 戴文艺,陈敬芳,李藕.不同湿性敷料结合负压封闭式引流技术在胸壁结核创面伤口护理中的应用[J].护理实践与研究,2015(12):9-10.

[8] 李燕.临床护理路径对胸壁结核手术患者生活质量及护理满意度的提升分析[J].家有孕宝,2020,2(19):236.

[9] 马云帆,齐冬,郭德和.40例胸壁结核的外科治疗[J].宁夏医学院学报,2007(1):52-53.

[10] 谢会安,杨国太,肖志成.等.现代结核病学[M].北京:人民卫生出版社,2000:475-477.

[11] 李海霞,沈淑俊,李敬伍.胸壁结核外科治疗护理31例[J].实用护理杂志,2003(4):19-20.

[12] 曲研,张娜.对行胸壁结核切除术的患者实施围手术期护理的效果观察[J].中国医药指南,2021,19(8):221-222.

[13] 钱科洪,余德芊,李光学.胸壁结核186例的外科治疗[J].现代医药卫生,2011,27(20):3118.

[14] 张敦熔.现代结核病学[M].北京:人民军医出版社,2000:388.

案例 38　1例行大气道肿瘤切除加粒子植入手术患者的护理

一、案例简介

本案例探讨的是 1 例行大气道肿瘤切除加粒子植入手术患者的护理。患者系一位 55 岁中年女性,诊断为肺腺癌,曾接受右肺上叶切除治疗。5 年后,患者开始间断出现咳嗽症状,1 个月前,患者咳嗽症状加重,间断出现胸闷不适,来院就诊。根据患者病情先后给予预防性支气管动脉化疗栓塞、经硬质支气管镜大气道肿瘤切除、经超声支气管镜引导纵隔肿瘤粒子植入手术,术后患者恢复顺利,可下地正常行走,顺利出院。此案例主要考查肺动脉化疗栓塞护理、经硬质支气管气道肿物切除护理、放射性粒子植入护理。在这些场景中体会医护合作和护患沟通协助的要点,提高护理人员大气道介入治疗方面的知识,以及提升评判性思维和临床解决实际问题、对患者施行个性化人文关怀的能力。

二、案例教学目标

(一)识记

1. 肺动脉化疗栓塞的护理。

2. 气道肿物切除的护理。

3. 放射性粒子植入的护理。

(二)理解

1. 肺动脉化疗栓塞的操作过程。

2. 气道肿物切除的适应证。

3. 放射性粒子概念和治疗适应证。

(三)应用

1. 肺动脉化疗栓塞 24h 的健康教育。

2. 放射性粒子植入术后的健康教育。

三、案例情境

(一)情境 1

患者,女,55 岁。入院后胸部 CT 提示,双肺多发病灶,考虑多发性转移瘤;气管镜检查提示,主气管靠右侧壁肿物堵塞管腔约 70%,肺 CT 提示纵隔 2R 组淋巴结考虑转移性增大。气管肿物和纵隔转移性淋巴结如不尽快处理,将有生命危险。呼吸介入诊疗小组与麻醉科麻醉团队经过充分讨论,制订了个体化手术方案。首先对患者进行了血管栓塞＋化疗药物局部注入,操作过程中发现患者气管肿瘤的供血非常丰富,只能选择性栓塞部分供血血管,这无疑对次日的切除手术提出了更高要求。

1. 问题1　该患者为什么首先行支气管动脉化疗栓塞术?它的适应证和禁忌证是什么

解析:结合患者的 CT 检查及气管镜检查,肿物堵塞管腔约70%,该患者气道肿物较大,而又不能立即手术,需首先借助微创介入技术使其缩小,而微创介入采用局部麻醉,简便、安全、有效、创伤小、并发症少,大大降低了全身麻醉的风险,故首选支气管动脉栓塞技术。

微创介入技术的适应证:中晚期的中央型与周围型肺癌为主要对象;虽能手术切除,但有手术禁忌或拒绝手术者;术前需局部化疗提高疗效者;小细胞肺癌患者不接受全身化疗者;虽有胸内外转移,但不接受全身化疗者。微创介入技术的禁忌证:恶病质或心、肺、肝、肾衰竭;严重感染或白细胞计数明显低下(低于 $3 \times 10^9/L$);严重出血倾向和碘过敏等血管造影禁忌。

2. 问题2　该患者行支气管动脉化疗栓塞,术后有哪些观察要点

解析:患者行支气管动脉化疗栓塞后,病情观察要点如下。

(1)生命体征:绝对卧床休息 24h,氧气吸入、心电监护、血氧饱和度监测、严密观察意识、生命体征,尤其是体温。

(2)饮食指导:术后禁食 6h 后,少食多餐,嘱其清淡半流食,鼓励多饮水,促进造影剂的排出。

(3)尿量的观察:术后 8h 尽量排尿,排尿不畅者给予导尿,尿量过少可对肾有损害,特别是肾功能不全患者。

(4)穿刺侧肢体的观察:术后平卧位 8h 后,术侧翻身,术侧下肢制动 8h,沙袋压迫穿刺点 8h,8h 后撤出沙袋压迫,继续弹力绷带压迫。若为压迫器压迫,8h 后松两圈,24h 后拆除压迫器。并

且需要观察患者穿刺的部位,如穿刺的部位有无渗血及局部血肿形成。

(5)穿刺侧肢体的观察:观察穿刺侧下肢的颜色、温度、感觉,特别是足背动脉搏动情况,如果足背动脉减弱或消失,提示有出血或栓塞可能。

(6)栓塞综合征的观察:观察患者有无发热、胸闷、胸骨后灼烧感、肋间痛、吞咽疼痛、恶心、呕吐、腹痛等症状。

(7)撤除弹力绷带后观察:医师撤除弹力绷带(压迫器)后,观察穿刺点处是否有血肿、局部瘀血,告知患者这些都是正常现象,可自愈;若穿刺点处出现假性动脉瘤,医师会给患者再次局部压迫,尽可能把假性动脉瘤压回去,不让其出现。术后7d,避免剧烈运动,可轻度运动,以促进动脉穿刺点的彻底愈合。

3. **问题3** 该患者行支气管动脉化疗栓塞,术后应注意哪些并发症

解析:首先强调的是,由于化疗药的化学毒性,支气管动脉化疗灌注时脊髓损伤和气管、支气管或食管损伤的可能性远高于咯血治疗时单纯的栓塞;另外,行内乳动脉和肋间动脉化疗灌注时,还可出现皮肤坏死的可能。因此,应充分稀释化疗药并缓慢灌注,多运用微导管技术和保护性栓塞技术。具体并发症如下。①胸痛,为最常见的并发症之一,可能与栓塞引起支气管动脉缺血性的改变有关。②吞咽困难,考虑与食管血管分支栓塞有关。③主动脉和支气管动脉黏膜下的夹层,比较少见。④脊髓损伤,为最严重的并发症,常在术后数小时发生,常为单侧,发展为横断性的截瘫伴感觉障碍及尿潴留等,一般在2～3d达高峰,绝大多数患者在数天或2个月部分恢复或完全恢复。因此,术后需尤其注意患者下肢的反应、肌张力和躯体感觉功能是否丧失,这是估计脊髓损伤最可靠的办法,越早发现功能恢复越好,发现后,应给予大剂量水化治疗,能及时挽回病情。⑤还可出现主动脉和支气管动脉坏死,支气管食管瘘、肺梗死,以及短暂性的失明,头部和

口腔的牵涉疼痛等。

(二)情境2

两日后,在麻醉团队配合下,高频通气与硬质支气管镜辅助下,应用氩气刀仅用10min就顺利将肿物切除。

问题 气管镜下能为患者做哪些治疗?术后患者有哪些观察要点

解析如下。

(1)治疗措施:经硬质支气管镜肿瘤切除术是一种微创技术,在治疗方面可采取如下措施。①对有大量分泌物而无力咳出者,通过纤维支气管镜吸取,以改善通气。②对支气管或肺内病变(如肺癌、肺脓肿等)需进行局部药物注入治疗。③对支气管肺癌、良性肿瘤、狭窄患者等需行支气管内激光、微波、高频电刀等治疗。④支气管内钳取异物。⑤局部止血,对咯血不止患者局部注入药物,如肾上腺素、注射用凝血酶等,气囊导管填塞止血。⑥对气管、支气管重度狭窄者,纤维支气管镜引导下放置支架。

(2)术后观察要点:①纤维支气管镜治疗完毕,继续让患者平卧休息10～20min,如无特殊不适,可协助患者回病房,并指导患者如出现异常情况应及时报告。②检查或治疗术后2～3h方可进食,因为咽喉部麻醉后患者的吞咽反射减弱,易使食物误入气管造成误吸,并指导患者检查后的第一次餐进半流食、少辛辣刺激性饮食。③检查完毕后密切观察患者的病情变化,主要是呼吸频率、节律的变化和口唇的颜色,及时发现各种并发症,以便及时处理。④指导患者少说话,并适当休息,1周内不要做较用力的动作,不可用力咳嗽咳痰,以防引起肺部出血,并向患者说明术后可能出现鼻腔及咽部的不适、疼痛、声音嘶哑、头晕、吞咽不畅等,休息后可以逐渐好转。⑤若行肺部活检术后出现少量的咯血属正常现象,表现为痰中带血或少量的血痰,其原因是检查中支气管黏膜擦伤,活检或细胞刷检查时黏膜损伤,这种情况一般不必特殊处理,1～3d可以自行愈合,如一旦出现大咯血,应立即报告医师,及时治疗抢救,并采取有效的护理措施。

(三)情境 3

治疗进入了又一高难度环节——经超声支气管镜放射性粒子植入。在二维图像显示下要精准到不差毫米,在呼吸介入团队的紧密配合下,医师顺利地经超声支气管镜将粒子植入至纵隔肿大的转移性淋巴结内。术中应用超声实时探查粒子到达预期位置,整个手术耗时约 1h,出血仅 5ml。术后第 1 天,患者无咯血,正常下地活动。

1. 问题 1　放射性粒子植入术的概述

解析:组织间放射性粒子植入(也称近距离)治疗法,是将微型放射源(粒子)植入肿瘤内或受肿瘤浸润的组织中,包括恶性肿瘤沿淋巴途径扩散的组织,通过放射性粒子源发出持续低能量的 γ 射线,使肿瘤组织遭受最大程度的辐射损伤和破坏,而正常组织不受损伤或仅受轻微损伤,以达到治疗目的。按粒子植入时间可分为永久性植入法和非永久性植入法。核医学科医师应与临床有关科室医师合作进行放射性粒子植入治疗。

2. 问题 2　放射性粒子植入术后的护理措施有哪些

解析如下。

(1)术后防护:①为避免一切不必要的辐射照射,术后为患者配备防护铅布,若有人接近时请盖在穿刺部位。②患者与家属间的防护,射线与距离成反比,离射线越远辐射越小,故术后家属应尽量不要站在患者 1m 以内的范围,而且尽量缩短与患者近距离接触的时间,谢绝儿童、哺乳妇女、孕妇到病房探视。③粒子植入术后患者应避免到其他病房,以免影响他人。

(2)术后注意事项:①粒子植入术后静卧 6h,保持穿刺点朝上,避免剧烈运动。②注意观察穿刺点是否有粒子浮出。③术后如出现咳嗽、咯血、发热、胸闷、气急、胸痛等现象要及时通知医师。④粒子植入术后以清淡饮食为主。

(3)出院注意事项:①为了更好地保护家人,建议患者出院后购买防护背心。②指导患者粒子植入术后 6 个月内如果不穿防护衣则应尽量不要到人群密集的场所，或与人保持 1m 以上距离，不要与哺乳期妇女、妊娠妇女及育龄妇女近距离接触，更不要抱小孩。③如果患者穿上铅衣，则近距离接触不会有辐射。④6 个月后无须防护。⑤术后定期复查。

据悉，主气道肿物切除＋经超声支气管镜引导放射性粒子植入术，实现了大气道病变介入治疗的"内外会师"，既解决了气道阻塞的问题，又以最低的风险控制了纵隔病灶的发展，为后续的全身治疗争取了宝贵的时间。肺癌是我国最常见的恶性肿瘤之一，对于较大"肿块型"病变，粒子植入治疗是近几年新兴的一种局部放射性治疗方法，具有创伤小、安全性高、全身耐受性好等特点，与传统放疗相比，能避免周围正常组织受到照射，从而大幅度降低放射性肺炎等相关并发症的发生率。

参 考 文 献

[1] 何炜. 临床肿瘤学教学方法研究[J]. 肿瘤基础与临床，2011(2)：170-171.

[2] 冯宏涛. 肝癌肝动脉化疗栓塞术后护理对策[J]. 特别健康，2021(13)：200.

[3] 陈瑶舟，谭莹莹. 对接受肝动脉化疗栓塞术的肝癌患者进行综合护理的效果研讨[J]. 当代医药论丛，2020(10)：241-242.

[4] 陈向，汪宝林，吴琛，等. 动脉灌注化疗栓塞联合放射粒子植入治疗原发性肝癌患者疗效及其对肝组织 TRF1 和 TRF2 表达的影响[J]. 实用肝脏病杂志，2019(1)：121-124.

[5] 蔡旺，梁亮亮，李宾. 电磁定位导航 [125]I 粒子植入治疗中晚期原发性肝癌的可行性评价[J]. 临床和实验医学杂志，2019(14)：1525-1528.

[6] 林辉，苏香花，肖建宏. 支气管镜引导下 [125]I 粒子植入联合全身化疗治疗晚期中心型肺癌的疗效观察[J]. 中国呼吸与危重监护杂志，2017(6)：567-570.

[7] 张孝彬,廖秀清.经软镜氩等离子体凝切联合冷冻治疗肺癌大气道阻塞[J].中国内镜杂志,2011(4):374-376,379.

[8] 孙龙华,陈国华,温桂兰,等.经支气管植入放射性^{125}I粒子治疗中央型肺癌的应用研究[J].山东医药,2011(24):42-44.

[9] 陆舜,虞永峰,纪文翔.2015年肺癌诊疗指南:共识和争议[J].解放军医学杂志,2016(1):1-6.

[10] 胡敏燕.纤维支气管镜直视下植入^{125}I粒子治疗肺癌患者的护理[J].中外医学研究,2012(31):80-81.

[11] 任文君,王泽阳,黄欣,等.肝动脉化疗栓塞术联合^{125}I放射性粒子植入术与单独肝动脉化疗栓塞术治疗肝癌的Meta分析[J].介入放射学杂志,2019,28(2):132-137.

案例39 1例冠状动脉旁路移植术后行双肺移植患者巨细胞病毒感染的护理

一、案例简介

本案例探讨的是1例冠状动脉旁路移植术(冠脉搭桥术)后行双肺移植患者巨细胞病毒感染的护理。患者系一位65岁老年男性,诊断为肺间质纤维化,进行了双肺移植手术,患者术后出现了心律失常、巨细胞病毒感染,经过严格容量控制、精准免疫抑制、抗病毒治疗等全程管理,患者心肺功能趋于好转,恢复良好。此案例主要考查对肺移植患者术前、术后的护理及病情观察,巨细胞病毒感染的防治在临床中的应用,提高护理人员的临床思维以及人文关怀能力。

二、案例教学目标

(一)识记

1. 肺移植的适应证。

2. 肺移植的禁忌证。

(二)理解

1. 肺移植的手术方式。

2. 肺移植的并发症。

3. 肺移植术后的护理要点。

4. 肺移植的居家护理。

(三)应用

1. 运用护理程序实施肺移植患者的围术期护理。

2. 给予患者正确的居家护理指导。

三、案例情境

(一)情境 1

患者,男,65 岁。主因咳嗽,咳痰,喘息 15 个月,加重 2 个月余入院。2021 年 7 月诊断为"肺间质纤维化,类风湿关节炎",持续抗感染抗风湿治疗,为行肺移植手术 2021 年 10 月 20 日到某院就诊。患者 2007 年行冠脉搭桥术,吸烟 30 余年,5~6 支/日,饮酒 30 余年,3~4 两/日。入院时患者神志清楚,胸式呼吸,呼吸动度、语颤两侧对称,双肺叩诊呈清音,两肺下叶呼吸音低,左肺下叶可闻及 Velcro 啰音。肺部 CT 示两肺间质性改变伴感染、肺气肿、肺大疱,右肺奇裂伴奇叶形成。白细胞计数 $12.54×10^9/L$,中性粒细胞 $9.86×10^9/L$,白蛋白 26.4g/L,谷丙转氨酶 44.8U/L,尿素氮 8.96mmol/L。

1. **问题 1** 根据患者的叙述,你考虑患者应如何治疗

解析:考虑行肺移植。判断依据如下。患者咳嗽,咳痰,喘息 15 月余,诊断肺间质纤维化,符合肺移植的指征。

2. **问题 2** 如何判断患者是否适合行肺移植

解析:行肺移植有严格的医学评估指标和标准,包括肺功能的评估、疾病进展的速度及程度,还有相关脏器的评估,以及内科治疗效果、预计的生存寿命等多项指标,以确定能否进行肺移植。

3. 问题3　肺移植手术有哪些适应证

解析：目前常见的肺移植适应证包括且不限于以下疾病。①严重的肺气肿；②严重的肺纤维化；③广泛的支气管扩张；④各种职业性肺病（硅肺、尘肺等）；⑤原发性或继发性的肺动脉高压；⑥系统性自身免疫性疾病引起间质性肺病；⑦囊性纤维化等。

4. 问题4　肺移植手术有哪些禁忌证

解析如下。

（1）肺移植手术的绝对禁忌证：①难以纠正的心脏、肝和肾等重要器官功能不全（器官联合移植除外）；②恶性肿瘤晚期；③无法通过冠状动脉旁路移植术（CABG）和经皮冠状动脉介入手术（PCI）缓解的冠心病或合并严重的左心功能不全（但部分患者经严格筛选后可考虑心肺联合移植）；④生理状态不稳定，如败血症、急性心肌梗死和急性肝衰竭等；⑤无法纠正的出血倾向；⑥依从性差，不能配合治疗或定期随访；⑦未治疗的精神疾病或心理状况无法配合治疗者；⑧缺乏可靠的社会、家庭支持。

（2）肺移植手术的相对禁忌证：①年龄>75岁（但年龄仅为一项参考条件，无绝对上限）；②进行性或严重营养不良；③严重骨质疏松；④移植前使用机械通气和（或）体外生命支持（需谨慎对待，排除其他重要器官的急、慢性功能不全后可考虑行肺移植）；⑤存在高毒力或高度耐药的细菌、真菌定植或感染，或特定的分枝杆菌菌株定植或感染（如慢性肺部感染且预期肺移植术后难以控制）；⑥HBV或HCV感染（排除肝硬化和门静脉高压且无明显临床症状、影像学和生化检查无异常者可行肺移植）；⑦HIV感染（HIV-RNA检测阴性并联合抗逆转录病毒治疗者，可考虑在HIV治疗经验丰富的移植中心行肺移植）；⑧洋葱伯克霍尔德菌、唐菖蒲伯克霍尔德菌和多重耐药的分枝杆菌感染（得到充分治疗和控制者可在感染治疗经验丰富的移植中心进行肺移植）；⑨动脉粥样硬化性疾病（可在肺移植前予相应治疗，如冠心病患者应在肺移植术前行PCI或CABG）；⑩其他未达到终末期状态的疾病(如糖尿病、高血压、消化性溃疡或胃食管反流等,应在肺移植术前积极处理)。

(二)情境 2

患者体温正常,精神尚可,持续经鼻高流量吸氧。主治医师查房后指示,患者结缔组织病变引起的肺间质纤维化诊断明确,患者整体状态较前好转,符合肺移植指征,评估病情无手术禁忌证,拟行肺移植手术。

1. 问题 1　肺移植术前评估内容有哪些

解析:术前首先需要完善术前评估,包括患者身高、体重、血型、人类白细胞表面抗原(HLA)、群体反应性抗体(PRA)。其中HLA 用于移植前配型,PRA 是移植术前筛选致敏受者的重要指标,与移植排斥反应和存活率密切相关。患者还需要抽静脉血检查 20～30 个项目,包括血常规、肝肾功能、肿瘤标志物、免疫状态、营养状况、潜伏感染、内分泌状况等。此外,患者还需要特别评估心、脑、肝、肾等重要脏器形态和功能状态,需要行 CT、超声、内镜、MRI 等检查,甚至部分患者还需要 PET-CT 检查以排除潜在恶性肿瘤的风险。

2. 问题 2　作为患者的责任护士,你认为肺移植患者术前护理包括哪些内容

解析如下。

(1)心理护理:终末期肺病患者由于长期遭受疾病的折磨,多有焦虑心理。术前加强与患者的交流,向患者讲解肺移植手术的相关知识,介绍手术成功的病例,增强信心。耐心回答患者提出的各种问题,帮助其解除心中的疑虑。

(2)无菌环境的准备:术后将受者置于层流洁净病室(ICU),实施保护性隔离,每班对病房内所有物体表面(包括墙面、地面、门窗、床、仪器设备等)使用 500mg/L 含氯消毒剂进行擦拭,进入无菌病房工作的医务人员要戴帽子、口罩,每日更换工作服,必要时穿无菌隔离衣,减少无关人员进出病房。

(三)情境 3

患者在 ECMO 辅助下行双肺移植术,取右侧第 5 肋间进胸,离断下肺韧带,打开心包,心包内游离出右上下肺静脉及右肺动脉。移去右侧病肺,置入灌注整修好的右肺,吻合右主支气管,右肺通气,扩张好。试水无漏气,胸腔内仔细止血,置胸管 1 根,逐层关胸。关胸后循环稳定,氧合满意后行左单肺移植术。患者术后循环稳定,氧合欠满意,带 ECMO 返回 ICU。

1. 问题 1　肺移植术后有哪些非感染并发症

解析:肺移植术后的非感染性并发症包括吻合口并发症、移植物排异反应、原发性移植肺功能丧失、膈神经损伤、胸腔并发症、静脉血栓栓塞症、移植后恶性肿瘤及原发疾病复发等。

2. 问题 2　肺移植术后有哪些护理要点

解析如下。

(1)ECMO 护理:①管路的固定。颈内静脉置管/股静脉置管的固定,医师在置管时用 0 号慕斯线缝合两个部位(穿刺点处、管路卡口处),应用透明敷料覆盖,将守带在管路上打结后绕头/绕腿固定,在远端应用血管钳固定在床单上。保持管路简洁可视化,更换体位时需要多人合作,必要时给予患者适度镇静和保护性约束,有条件监测管路的压力,泵和膜肺要固定好,泵头及膜肺尽可能低于患者水平,泵头尽量低于肺膜水平,避免管路进入空气。②血泵转速及流量的观察。转速与流量呈正相关。当流量下降机器报警,考虑管路是否打折、血容量不足及血栓的形成。调节 ECMO 转速的同时要观察患者生理指标,包括动脉血压、平均动脉压、血氧饱和度,如有波动及时记录。③氧合器功能的观察。观察氧合器前后的血液颜色(氧合器前的血液呈暗红色,氧合器后的血液呈鲜红色)和血气变化。④二氧化碳的清除效果观察。持续 ECMO 治疗过程中需要每 2 小时监测动脉血气 1 次,观察患者的 pH 值、二氧化碳分压、碳酸氢根等值。⑤抗凝效果的观察。在 ECMO 置管前要遵医嘱抽取动脉血标本、静脉血标本(血常规、生化、凝血及血栓弹力图)、部分凝血活酶时间 APTT、全血活化凝血时间 ACT 等。在 ECMO 上机后至少每 2 小时监测 1 次 APTT 和 ACT。⑥管路安全性监测。检查管路中是否有空气或者血栓的形成(主要观察泵头和膜肺),泵头最容易有空气进入,膜肺最容易出现血栓。可用强光手电检查膜肺内有无血栓的形成,颜色比其他地方深暗说明有血栓,如果发现血栓要及时报告,并且每班交接血栓的大小。⑦报警处置。主机的报警一般是流量和电源的报警,水箱的报警一般是水箱内循环的水低于下限,要及时处理。

(2)心理护理:术后患者在 ICU 易出现重度焦虑、谵妄等心理问题,及时给予心理疏导,必要时请心理医师会诊及干预。

(3)循环功能监测与液体管理:保持低血容量是肺移植术后血流动力学管理最重要的原则。准确记录每小时出入液量,并对液体平衡和有效循环容量进行及时有效的评估和管理。

(4)出入量管理:术后为保持肺部干燥、减少肺水肿,出量要略大于入量。

(5)药物管理:遵医嘱按时定量准确给药,观察有无排斥反应和免疫抑制药中毒症状,遵医嘱定时监测药物血药浓度。

(6)健康宣教:①饮食与服药管理,限制钠的摄入、控制脂肪和胆固醇、减少甜点和糖果、保持理想体重、限制饮酒。②居家监测,日常监测肺功能、体重、血压、心率、血氧饱和度、体温。外出时戴好口罩,注意个人防护,避免接触流感人群。③运动锻炼,指导患者进行呼吸与体能的训练,遵循循序渐进和不过度疲劳的原则。④规范随访,一般为术后 1 年内每 3 个月复查 1 次,2 年内半年复查 1 次,2 年以上每年或每半年复查 1 次。

(7)早期活动和康复训练:肺移植术后病情稳定的前提下,根据患者具体情况实施早期康复方案。早期肺康复训练可改善肺移植患者的呼吸功能、躯体功能和生活质量。在病情稳定的情况下,根据患者意识及四肢肌力情况进行康复功能锻炼。

①呼吸功能锻炼：当患者意识清醒、拔出气管插管后，即可让患者进行呼吸功能锻炼，如深呼吸、缩唇呼吸、吹水泡及腹式呼吸训练，每天 3 次，每次 5～10min。

②运动训练：运动训练是肺康复的基础。主要包括上肢功能训练、下肢功能训练和上下肢联合训练。上肢训练方式包括肩部运动、前臂运动、手的被动运动等；下肢训练包括屈膝抬腿、直腿抬高、踩单车、原地踏步及行走训练等。训练时应根据患者肌力情况，遵循由近端到远端、由被动到主动、循序渐进的原则，逐渐增强四肢肌肉力量，提高活动耐力。

（四）情境 4

术后患者出现心率增快，最高 160/min，心电图提示心房颤动，给予盐酸胺碘酮注射液治疗，心律转复为窦性心律。血液检测发现巨细胞病毒定量高，加用更昔洛韦治疗。患者淋巴细胞低，免疫差，且体温升高，停用他克莫司，更换为环孢素等治疗。

1. 问题 1 巨细胞病毒感染的临床症状有哪些

解析：患者可出现发热、肌肉痛、关节痛、食欲缺乏、免疫功能低下等非特异性症状，以及粒细胞、血小板计数减低。病变可累及多个器官，可引起间质性肺炎、胃肠炎、视网膜炎、脑炎、多发性神经根炎、胰腺炎、心肌炎等。

2. 问题 2 巨细胞病毒感染如何检查诊断

解析：检查项目如下。①检测血液及体液中的巨细胞病毒；②检测病理活检组织中的巨细胞病毒。血液中巨细胞病毒-IgM 阳性或体液中巨细胞病毒-DNA 阳性，即可诊断存在巨细胞病毒感染。

在组织中查见巨细胞病毒及巨细胞病毒抗体免疫组化染色阳性，即可诊断存在巨细胞病毒感染。通常需要通过有创手术获取诊断所需的组织样本，因此该检查项目逐渐被无创方法取代，如血液及体液巨细胞病毒检测。但当怀疑巨细胞病毒感染，而血液及体液巨细胞病毒检测结果为阴性时，则需要进行病理活检。

3. 问题 3　巨细胞病毒感染如何治疗

解析:巨细胞病毒感染病治疗的一线抗病毒药物为更昔洛韦,中重度患者可酌情减少免疫抑制药用量。

4. 问题 4　巨细胞病毒感染如何预防和控制

解析:给予单间保护性隔离,严格控制入室人员,进入病室人员洗手、戴口罩、帽子及穿隔离衣;保持病房环境洁净,开启空气净化器,保持温湿度适宜,每日对空气净化系统滤网和回风口进行清洗和维护;每班用消毒纸巾擦拭床旁桌、床挡、仪器设备;病室地面用 1000mg/L 有效氯消毒液擦拭地面;使用氯己定溶液进行口腔护理。

(五)情境 5

术后第 8 天,患者症状较前好转,且炎症指标、肝功能等多项指标下降,继续给予抗感染、抗排异、营养支持等对症治疗,出入量目标为负平衡,转入普通病房继续治疗。

问题　作为责任护士,如何指导患者及其家属做好肺移植术后患者的居家护理

解析如下。

(1)严格遵医嘱服药,不能私自停服药物,如果出现了药物相关的不良反应,及时就医,调整相应的诊疗策略。

(2)合理膳食,避免生冷、辛辣食物,多进食高蛋白、高维生素、高热量、高钙、高纤维素、低脂肪、低胆固醇、低糖、低盐饮食,多食新鲜的蔬菜和水果。

(3)保持室内空气新鲜、洁净,并维持合适的温度和湿度,不建议在家中养植花、草、宠物等,尽量避免花粉刺激,远离粉尘。

(4)避免呼吸道感染,如果有咳嗽、咳痰、发热、气喘等症状,要及时就医。

(5)适当进行锻炼,术后 2~4 周可以每天步行 1.5km,术后 6 周内不要手拎超过 6kg 的物品。

(6)监测和随访:定期监测血常规、血生化和血药浓度。在家

时需要每天测量体温、血压、血氧饱和度,如果血压高于 150/90mmHg 或低于 90/60mmHg,血氧饱和度低于 95% 要及时报告医生。

参 考 文 献

[1] Bean E, Lesnick T, Kremers W, et al. Cytomegalovirus disease is associated with higher all-cause mortality after lung transplantation despite extended antiviral prophylaxis [J]. Clin Transplant, 2016, 30 (3): 270-278.

[2] Monforte V, Sintes H, Lopezgallo C, et al. Risk factors, survival, and impact of prophylaxis length in cytomegalovirus seropositive lung transplant recipients: a prospective, observational, multicenter study [J]. Transpl Infect Dis, 2017, 19(3): e12694.

[3] 中华医学会器官移植学分会. 中国肺移植术后并发症诊疗和随访技术规范(2019 版)[J]. 中华移植杂志(电子版), 2019, 13(2): 99-107.

[4] 赵晓溪, 陈静瑜, 王如兴. 肺移植术后房颤研究进展[J]. 实用心电学杂志, 2021, 30(5): 360-363.

[5] Jesel L, Barraud J, Lim HS, et al. Early and late atrial arrhythmias after lung transplantation-incidence, predictive factors and impact on mortality [J]. Circ J, 2017, 81(5): 660-667.

[6] 赵从敏, 杜爱燕, 周薇, 等. 连续性肾脏替代治疗救治心肺联合移植术后严重肺积水并发急性肾衰竭患者 1 例的护理[J]. 解放军护理杂志, 2018, 35(9): 61-63.

[7] 蔡英华, 姚勇. 肺移植临床护理实践[M]. 南京: 东南大学出版社, 2021: 106.

[8] Potena L, Solidoro P, Patrucco F, et al. Treatment and prevention of cytomegalovirus infection in heart and lung transplantation: an update [J]. Expert Opini Pharmacother, 2016, 17(12): 1611-1622.

[9] Coussement J, Steensels D, Nollevaux MC, et al. When polymerase chain reaction does not help: cytomegalovirus pneumonitis associated

with very low or undetectable viral load in both blood and bronchoalve-olar lavage samples after lung transplantation[J]. Transpl Infect Dis, 2016,18(2):284-287.

[10] Sarmientoa E,Cifrian J,Calahorra L,et al. Monitoring of early humoral immunity to identify lung recipients at risk for development of serious infections:a multicenter prospective study[J]. J Heart Lung Trans-plant,2018,37(8):1001-1012.

[11] 孙梦,温宗梅.肺移植术后巨细胞病毒感染的研究进展[J].实用临床医学,2018,19(11):100-106.

[12] Benzimra M,Calligaro GL,Glanville AR. Acute rejection[J]. Thorac Dis,2017,9(12):5440-5457.

[13] 中华医学会器官移植学分会.中国肺移植免疫抑制治疗及排斥反应诊疗规范(2019版)[J].中华移植杂志(电子版),2019,13(2):94-98.

[14] 中华医学会器官移植学分会.肺移植护理技术操作规范[J].实用器官移植电子杂志,2019,7(5):340-342.

[15] 林燕,俞超,王奉涛,等.2例异基因造血干细胞移植术后移植物抗宿主病患者行肺移植术的护理[J].中华护理杂志,2022,57(4):481-486.

案例40　1例肾移植术后合并重症新型冠状病毒感染患者的护理

一、案例简介

本案例探讨的是1例肾移植术后合并新型冠状病毒感染的老年患者的护理。患者系一位87岁的老年男性,诊断为重症肺炎,因病情恶化,先后行有创机械通气和高流量通气治疗。就医过程中,分别经历了病情危重入住监护室、呼吸衰竭行无创呼吸机及经口气管插管呼吸机辅助通气、拔除气管插管后给予常压无创呼吸机辅助呼吸、经鼻高流量湿化仪治疗、血钾高、无尿给予血液透析治疗、雾化吸入治疗及俯卧位通气等一系列场景,以及在此背景下医护人员与家属、患者之间的沟通。此案例主要考查对重症肺炎概念和诊断依据的认识、并发症的护理要点、机械通气的注意事项、人工气道的安全护理、肾移植术后的观察重点、俯卧位在新型冠状病毒感染中的临床应用,并在此过程中体会医护合作和护患沟通的要点,提高护理人员危重患者病情观察及解决临床实际问题的能力。

二、案例教学目标

(一)识记

1. 重症肺炎的概念及诊断依据。

2. 机械通气的相关适应证、禁忌证、并发症和护理要点。

3. 预防呼吸机相关肺炎的护理措施。

4. 俯卧位的操作要点及观察重点。

5. 肾移植术后患者免疫抑制药的应用。

(二)理解

1. 重症肺炎的主要和次要诊断标准。

2. 机械通气的参数设置和常见报警的处理方法。

3. 人工气道的观察要点和护理重点。

4. 肾移植术后并发症的观察。

5. 血液透析过程中的注意事项。

三、案例情境

(一)情境 1

患者,男,87 岁。患者于 2022 年 12 月 9 日无明显诱因出现发热,体温最高达 39.4℃,发热时无明显寒战,偶有咳嗽,偶有饮水呛咳。口服"布洛芬"退热治疗,于 12 月 10 日出现尿频、尿量减少,先后口服"左氧氟沙星、头孢"抗感染,于 12 月 11 日体温恢复正常,12 月 19 日尿量恢复,但逐渐出现有痰不易咳出。12 月 26 日出现呼吸急促、心率增快,经皮血氧饱和度 90%,心率增快至 120/min。血常规：白细胞计数 23.26×10^9/L，红细胞计数 4.72×10^{12}/L，血红蛋白 132g/L，血小板计数 191×10^9/L，中性粒细胞百分比 96.70%，淋巴细胞百分比 1.80%，单核细胞百分比 1.50%，C 反应蛋白（CRP）193.59mg/L。凝血：凝血酶原时间（PT）14.7s，凝血酶原活动度（PA）64%，PT 国际标准化比值（INR）1.33，纤维蛋白原含量（FIB）4.96g/L，D-二聚体 45314μg/L。生化：谷草转氨酶 45.3U/L，尿素氮 57.25mmol/L，肌酐 751.09μmol/L，尿酸 613.1μmol/L，直接胆红素 8.28μmol/L，白蛋白（ALB）32.7g/L，钾 6.95mmol/L，钠 134.11mmol/L，氯 105.12mmol/L，高敏肌钙蛋白 I 65.14pg/ml。胸部 CT 示，双肺可见团片影，左肺下叶实变影，双侧胸腔积液。

1. 问题 1　结合患者的临床表现及实验室检查等，医师诊断为肺部感染的依据是什么

解析：结合患者的病情和已有的检查等，对其进行系统的护理评估。查血常规提示感染指标升高，血生化提示肌酐、尿素氮异常升高，胸部 CT 提示双肺可见团片影，左肺下叶实变影，双侧胸腔积液。目前患者诊断为重症肺炎、急性肾衰竭，进一步治疗。

2. 问题 2　结合患者的病情发展，还可能出现哪些并发症

解析：还可能出现移植肾排斥反应、微循环障碍、呼吸衰竭、多器官功能衰竭。

3. 问题 3　结合该例患者的现有病情，还需要哪些检查进一步支持诊断

解析：进行血气分析，可以有效判断患者的缺氧程度、呼吸衰竭及酸碱失衡的严重程度；进行核酸检测，明确诊断。

（二）情境 2

患者于 12 月 29 日 20:20 出现呼吸困难，经皮血氧饱和度下降至 83%，给予注射用甲泼尼龙琥珀酸钠 40mg 滴斗入、注射用托拉塞米 20mg 滴斗入、氨茶碱注射液 0.5g 持续静脉泵入，平喘、利尿治疗，症状未见缓解。复查动脉血气分析（吸氧 4L/min）：

pH 7.29，PaO_2 57mmHg，$PaCO_2$ 24mmHg，SaO_2 85%，HCO_3^- 11.5mmol/L，BE $-$15.1mmol/L，K^+ 4.5mmol/L。给予持续无创呼吸机辅助呼吸（IPAP 14.5cmH_2O，EPAP 4.5cmH_2O），患者无创呼吸机耐受性较差，出现明显躁动，给予皮下注射盐酸吗啡注射液 5mg 后稍有缓解。

1. 问题 1　患者使用无创呼吸机耐受性差，躁动，呼吸机频繁报警，责任护士应该怎么做以提高患者的配合度

解析：①告知患者治疗的作用和目的。②指导患者有规律地放松呼吸，以便与呼吸机协调。③告知患者在使用无创呼吸机过程中的感觉，帮助患者正确区分正常和异常情况。④嘱咐患者有异常情况时，及时告知医护人员。

2. 问题 2　在使用无创呼吸机过程中，护士应重点监测哪些指标

解析如下。

（1）病情监测：患者的意识、生命体征、呼吸频率、血气分析、对呼吸机的依从性、面罩的舒适性。

（2）通气参数的监测：包括潮气量、通气频率、吸气压力及呼气压力等参数的设置是否合适，是否有漏气及人机对抗的情况。

（三）情境 3

当日 11:00 患者精神差，无力咳痰，心率增快，呼吸急促，间断经口可吸出少许黏稠痰液，持续无创呼吸机辅助呼吸，经皮血氧饱和度波动在 89%～92%。医师与家属沟通后，家属同意经口气管插管，导管尖端距门齿 22cm，给予连接呼吸机（模式 P-A/C，呼气压 16cmH_2O，呼吸频率 14/min，呼气末正压 5cmH_2O，氧浓度 75%）。给予俯卧位改善呼吸。

1. 问题 1　患者气管插管期间，如何做好人工气道的安全管理

解析如下。

（1）确保气管插管位置正确：妥善固定、防止移位、脱出。在

进行操作时避免移动导管造成的气道损伤,每次口腔护理和每班交接班时均应检查导管尖端距门齿的刻度有无变化并记录。

(2)维持适当气囊压力:维持在 $25\sim30cmH_2O$,以防止气囊压力不足造成通气不足和误吸,或气囊压力过高造成气管黏膜受压过度,影响血液循环,造成黏膜损伤,导致气管食管瘘。2013 年呼吸机相关性肺炎的预防指南建议,机械通气患者应定期监测气管内导管的套囊压力,持续控制气管内导管套囊压力可降低呼吸机相关性肺炎的发病率。

(3)吸入气体的温度和湿度:温度 $32\sim36℃$,相对湿度 100%。

(4)床头抬高 $30°\sim45°$,无菌吸痰,及时倾倒呼吸机冷凝水,防止反流引起呛咳和肺部感染。

(5)生活护理:每 4 小时 1 次口腔护理,及时清理呼吸道和口腔分泌物,定时翻身,做好患者的皮肤护理。

(6)心理支持:患者清醒后,主动与其交流,给予宣教,让患者理解呼吸机工作原理,缓解焦虑和无助感,改善人机协调性。

2. 问题 2　机械通气的适应证和禁忌证都有哪些

解析如下。

(1)适应证:适用于大多数呼吸衰竭的患者,包括通气障碍、换气障碍或其他原因引起的呼吸衰竭患者。常见的引起通气障碍的疾病有慢性肺气肿、胸廓外伤、重症肌无力等;重症肺炎、急性呼吸窘迫综合征是造成患者换气功能障碍的原因;其他原因引起的中枢性神经系统呼吸功能障碍;机械通气还适用于对患者气道进行特殊的管理,如手术、麻醉或需要镇静的患者。

(2)禁忌证:为引流前的张力性气胸、纵隔气肿,肺大疱和肺囊肿,活动性大咯血,未经治疗前的低血压,食管或气管瘘。

3. 问题 3　机械通气并发症及护理要点

解析如下。

(1)呼吸机相关性肺炎:床头抬高 $30°\sim45°$,严格无菌吸痰,监测气囊压力,及时倾倒冷凝水,按时进行口腔护理,及时清理呼吸道及口腔内分泌物。

(2)肺不张:定时翻身、叩背,注意气道湿化;检查气管插管的深度,确保导管位于合适的长度;进行体位引流。

(3)上呼吸道阻塞:严密观察呼吸机管路有无扭曲、脱落、堵塞等意外情况的发生,一旦发现,及时处理;清除分泌物和痰痂;皮下气肿造成上呼吸道梗阻时,进行排气和减压;导管、套管、气囊引起的堵塞,应及时予以更换,重新建立人工气道。

(4)通气不足和过度通气:正确设置呼吸机参数,做好心理护理降低人机对抗。

(5)呼吸机依赖:加强呼吸肌的锻炼,尽量使用间断治疗,缩短呼吸机使用时间,加强心理护理,消除顾虑,正确掌握应用呼吸机的指征。

(6)腹胀、胃肠胀气:去除病因,增加翻身次数,促进胃肠蠕动,促进患者排气。胃肠减压或灌肠。加强气管导管护理,密切观察气管插管的位置,有异常及时报告医师给予处理。规范鼻饲的操作流程,避免由于护理操作不当引起的腹胀。

4. 问题4　俯卧位通气的原理是什么

解析:俯卧位通气作为肺保护性策略的一种手段在 ICU 内广泛应用,其主要原理为有效改善通气血流比例,使背侧萎陷的肺泡复张,使肺及气管内分泌物在重力作用下得到良好的引流,以及减少心脏和纵隔对下垂肺区的压迫。

5. 问题5　俯卧位通气的适应证及禁忌证是什么

解析如下。

(1)适应证:①早期 ARDS 顽固性低氧血症的患者;②机械通气患者在积极肺复张及适当的 PEEP 基础上,仍不能将吸氧浓度降至 60% 以下的患者;③气道引流困难的患者。

(2)禁忌证:颅内高压、血流动力学不稳定、急性出血、脊柱损伤、骨科手术、近期腹部手术、妊娠。

6. 问题 6　俯卧位操作要点及观察重点是什么

解析如下。

(1)操作前:①查体、记录基础数据,如血流动力学数据、呼吸情况、皮肤情况、管路和导管的标识、翻身前检查动脉血气。②眼睛护理,保证眼皮完全闭合。③口腔或气管插管护理,吸干净口腔分泌物,进行口腔护理,吸净气道内分泌物,确定气管插管的深度,妥善固定气管插管。④鼻胃管护理,停止胃肠营养、吸净胃内残余、封闭胃管。⑤皮肤护理,观察皮肤情况,用防压力性损伤敷料保护承受压力的部位,如前额、双侧面颊、下巴、前胸、髋关节和膝盖。⑥管路和导管护理,确保所有导管的管路均有标识,俯卧位后确保所有引流管的管路长度足够长。

(2)操作后:同样检查以上内容,将患者摆放到头高足低位(不要只是抬高床头)。在俯卧位时应重点观察生命体征;有无皮肤损伤、水肿坏死;肌肉损伤;低血压;气管插管和其他引流管的压迫和移位等情况。

(四)情境 4

患者日间生命体征平稳,呼吸机支持条件不高,试脱机成功,评估四肢肌力及颈部肌力正常,并拔除气管插管,给予经鼻高流量湿化仪吸氧(温度 34.0℃,流速 35L/min,氧浓度 30%),观察患者呼吸循环状态稳定。心电监护示,心率 76～97/min,血压110～149/66～89mmHg,脉氧饱和度 99%～100%。

1. 问题 1　什么是经鼻常压高流量湿化仪

解析:经鼻高流量湿化仪是通过无须密封的鼻塞导管直接将一定氧浓度的空氧混合高流量气体输送给患者的一种氧疗方式,这种气体具有高流量、准确氧浓度以及加温湿化的特点。适用于有自主呼吸、无高碳酸血症的急性低氧性呼吸衰竭,急性呼吸衰竭,急性呼吸窘迫综合征,心脏术后气管插管或气管切开拔管前后,心力衰竭等患者使用。

2. 问题2　经鼻高流量湿化仪有什么优点

解析:①提供稳定的高吸氧浓度,快速有效地改善氧合。②冲刷生理性解剖学无效腔,减少二氧化碳再吸入。③形成一定的气道正压,保持气道畅通。④充分湿化,使气道黏液纤毛清理功能处于较佳状态。⑤舒适性、耐受性好,提高氧疗依从性。

3. 问题3　使用经鼻高流量湿化仪过程中应注意什么

解析:注意鼻导管的在位情况;观察耳廓及面部受压部位情况,避免压力性损伤;查看固定带的松紧情况,以防过松导致鼻导管脱落或过紧压迫受压部位;注意气道温、湿度是否合适,及时查看湿化液。

(五)情境5

患者一般情况尚可,临床症状较前减轻,复查胸部CT提示双肺感染较前有所吸收,患者为肾移植术后,移植肾失功,给予规律透析,定时服用免疫抑制药。现病情相对平稳,安排患者近日出院。

1. 问题1　肾移植术后排斥反应的表现有哪些

解析如下。

(1)超急性排斥反应:出现在开放血流灌注数分钟至术后几个小时之内,临床表现为开放血流后移植肾瘀血变黑松软,无尿或开始排尿继而无尿。

(2)加速排斥反应:常发生在肾移植术后2～5d,发生越早,程度越重。患者会有尿量突然减少或无尿的症状,移植肾区胀痛,血肌酐下降后又迅速反弹升高。

(3)急性排斥反应:通常发生在术后3～6个月,发病时患者会出现尿量减少、发热、血压增高、肾功能恶化、移植肾区不舒适等症状,移植肾彩超提示移植肾血流减少,移植肾动脉阻力指数异常升高。

(4)慢性排斥反应:发生于术后6～12个月,病情进展缓慢,一般血肌酐呈渐进性升高。患者可能会出现蛋白尿,血压增高,贫血,血尿,肾功能逐渐恶化等表现。

2. 问题 2　肾移植术后使用免疫抑制药的注意事项有哪些

解析如下。

(1)保证服药剂量的准确,严格遵医嘱服用,不能擅自增减或停服药物。

(2)按随访要求按时监测血药浓度。

(3)同期使用的其他药物有可能明显提高或降低他克莫司的血药浓度,要及时和主治医师沟通,以便具体分析血药浓度变化的原因。

(4)食物也能影响他克莫司的吸收率,因此应空腹或餐前 1h,或者餐后 2h 服用药物。

(5)定期监测肝肾功能及血常规,为调整药物提供依据。

参 考 文 献

[1]　石炳毅,贾晓伟,李宁.中国移植术后高尿酸血症诊疗技术规范(2019版)[J].实用器官移植电子杂志,2019,7(3):165-169.

[2]　黄洁丽,余晨.肾移植术后新发糖尿病研究进展[J].中华实用诊断与治疗杂志,2017,31(3):303-306.

[3]　赵上萍,周美池,谷波.成人肾移植病人免疫抑制剂所致代谢紊乱及护理干预研究进展[J].护理研究,2020,34(3):470-472.

[4]　翟荣夏,潘敏,杨正宇.危重患者机械通气期间实施肠内营养并发症的护理预防[J].实用临床护理学电子杂志,2019,4(5):139.

[5]　陈国英,谢兴.俯卧位通气的研究进展及护理要点[J].微创医学,2019,14(6):790-792.

[6]　朱舒婷,陈静,曹蕊.机械通气联合俯卧位肺复张在重症急性呼吸窘迫综合征患者中的应用效果[J].中外医学研究,2019,17(17):151-153.